数字资源使用说明

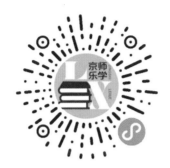

扫描二维码查看本书配套数字资源

云学习：本书配套音视频、拓展阅读

云测试：本书每章配套在线试题

教学资源：本书配套教案、课件

U0332848

婴幼儿照护类专业系列教材

婴幼儿常见疾病
预防与护理

丛书主编：叶平枝

本书编委会

主　编

郝义彬（郑州人民医院）

苗　萍（郑州人民医院）

郑莉萍（郑州人民医院）

副主编

吴　彪（郑州人民医院）

朱庆华（郑州大学护理与健康学院）

参　编（按姓氏拼音排序）

陈园园（郑州人民医院）　　戴红梅（郑州市教工幼儿园）

盖翠芳（郑州人民医院）　　谷长缨（汇爱国际教育集团）

黄玉成（郑州人民医院）　　蒋会莉（郑州人民医院）

李　源（郑州人民医院）　　刘晓娟（郑州人民医院）

刘艳红（郑州人民医院）　　田小燕（郑州市新华蓝天幼儿园）

闫媛媛（郑州人民医院）　　张晓英（郑州市二七区第一幼儿园）

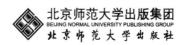
北京师范大学出版集团
BEIJING NORMAL UNIVERSITY PUBLISHING GROUP
北京师范大学出版社

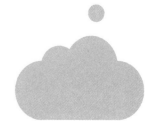

图书在版编目（CIP）数据

婴幼儿常见疾病预防与护理/郝义彬，苗萍，郑莉萍主编. —北京：北京师范大学出版社，2022.4

ISBN 978-7-303-27583-0

Ⅰ.①婴… Ⅱ.①郝… ②苗… ③郑… Ⅲ.①小儿疾病—常见病—预防（卫生）②小儿疾病—常见病—护理 Ⅳ.①R720.1 ②R473.72

中国版本图书馆CIP数据核字（2021）第261146号

营 销 中 心 电 话 010-58802181 58805532

出版发行：北京师范大学出版社 www.bnup.com
    北京市西城区新街口外大街12-3号
    邮政编码：100088
印　　刷：保定市中画美凯印刷有限公司
经　　销：全国新华书店
开　　本：787 mm×1092 mm 1/16
印　　张：17.25
字　　数：300 千字
版　　次：2022 年 4 月第 1 版
印　　次：2022 年 4 月第 1 次印刷
定　　价：44.80 元

策划编辑：刘晟蓝　　　　　　　责任编辑：岳　蕾
美术编辑：焦　丽　　　　　　　装帧设计：焦　丽
责任校对：郑淑莉　　　　　　　责任印制：陈　涛

大力发展职业教育对于降低失业率、解决就业结构的矛盾，提高生产力和劳动者的整体素质，减少贫富差距、树立劳动者尊严，激发劳动者热情和创造力，推动我国民族复兴都具有重要意义。如果说德国经济腾飞的秘密武器是其双元制的职业教育体系，那么，我国职业教育的纵深发展也将成为撬动我国经济、社会发展的重要力量。进入"十四五"，我国职业教育又有了新的起点、新变化：中等职业教育从"就业导向"到"就业与升学导向"，毕业生既可以直接就业，也可以继续升学到专科和本科职业院校，因而成为高等教育的生源基础，有着多元的发展路径；高职专科进入提质培优、增值赋能、以质图强，加快迈进现代化的新阶段；高职本科坚持理论先行、"高举高打"，充分发挥其在职业教育中的龙头地位。

2021年3月教育部印发《职业教育专业目录（2021年）》（教职成〔2021〕2号），首次对中职、高职专科和高职本科三个层次专业目录进行一体化修（制）订，建立了统一的分类框架和上下衔接的专业名称，使职业教育类型特征更为凸显。通过中职、高职专科、高职本科一体化专业设置，为学生职业发展打开通路。

根据这些职业教育发展趋势和国家《"十四五"职业教育规划教材建设实施方案》，本系列教材聚焦于婴幼儿照护类专业，通过不同梯度的内容设计，为学前教育、婴幼儿托育服务与管理、早期教育、婴幼儿发展与健康管理等专业提供专业教材，同时，也为实现"幼有所育、幼有优育、幼有善育"奠定基础。

在编写过程中，编写组努力体现如下原则：（1）坚持正确的政治方向和价值导向；（2）以培养德智体美劳全面发展的社会主义建设者和接班人、未来的"四有好老师"为目标；（3）体现"培根铸魂、启智增慧"；（4）遵循职业教育教学规律和人才成长规律；（5）科学合理编排教材内容。

本系列教材努力体现如下特色：

（1）医养教结合，适用性强。本系列教材聚焦健康和保育，着重补充了婴幼儿照护类专业紧缺的课程教材。教材主要涵盖三个方面：一是婴幼儿卫生保健，包括《幼儿园食育》《婴幼儿感觉统合发展与训练》《婴幼儿常见疾病预防与护理》；二是婴幼儿体育，包括《婴幼儿体质健康与动作发展测评》《婴幼儿运动安全与保护》《婴幼儿运动处方设计与应用》；三是婴幼儿心理健康，包括《婴幼儿发展评价》《婴幼儿行为观察与指导》《婴幼儿常见发展问题与矫正》《婴幼儿亲职教育》《学前特殊儿童融合教育》。

（2）行业专家领衔，专业度高。教材编写队伍多元，理论和实践专家相结合。本系列教材的编写者既有来自普通高校、职业院校、科研机构的教学研究人员，也有来自医疗机构、保教机构和婴幼儿保育实践的教研员；编写工作既有博导、教授等资深专家领衔，也有中青年新锐积极参与。编写队伍专业水平高，具有使命感、责任感和良好的师德，保证了教材的政治方向、权威性、科学性和前瞻性。

（3）理实一体，可操作性突出。本系列教材为"岗课赛证"融通教材，内容根据职业院校学生的学习特点和职业发展需求编写，既有理论的指导，又有结合岗位需求的实践案例；既体现最新、最前沿学科发展，又深入浅出、可读性强、易于理解。

（4）融媒体教材，立体化呈现。本系列教材将图文并茂的纸媒与数字化的微课、案例视频、在线习题等相结合，根据不同内容的具体需求，立体化呈现各门课程的学习要点、知识难点、核心技能等。设置各类情境中的互动实操环节，帮助学生形成个性化的学习方案和自主学习习惯，注重课程评价的过程性和形成性。

相信本系列教材的出版，将有利于促进相关专业人才培养的开展和质量的提升，从而有力推动我国婴幼儿照护事业健康地、高质量地、持续地发展。同时，也希望通过本系列教材的推广和使用，进一步吸纳一线教师、科研人员及其他使用者的智慧与经验，使教材不断发展和完善，持续为广大师生提供高品质教材。

叶平枝

2022 年 3 月 7 日

　　婴幼儿是人类的未来，婴幼儿的健康成长关系到家庭的幸福、民族的素质和国家的兴衰。但是，婴幼儿不是缩小版的成人；他们具有特殊的身心特点，需要予以特别呵护。婴幼儿时期的健康将会影响人终生的发展。努力预防并减少疾病对婴幼儿生存和健康的危害，保障和促进婴幼儿实现生理、心理和社会能力的全面发展（即生存、保护和发展），对国家、社会、学校、家庭而言，不仅是一项重要任务，而且是不懈的奋斗目标。

　　正在生长发育过程中的婴幼儿，各器官系统尚未发育完全，身体各部分的结构和功能还不够成熟，尤其是神经系统对整个机体的控制、调节机能较差，因而对疾病的抵抗能力较差，容易受到疾病侵害。一旦造成损伤，严重时可影响婴幼儿一生。许多人在成年期出现的疾病和心理行为障碍，总能在其幼年找到相关的因素和病因。例如，儿童期肥胖症会导致成年期患冠心病、糖尿病的概率明显上升，严重营养不良会影响智力的发育，抽动症、注意缺陷多动障碍等发育行为疾病的症状随着年龄的增长会更加严重，甚至出现共病，影响成年期就业、婚姻，还会导致离婚率、犯罪率上升，等等。并且，婴幼儿由于自我保护意识和识别危险能力不足，容易出现外伤、气管异物、消化道异物等多种意外，严重时甚至危及生命。婴幼儿有很大一部分时间是跟托幼机构的教师们在一起的，因此教师掌握婴幼儿常见疾病的预防与护理知识就变得非常重要。无论是托幼机构教师还是家长，都应高度重视婴幼儿的疾病预防与护理工作，掌握婴幼儿生长发育的特点与常见病的表现、护理和预防知识，及早识别和发现疾病并给予正确处理，以期协助医生达到最好的治疗效果，以及保障婴幼儿健康。这也是编写本书的重要意义所在。

一、编写理念

　　既往，我国实行的是单一的医疗或单一的学前教育，其单方面资源是有限的，加之社会传统家庭育儿观念存在一些误区，使很多有健康问题或疑似健康问题的婴幼儿，不能被及时发现、诊断，因而延误或错失早期干预或治疗的良好时机，导致这些婴幼儿在身体健康、认知、交往等方面出现问题，严重时甚至死亡。

为了保障婴幼儿健康发展，也为了适应新形势下学前教育和医学的发展需要，2007年，我国提出了医教结合的理念。2010年，《国务院办公厅关于开展国家教育体制改革试点的通知》（国办发〔2010〕48号）发布，最初是针对注意缺陷多动障碍、孤独症谱系障碍等特殊学前儿童进行医教结合共同干预。托幼机构教师掌握特殊学前儿童的早期识别方法，并在医生指导下进行在园干预，与医院的专业干预相结合，这样的医教结合、融合教育取得了较好的效果，使许多身心障碍儿童得到早期成功的康复，融入正常生活。

目前，医教结合的理念已经不局限于此，而是有了更广泛的内涵：在培养托幼机构教师的过程中加入婴幼儿常见疾病预防与护理的相关知识，让教师根据婴幼儿的生长发育特点，合理安排饮食、运动等在园日程，并掌握患病早期迹象的识别、发热的护理、视力的保护、营养障碍的饮食指导、心肺复苏等相关知识，以期充分保障婴幼儿的身体健康和生命安全。

通过医教结合的方法，可使既往医教分离的工作高效整合，实现相互补充、各施所长，做到早识别、早干预。多学科专业团队紧密配合，形成教育和医学的合力，达到使婴幼儿及其家庭都受益的共赢效果。这种新形势下的医教结合，正是本书自始至终所贯彻的理念。

二、内容结构

《婴幼儿常见疾病预防与护理》是一本适合我国教育改革的、面向婴幼儿照护类专业的教材，适应国家相关专业人才培养需求。本书从婴幼儿健康的定义、婴幼儿的生理和心理行为特点入手，系统介绍了患病的早期迹象和常见症状的护理方法，营养障碍性疾病的预防与护理，消化系统、呼吸系统、心血管系统、泌尿系统、神经系统疾病的预防与护理，发育行为疾病的预防与护理，皮肤科、口腔科、五官科疾病的预防与护理，常见急救知识，常见传染病的早期识别、预防和护理知识，内容全面丰富，提供了很多切实可行的预防方法和护理措施。

本书共包含十六章，分别为第一章婴幼儿健康基础知识、第二章婴幼儿的生理和心理行为特点、第三章婴幼儿患病的早期迹象和常见症状的预防与护理、第四章营养障碍性疾病预防与护理、第五章消化系统疾病预防与护理、第六章呼吸系统疾病预防与护理、第七章心血管系统疾病预防与护理、第八章泌尿系统疾病预防与护理、第九章神经系统疾病预防与护理、第十章发育行为疾病预防与护理、

第十一章皮肤科疾病预防与护理、第十二章口腔科疾病预防与护理、第十三章眼科疾病预防与护理、第十四章耳鼻喉科疾病预防与护理、第十五章婴幼儿常见急救处理、第十六章传染病预防与护理。每章包含学习目标、思维导图、导入、小结、关键术语、思考与练习、建议的活动、拓展阅读等多个版块。

三、编写特色

1. 注重将课程思政元素融入教材

立德树人是教学之本。本书以习近平新时代中国特色社会主义思想为指导，坚持正确的政治方向和价值导向，设置了教学和德育双重目标，体现党的理论创新最新成果特别是习近平新时代中国特色社会主义思想，体现中国和中华民族风格，体现人类文化知识积累和创新成果，弘扬劳动光荣、技能宝贵、创造伟大的时代风尚。

2. 遵循职业教育教学规律和人才成长规律

本书内容结构符合学生认知特点，体现先进的职业教育理念，以托幼机构实际生活中的案例为载体，将知识、能力和正确价值观的培养有机结合，适应专业建设、课程建设、教学模式与方法改革创新等方面的需要，满足婴幼儿常见疾病相关知识和技能的项目学习、案例学习、模块化学习等不同学习方式要求，有效激发学生学习兴趣和创新潜能。通过系统专业的知识体系和实际技能的教育教学，培养学生成材，实现立德与树人、育人与育才的有机结合，落实党的教育方针，培养合格的社会主义建设者和接班人。

3. 医养教结合，确保教材科学适用

本书由郑州人民医院院长郝义彬及儿童健康发展中心苗萍、郑莉萍担任主编。本书编委会的副主编与参编均由在临床工作多年、经验丰富的医护人员担任，汇集了郑州人民医院（系河南中医药大学第五临床医学院）和郑州大学的多位优秀人才，将医学知识与婴幼儿教育密切结合。同时，考虑到本书面对的读者是托幼机构教师，我们还特别邀请了具有深厚婴幼儿教育经验的郑州市教工幼儿园园长戴红梅、汇爱国际教育集团总园长谷长缨、郑州市新华蓝天幼儿园园长田小燕、郑州市二七区第一幼儿园执行园长张晓英参与本书内容的审核把关，确保本书内容的科学性和适用性。

4. 理实一体，形式新颖

本书包括相关医学常识、疾病预防和护理的实操方法，兼具专业性、实用性和指导性，全书图文表并茂，生动活泼，将晦涩难懂的医学知识以通俗易懂的语言加以阐述，符合职业院校学生的学习特点；注重结合学生未来职业所需，融入

托幼机构实践案例，以"小贴士"栏目呈现，内容丰富有趣，贴近未来职业场景，即便是没有医学背景的读者也能够理解并学会实际应用。

5.融媒体资源丰富

本书采用了纸质版和数字版融合的新模式。书内多处附有二维码，融入数字化内容，读者可使用手机扫描二维码查阅视频内容。一些难以理解并且烦琐的操作，如喂药法、测量生命体征、七步洗手法、心肺复苏、海姆立克急救法等，通过专业护理人员的演示，以视频方式展示出来，更加直观易懂。这种新模式适应了知识爆炸和知识信息化条件下的学习模式，有利于提高读者的学习兴趣和自主学习能力，可以很好地保证学习效果。此外，全书各章都配有检测题，扫描封二二维码进入小程序即可在线答题检测，便于学生随时进行自检自查。

四、本书分工

本书的作者分工如下：郝义彬、苗萍、郑莉萍负责总体审核，苗萍负责撰写发育行为疾病预防与护理章节，郑莉萍负责撰写婴幼儿健康基础知识、消化系统疾病预防与护理、泌尿系统疾病预防与护理、烧烫伤急救处理章节，郑莉萍与蒋会莉共同撰写传染病预防与护理章节，吴彪负责撰写神经系统疾病预防与护理、心血管系统疾病预防与护理章节，刘艳红负责撰写婴幼儿的生理和心理行为特点、婴幼儿患病的早期迹象和常见症状的预防和护理章节，朱庆华负责撰写营养障碍性疾病预防与护理章节，陈园园负责撰写婴幼儿常见急救处理章节中的心肺复苏和骨折、异物、软组织损伤、急性中毒的急救处理部分，盖翠芳负责撰写口腔科疾病预防与护理及牙外伤急救处理章节，黄玉成负责撰写皮肤科疾病预防与护理及蜂蜇伤急救处理章节，李源负责撰写呼吸系统疾病预防与护理、耳鼻喉科疾病预防与护理章节，闫媛媛负责撰写眼科疾病预防与护理及眼外伤急救处理章节。

书中各个章节的"导入""案例""建议的活动"部分由戴红梅、谷长缨、田小燕、张晓英负责审核。视频由刘晓娟组织拍摄并进行后期编辑。

此外，温馨提醒各位读者：医学存在专业性，需要临床医生根据不同病情采取不同的处理方案；本书中涉及的"临床处置"内容均为针对疾病的常规医学处理方法，仅供读者了解，不作为实际操作的指导；在实际情况中，应当谨遵医嘱和托幼机构的相关规定。同时，由于经验和水平局限，本书难免有缺点和不当之处，敬请各位读者提出宝贵的意见。

郝义彬

目　录

CONTENTS

第一章
婴幼儿健康基础知识

学习目标

☆掌握婴幼儿健康的定义和特点。

☆掌握婴幼儿健康的标志。

☆了解婴幼儿健康的重要意义。

思维导图

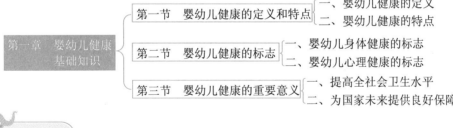

第一章　婴幼儿健康基础知识

第一节　婴幼儿健康的定义和特点
　一、婴幼儿健康的定义
　二、婴幼儿健康的特点

第二节　婴幼儿健康的标志
　一、婴幼儿身体健康的标志
　二、婴幼儿心理健康的标志

第三节　婴幼儿健康的重要意义
　一、提高全社会卫生水平
　二、为国家未来提供良好保障

导　入

健康是什么？

在日常生活中，常规意义上的"健康"通常是指身体没有疾病。但是，婴幼儿作为祖国未来的希望，他们的健康到底指什么呢？有没有其自身的特殊含义？婴幼儿健康包括哪些方面的内容，又有什么重要意义呢？

第一节　婴幼儿健康的定义和特点

一、婴幼儿健康的定义

世界卫生组织（WHO）对健康的定义是：健康不仅是没有疾病和虚弱，而且是个体在身体上、精神上、社会适应上的完好状态。因此，可以将婴幼儿健康定义为：婴幼儿各个器官、组织正常发育，能够较好地抵抗各种疾病，性格开朗，情绪乐观，无心理问题，对社会环境有较快的适应能力。

二、婴幼儿健康的特点

婴幼儿健康不仅是指通常意义上的没有躯体上的缺陷和疾病，而且还要有较好的生理、心理状态和适应社会的能力。其特点如下。

（一）身体健康

婴幼儿健康首先是指婴幼儿身体各个器官组织的结构正常发育，没有先天性心脏病、佝偻病、肥胖症、营养不良、贫血等躯体上的缺陷或疾病，躯体各个器官系统能良好地发挥作用，有效抵御各种疾病。

（二）心理健康

我国《幼儿园教育指导纲要（试行）》提出："树立正确的健康观念，在重视幼儿身体健康的同时，要高度重视幼儿的心理健康。"心理健康是指心理发展健全，能正常地对待外界的各种变化，从情绪到内心均能适应并调整。其重要标志是有生命的活力、积极的内心体验，情绪反应适度，社会适应良好，能有效地发挥个人身心潜力。

总之，婴幼儿健康既包括身体健康，也包括心理健康，二者浑然一体、不可分割。一个健康的婴幼儿应该是身心发展都处于健康状态之中的。

第二节　婴幼儿健康的标志

婴幼儿健康的标志指婴幼儿身心发育指标达到正常标准的状态。包括以下内容。

一、婴幼儿身体健康的标志

（一）生长曲线达标

婴幼儿身高、体重、头围应符合全国儿童生长发育参照标准，身高（身长）、体重、体形在平均值加减两个标准差范围之内，不存在矮小、肥胖、营养不良等疾病状态。

（二）形态端正

无驼背、脊柱侧弯等异常。

（三）各器官系统生理功能正常

各器官系统的生理功能正常，实验室化验指标在正常范围内。

（四）身体无疾病

无感染性疾病、传染性疾病、寄生虫病等。

二、婴幼儿心理健康的标志

（一）智力发育正常

婴幼儿智力是个体语言、运动、操作、观察、领悟、思维、推理等多种能力的综合体现。正常发育的智力指个体智力发展水平与其实际年龄相称，这是婴幼儿心理健康的重要前提，因为智力发展正常是婴幼儿生活、学习、交往的基本条件。

（二）情绪稳定，情绪反应适度

心理健康的婴幼儿在乐观、愉快等积极情绪体验方面占优势，虽然也会有消极情绪出现，但往往能宣泄和释放不良情绪，并能控制自己的情绪，使之保持相对稳定。

（三）乐于与人交往，与同伴关系融洽

心理健康的儿童有积极、良好的人际关系，能合群，爱与伙伴交往，对人有同情心和友好行为，不随便打人骂人，在集体中能愉快地生活，在成人指导下愿意为集体做力所能及的事。

（四）心理活动与心理发展年龄特征相适应

心理健康的儿童有一定的自尊心和自信心，对称赞感到高兴，对批评、指责感到羞愧，希望做受人欢迎的事，不愿做遭人责骂的事；不过分畏难、胆怯等。

（五）行为统一和协调

心理健康的婴幼儿，心理活动和行为方式能基本处于和谐的统一之中。相反，心理不健康的婴幼儿注意力不集中，兴趣时常转移，思维混乱，语言支离破碎，多动、冲动，行为经常出现前后矛盾的现象，自我控制和自我调节的能力很差。

（六）具备良好的社会适应能力

具备与年龄相符的生活自理能力，并能自觉调整个人与环境之间的关系，较好地适应周围环境。

第三节　婴幼儿健康的重要意义

一、提高全社会卫生水平

教育婴幼儿的首要目的就是增强婴幼儿身心健康。婴幼儿的体格生长、心理行为等方面的发育奠定了人类一生重要和关键的基础。婴幼儿健康是关系到全球政治、经济和安全的重要任务，关系到人类的可持续发展。学习婴幼儿健康知识、保障婴幼儿健康的重要意义在于：

一个国家、一个民族的整体健康素质、文化素质和思想道德素质都是以上一代为基础，又同时会影响下一代的。学习婴幼儿健康知识，保障婴幼儿身心健康，培养其良好、积极、健康的生活方式和行为方式，能更好地促进婴幼儿身心健康成长与和谐发展。保障婴幼儿健康能有效地降低婴幼儿的发病率和死亡率，提高人群的平均期望寿命，对于提高全社会卫生水平起着十分重要的作用。

二、为国家未来提供良好保障

健康的生命并非完全由自然给予，而是需要个体的积极参与，健康状况会因个体自身的活动而不断发生变化。因此，幼儿园教师和婴幼儿的其他照护人员所持有的健康观点和所掌握的健康知识直接影响其教养的方式、行为和幼儿身心健康。因此，我国《幼儿园教育指导纲要（试行）》明确要求："幼儿园必须把保护幼儿的生命和促进幼儿的健康放在工作的首位。"婴幼儿健康知识是幼儿园教师、保育员、健康照护师、家长等婴幼儿照护人员必不可少的基础知识。只有掌握婴幼儿健康相关知识，才能保证婴幼儿身心健康，为祖国的未来可持续发展储备人才，为祖国未来的经济、政治、安全提供良好的保障。

小　结

婴幼儿健康是指婴幼儿各个器官、组织正常发育，能够较好抵抗各种疾病，性格开朗，情绪乐观，无心理问题，对社会环境有较快的适应能力。婴幼儿健康不仅是指通常意义上的没有躯体上的缺陷和疾病，还要有较好的生理、心理状态和适应社会的能力，包括身体健康和心理健康，二者浑然一体、不可分割。

婴幼儿健康的标志包括生长曲线达标、形态端正、各器官系统生理功能正常、身体无疾病、智力发育正常、情绪稳定、情绪反应适度、乐于与人交往、与同伴关系融洽、具备良好的社会适应能力等方面。

　　学习婴幼儿健康知识，保障婴幼儿身心健康，能更好地促进婴幼儿身心健康成长与和谐发展，有效降低婴幼儿发病率和死亡率，提高人群平均期望寿命，对于提高全社会卫生水平起着十分重要的作用。

关 键 术 语

婴幼儿　　　身体健康　　　心理健康

思 考 与 练 习

　　1. 发育正常是健康的重要标志，也是婴幼儿正常生活和学习的重要基础，请思考如何指导家长在日常生活中促进婴幼儿的智力发育。

　　2. 如何合理安排婴幼儿日常饮食、活动及睡眠，从而促进其身体健康？

　　3. 不同年龄的儿童有不同的心理行为表现，幼儿园教师怎么才能识别有心理问题的儿童呢？

建 议 的 活 动

　　1. 查阅书籍和文献，列举出切实可行的婴幼儿健康管理措施。

　　2. 请说一说自己心目中的婴幼儿健康包括哪些方面。

拓 展 阅 读

　　1. 高露丹：《养成幼儿健康行为习惯的有效途径》，载《卷宗》，2020（6）。本文介绍了培养幼儿健康行为习惯的几个有效途径：从幼儿的点滴抓起，要注重强化教育，反复训练，提供榜样教育，巩固其健康习惯的形成；要寄情游戏，在游戏中养成健康行为；要家园共育，因人而异，寻找自身特点进行教育，坚持正面的引导教育，给予具体的指导。

　　2. 赵英：《浅议提高幼儿健康体能水平策略》，载《中国教师》，2015（4）。幼儿是社会的未来，关注幼儿的成长，增强幼儿体质对人类社会与发展具有重要意义。本文基于现阶段3～6岁儿童身体状况及《幼儿园教育指导纲要（试行）》和《3—6岁儿童学习与发展指南》要求，探讨了幼儿园有效提高幼儿健康体能水平的策略。

第一章　婴幼儿健康基础知识

第二章
婴幼儿的生理和心理行为特点

学习目标

☆掌握婴幼儿的解剖生理特点。

☆掌握婴幼儿的生长发育特点。

☆掌握婴幼儿的心理行为特点。

思维导图

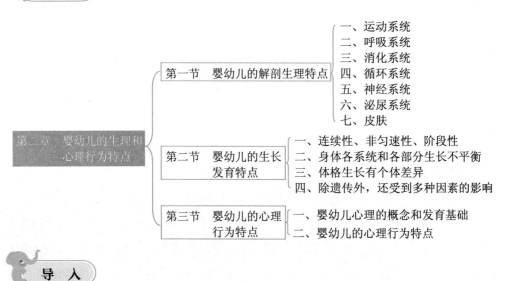

导 入

潇潇怎么了?

一天,潇潇在照相馆拍照片,爸爸妈妈站在潇潇的左右两侧,拉起潇潇的手,让他做出腾空离地的姿势。正当摄影师准备抓拍照片时,潇潇大声哭了出来,爸爸妈妈仔细一看,潇潇胳膊无法伸直,表情非常痛苦。到医院急诊科就诊后,确诊潇潇是肘关节脱臼。医生说:婴幼儿与成人不同,上提胳膊很容易导致脱臼。那么,除此之外,婴幼儿还有哪些与成人不同的特殊生理特点和心理行为特点呢？在照护过程中，又该注意哪些方面呢？

第一节　婴幼儿的解剖生理特点

一、运动系统

（一）骨骼

婴幼儿骨骼的主要基质是由交错的原始结缔纤维束构成的，含固体成分和无机物较少，含有机物较多，所以骨骼的韧性强而硬度小，受外力作用时易变形，不易折断。发生骨折时，可能会出现折而不断的现象，医学上称为青枝骨折。婴幼儿骨骼的新生力和吸收过程活跃，骨组织的再生能力较强，骨折的愈合速度较快。此外，婴幼儿的骨骼生长需要较多的钙和促进钙吸收的维生素 D，否则骨骼生长硬度不够，会导致维生素 D 缺乏性佝偻病。

小贴士

　　营养性维生素 D 缺乏是婴幼儿期常见的一种营养缺乏症。婴幼儿体内的维生素 D 的来源是食物中的维生素 D 和皮肤的光照合成，其中皮肤的光照合成最重要。多晒太阳是预防维生素 D 缺乏的简便有效的方法，因此应保证婴幼儿的户外活动时间。平均户外活动应在 1～2 小时／日。在冬季日照不足时，应口服补充维生素 D。

（二）关节囊和韧带

婴幼儿的关节囊和关节周围的韧带未完全发育，关节囊松弛，韧带不够结实，所以受外力牵拉时容易发生脱臼，造成牵拉肘。因此，拉着婴幼儿走路、上楼梯和给婴幼儿穿衣袖时，都要避免用力牵拉。

（三）脊柱

婴幼儿脊柱的颈曲、胸曲、腰曲、骶曲四个生理弯曲还未定型，所以在走、跑、跳时弹性较小，脊柱的生理弯曲在保持身体平衡、缓冲运动对脑和内脏器官震荡方面的功能不完善，会使脊柱的负重受到影响。不良姿势如不及时纠正，也易导致脊柱变形。

（四）肌肉

婴幼儿的肌肉纤细，蛋白质、脂肪、糖和无机盐较少，所以肌肉的力量和能量储备较少，容易感到疲劳；但新陈代谢快，疲劳后肌肉的恢复较快。

二、呼吸系统

（一）上呼吸道

婴幼儿的鼻和鼻腔较短，鼻腔狭窄，无鼻毛，鼻黏膜柔嫩。如发生急性上呼吸道感染容易造成鼻塞，影响睡眠和进食。咽部相对狭小且垂直。扁桃体包括腭扁桃体和咽扁桃体，腭扁桃体在1岁末逐渐增大，4～10岁发育达高峰，此年龄阶段易患扁桃体炎。咽扁桃体又称腺样体，严重的腺样体肥大容易导致阻塞性睡眠呼吸暂停综合征。婴幼儿喉部相对较长和狭窄，声门狭小，软骨柔软，黏膜柔嫩且富含血管及淋巴组织，故轻微炎症即可引起喉头水肿导致吸气性呼吸困难。

（二）下呼吸道

婴幼儿胸腔狭窄，肺活量小，但代谢旺盛，机体需氧量多，所以只能以加快呼吸的频率来代偿。年龄越小，呼吸越快。婴幼儿气管腔比成人狭窄，缺乏弹性组织，黏膜纤毛运动能力弱，不能很好地排出微生物，加上呼吸道免疫球蛋白分泌量较低，肺泡吞噬细胞功能不足，分泌性免疫物质含量低，乳铁蛋白、溶菌酶等数量和活性不足，所以容易发生呼吸道感染。一旦感染容易发生气管充血水肿，导致呼吸道阻塞。左主支气管细长，右主支气管短粗，故异物容易进入右主支气管。

肺部的弹力组织发育差，肺泡数量较少，肺含气量相对较少，故容易发生缺氧。肺血管丰富，肺间质发育旺盛，导致肺含血量多而含气量少。肺炎仍是我国婴幼儿的常见病和多发病。纵隔体积相对较大，周围组织松软，在胸腔积液或气胸时容易发生纵隔移位。

三、消化系统

（一）口腔

一般在2～2.5岁，乳牙全部出齐，共20颗。6岁左右开始长出恒牙。乳牙具有咀嚼食物、促进颌面部正常发育和有助于正常发音等作用，所以要注意口腔卫生，避免乳牙过早脱落或发生龋齿。

（二）食管

婴幼儿的食管呈漏斗状，黏膜薄嫩，腺体缺乏，弹力组织及肌层尚不发达，食管下段括约肌发育不成熟，控制能力差，常发生胃食管反流。

（三）胃肠道

婴幼儿的胃呈水平位，贲门较宽而松弛，且括约肌不够发达，所以容易呕吐。胃黏膜血管丰富，但盐酸和各种酶分泌较成人少，且酶活性低下，消化功能差，所以容易发生消化不良。

婴幼儿的肠管相对比成人长，肠壁较薄，通透性高，有利于食物吸收。但由于肠管较长且柔软，易发生肠套叠和肠扭转。肠壁的屏障功能差，肠内的毒素易通过肠壁进入血液循环，引起全身感染性和过敏性疾病。婴幼儿盲肠与阑尾比较游离，活动度大，因而阑尾位置容易变动。

小贴士

肠套叠是指一段肠管套入与其连接的肠管内，并导致肠内容物通过障碍，是引起婴幼儿肠梗阻的最常见原因。婴幼儿肠套叠的典型表现是阵发性腹痛、呕吐、便血（果酱样大便）和腹部肿块四联症及全身表现，如治疗不及时可能造成肠坏死。

（四）肝胆

年龄越小，肝脏相对越大。婴幼儿的肝脏富含血管，结缔组织少，肝细胞小，再生能力强，不易发生肝硬化。但肝脏容易受到感染、缺氧、药物等影响出现肝细胞受损，转氨酶升高。此外，婴幼儿期胆汁分泌少，脂肪消化能力差，要注意饮食不宜过于油腻。

四、循环系统

（一）血液

婴幼儿生长发育迅速，血液循环增加较快，如喂养不当或挑食、偏食，容易发生贫血。贫血严重的婴幼儿可能发生骨髓外造血，出现肝脾淋巴结肿大。婴幼儿的血液总量占体重的 8% ～ 10%，所以少量出血、脱水即可引起休克。白细胞吞噬病菌的能力较差，发生感染时易扩散，甚至出现脓毒症。血小板数目和成人相近，但血浆中的凝血物质较少，因此一旦出血，凝血较慢。相对于成人来讲，婴幼儿的造血器官更容易受伤害，某些药物或放射性污染对造血器官危害极大，所以不要把婴幼儿当作成人的缩小版，生病时应慎重选择药物。

（二）心脏

婴幼儿新陈代谢旺盛，心输出量少，只有通过加快心率才能满足机体需要。年龄越小，心率越快。常以测量脉搏来表示心率。脉搏很容易受内外各种因素的影响而不稳定，如哭闹、进食、发热、运动等。因此，应在安静状态下测量脉搏。

五、神经系统

神经系统发育不均衡，脊髓和脑干在出生时已经发育成熟，而小脑发育较晚，

3～6岁才能发育成熟。所以1岁学走路时步履蹒跚，3岁才能稳稳地走和跑，到5～6岁能准确协调地做出各种动作，比如跑、跳、上下台阶。大脑皮层的发育极为迅速，8岁左右大脑皮层发育基本接近成人。大脑皮层的兴奋和抑制过程发育不平衡。婴幼儿大脑皮层发育尚未完善，兴奋占优势，抑制过程形成较慢，但兴奋持续时间较短，容易泛化，主要表现为对事物保持注意时间不长，常随兴趣的改变而转移注意，动作缺乏准确性；不易形成兴奋灶，易疲劳而进入睡眠状态，需注意多休息。在遇到强烈的刺激时，容易发生惊厥。

六、泌尿系统

婴幼儿肾脏发育不完善，浓缩尿及排泄毒物的功能较差，故入量不足时易发生脱水，甚至诱发急性肾功能不全。膀胱储尿机能差，排尿次数多。所以，要培养婴幼儿及时排尿的习惯，教导婴幼儿不要长时间憋尿。另外，婴幼儿尿道短，防御能力差，易发生上行性泌尿系统感染。

七、皮肤

婴幼儿表皮较薄，很多部位角质层尚未形成，皮肤抵抗病毒、细菌感染能力较差，容易发生皮肤感染，如脓疱、甲沟炎等。皮下脂肪较少，皮肤抵抗外界刺激能力差，加上活泼爱动，所以皮肤容易受到损伤。皮脂分泌较少，秋冬季容易发生冻伤和皲裂，要在洗浴后及时涂抹面霜和护肤油。

婴幼儿皮肤的毛细血管密集，流经皮肤的血流量相比成人多，汗腺发育较好，代谢旺盛，出汗多，因此皮肤散热多而快。但是，由于皮下脂肪少，皮肤保温功能差，再加上神经系统对体温调节不稳定，婴幼儿不能很好地适应外界温度的变化，气温骤降时容易患病。

第二节　婴幼儿的生长发育特点

生长是指随着年龄的增加，身体各组织、器官的不断长大，是量的变化，如体重、身高的增长。发育是细胞、组织、器官功能的分化和功能成熟，是质变的过程，如性的成熟。生长发育是个体成长过程中不可分割的两方面，生长的量的变化可在一定程度上反映身体器官、系统的成熟状况。婴幼儿生长发育的特点如下。

一、连续性、非匀速性、阶段性

生长是一个连续过程，但并不匀速，各年龄的生长速率各不相同，年龄越小，生长越快。人的整个生长期有两个生长高峰，一个是婴儿期，为生后的第一个生长高峰，以后体格生长趋于平衡；到青春期生长速度又加快，出现第二次生长高峰。

二、身体各系统和各部分生长不平衡

身体各系统的生长发育先后和快慢各不相同，如神经系统发育较早，脑在出生后2年内发育较快；淋巴系统在儿童期迅速生长，于青春期前达到高峰，以后逐渐下降；生殖系统发育最晚。其他系统，如心、肝、肾、肌肉的发育基本与体格生长相平行。

三、体格生长有个体差异

体格生长受到遗传和环境的复杂交互影响，有明显的个体差异，每个人的生长轨迹不会完全相同。因此，婴幼儿的生长发育水平有一定的正常范围，所谓正常值不是绝对的，评价时必须考虑个体不同的影响因素，才能作出正确判断。

四、除遗传外，还受到多种因素的影响

父母双方的遗传因素决定婴幼儿生长发育的轨道或特征，如皮肤和头发的颜色、面型特征、身材高矮、对疾病的敏感性等。环境因素也会影响生长发育，如长期慢性疾病会影响体重和身高的增长。家庭环境对婴幼儿的健康成长也是非常重要的。良好的居住环境，如阳光充足、空气新鲜、水源清洁、无噪声、居住条件舒适，配合良好的生活习惯、科学护理、良好教养、体育锻炼、完善的医疗保健设施等，是促进婴幼儿生长发育达到最佳状态的重要因素。

第三节　婴幼儿的心理行为特点

一、婴幼儿心理的概念和发育基础

心理是大脑对客观现实的主观反映。婴幼儿心理行为的发展有赖于脑的发育。随着年龄的增加，大脑的重量不断增加，到6～7岁时基本接近成人，大脑各叶的分化逐渐形成；神经纤维增长，分支增多，神经之间的连接更加广泛；神经髓鞘不断发育，神经传递更加迅速、准确，神经系统的结构和功能日趋成熟，为心理行为的发育打下了良好基础。

二、婴幼儿的心理行为特点

婴幼儿心理各方面的发展相辅相成，共同提高，体现出其发展的平稳和协调，

如语言发展和情绪、思维表达之间的相互促进作用。认识事物的过程是：先会看、听、感觉事物，逐渐发展到有记忆、思维、分析、判断。婴幼儿心理的各个方面都未发育成熟，未定型，具有可塑性，所以教师和家长要精心引导和培育，促进其心理的健康发展。

婴幼儿高级神经活动的抑制过程不完善，兴奋过程易扩散，且常受外界情境和周围人的影响，所以自控力较差，容易出现注意力不集中，情绪易激动、不稳定，情感具有易变性和富有冲动性，甚至出现心理行为障碍，如儿童擦腿综合征。

随着接触外界环境的增多，儿童口头语言的表达能力迅速发展起来，但由于所掌握的词汇量有限，对词意的理解不够准确，所以口语中常出现语病，还会表现出迟疑不决或反复，以致不能确切地表达自己的思想。

由于环境、教育条件和遗传因素等的不同，婴幼儿的身心发展也存在个别差异，逐渐表现出性格、兴趣、能力等方面的个人特点，所以应该注意因材施教。

总的来说，婴幼儿心理行为的发展是生理、心理和社会因素共同作用的结果。当然，对某一个婴幼儿来说，这三个因素并非均衡地发挥作用，它们的影响程度因人而异，因问题的性质不同而存在个体差异。

小　结

婴幼儿不是缩小版的成人，具有其自身特殊的生理和心理行为特点。婴幼儿骨骼的韧性强而硬度小，发生骨折时常表现为青枝骨折，愈合速度较快。关节囊和关节周围的韧带未完全发育，受外力牵拉时容易发生脱臼造成牵拉肘，生活中应注意避免。婴幼儿气管腔比成人狭窄，缺乏弹性组织，黏膜纤毛运动能力弱，加上呼吸道抵抗力低，很容易发生呼吸道感染。婴幼儿的胃呈水平位，贲门较宽而松弛，且括约肌不够发达，所以容易呕吐。胃黏膜血管丰富，盐酸、各种酶分泌较成人少，且酶活性低下，消化功能差，所以容易发生消化不良。婴幼儿其余器官系统也各自具有与成人不同的特点。

婴幼儿的生长发育有以下特点：连续性、非匀速性、阶段性；身体各系统和各部分生长不平衡；体格生长有个体差异；除遗传以外，还受到多种因素的影响。出生后，大脑的重量不断增加，到6～7岁时基本接近成人水平，心理各方面的发展相辅相成，共同提高。婴幼儿心理的发展是生理、心理和社会因素共同作用的结果，应注意精心引导和培育，促进婴幼儿的健康发展。

关键术语

解剖生理　　运动系统　　呼吸系统　　循环系统　　泌尿系统　　生长发育

思考与练习

1. 儿童健康发展领域的重要议程之一是儿童早期发展，这是指儿童体格、运动、语言、认知和社会情绪等领域的发展。2016 年，中共中央、国务院印发并实施《"健康中国 2030"规划纲要》，把儿童早期发展上升为国家战略。请判断下列行为是否正确，并说出理由：①给予婴幼儿积极的照护和回应，经常带领婴幼儿参加户外活动、集体活动，陪伴婴幼儿阅读、唱歌、讲故事等。②为了避免婴幼儿生病，让婴幼儿经常待在室内；在学前阶段让幼儿学习认字、算数等，促进其智力发育。

2. 婴幼儿的解剖生理特点与常见病之间有何联系？

建议的活动

1. 查找资料并绘制婴幼儿的解剖图，标注婴幼儿各器官系统的特点。

2. 婴幼儿期语言能力提升的方法有哪些？查找资料，设计一次有关促进婴幼儿语言发展的健康教育活动。

3. 根据婴幼儿的解剖生理特点，探讨婴幼儿意外伤害的预防措施。

拓展阅读

1. 丁文龙、刘学政主编：《系统解剖学》，北京，人民卫生出版社，2018。本书详细介绍了人体各器官系统的解剖学特点，并配以详细的图谱，有助于更直观地理解解剖学知识。

2. ［奥］阿尔弗雷德·阿德勒：《儿童教育心理学》，张艳华译，北京，清华大学出版社，2017。本书主要围绕儿童如何形成正确健康的人格展开，强调用正确的方法培养儿童独立、勇敢、自信的品质。培养儿童健全的人格，才是儿童教育的首要任务。

第二章·婴幼儿的生理和心理行为特点

第三章
婴幼儿患病的早期迹象和常见症状的预防与护理

学习目标

☆掌握婴幼儿患病的早期迹象和常见症状的预防与护理技术。

☆了解婴幼儿常见症状的临床表现。

☆了解婴幼儿常见症状的病因。

☆能利用所学知识及时发现婴幼儿患病，并能初步进行处理。

思维导图

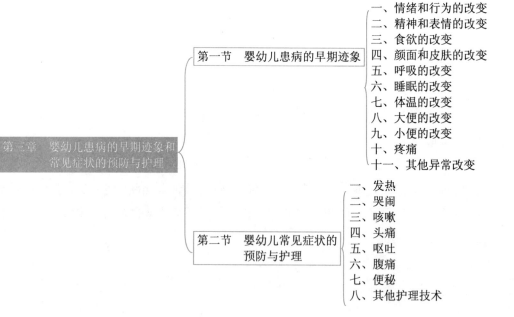

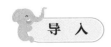

莉莉怎么了?

中午,小朋友们在午睡,刘老师巡查时发现莉莉脸色发红,呼吸快、喘气声音粗,赶紧摸摸莉莉后背,发现她身上很热,莉莉到底怎么了?老师应该怎么护理呢?

第一节　婴幼儿患病的早期迹象

婴幼儿患病后,在日常生活的许多方面,如情绪、进食、玩耍、睡眠、大小便等,会出现异常反应。如发现婴幼儿有生病的迹象,应予以重视。若病情不重,可暂时在家或在幼儿园观察,给予适当处理。若病情持续不缓解或者加重,应及时去医院诊治。

婴幼儿患病的早期迹象可从情绪和行为、精神和表情、食欲、颜面和皮肤、呼吸、睡眠、体温以及大小便的改变等进行观察和检查。

一、情绪和行为的改变

健康的婴幼儿精神饱满,双眼有神,不爱哭闹。如果婴幼儿烦躁不安、面色发红、口唇干燥,大多是发热的表现;如果婴幼儿目光呆滞、两眼发直、两手握拳,可能是抽搐的预兆;如果两腿屈曲,有阵发性哭闹、翻滚,可能是腹痛的表现;如果叫不醒、呕吐、脖子发硬,可能是脑炎的症状;如果睡眠时哭闹不止,时常摇头、抓耳,发热,可能是患了外耳道炎、湿疹或中耳炎。

二、精神和表情的改变

健康的婴幼儿活力四射,活泼好动,对周围环境和事物充满了兴趣;而患病后则会表现出没有精神,不爱动,不爱玩,疲倦嗜睡,或者烦躁不安、哭闹等精神方面的异常。健康的婴幼儿眼神灵活,声音洪亮,精神饱满;而患病后常常眼神呆滞,无神,有时会盯着一处看,有尖声哭闹等现象。

三、食欲的改变

若婴幼儿平时食欲很好,突然食欲不振,伴精神不佳,可能是出现发热,需要测量体温。腹胀、打嗝、放屁,且气味酸臭,可能是消化不良。拒食或食后哭闹,且口水多,可能是患了口腔疾病,如口腔溃疡或者疱疹性口腔炎。讨厌油腻食物,则要考虑病毒性肝炎。吃得多、喝得多、尿得多,但体重下降明显,同时皮肤经常

第三章·婴幼儿患病的早期迹象和常见症状的预防与护理

有感染，可能是糖尿病。颜面及口唇欠红润，可能是贫血，需要去医院化验血常规。食欲不好伴头发脱落、骨痛等，要考虑维生素 A 和维生素 D 摄入过量引起的中毒，这常常是家长盲目让婴幼儿超量服用鱼肝油所致。如果婴幼儿有爱吃墙皮、泥土、头发、纸张等异食癖症状，可能是肠道钩虫病或缺锌所致。

四、颜面和皮肤的改变

健康的婴幼儿面色红润，皮肤光滑、温暖、柔嫩、不干燥、不油腻，没有发红和破损，没有皮疹、肿块、瘀斑等表现，而且对冷热和触摸等刺激反应敏感。如果出现以下表现，提示可能患病。

皮肤发白、发凉、多汗，可能是休克或虚脱等所致；面色苍白或发黄，翻开下眼睑也明显发白、缺少血色，多是贫血的表现。巩膜、皮肤及其他组织被染成黄色，常见于病毒性肝炎。婴幼儿剧烈活动后或兴奋激动时，可出现生理性面色发红、灼热的变化，休息后可恢复。如果持续发红，可能是高热或者一氧化碳中毒。皮肤和黏膜呈现青紫色改变，比如甲床、耳轮、鼻尖、口唇等处青紫，多见于严重支气管肺炎或者先天性心脏病。皮肤出汗多、潮湿，常见于结核病和佝偻病。皮肤有皮疹，多见于病毒和细菌感染性疾病，比如水痘、猩红热、手足口病等；或者过敏性疾病，比如荨麻疹、特应性皮炎等。眼结膜充血、黏膜发红、有分泌物，可能是结膜炎或者角膜炎。

五、呼吸的改变

健康的婴幼儿的呼吸平稳，面色红润。如果呼吸增粗、增快，面部发红，可能是发热的表现；张口呼吸，鼻音重，多是鼻塞的表现；呼吸急促、鼻翼扇动、口唇发青，提示可能患肺炎；呼吸困难、喉鸣、犬吠样咳嗽，可能是急性喉炎的表现；呼吸急促、口唇发青、四肢无力，提示可能是心脏方面的疾病；精神差、点头呼吸、呼吸费力、口唇发青，这是呼吸困难的表现，需要及时送医院。

六、睡眠的改变

健康的婴幼儿上床后很快入睡，睡得安稳，不打呼噜，身上可能会有微微出汗。如果入睡困难或睡眠不安、嗜睡，多提示疾病。睡前烦躁不安，睡后面色发红，呼吸急促，是发热的表现；睡眠不稳，伴鼻塞、咳嗽、呼吸喘憋，是肺炎的表现；入睡前用手抓肛门处，常是肛周有蛲虫的表现；睡后大汗淋漓，多是佝偻病的早期表现；嗜睡、不易叫醒，多提示脑部异常，可见于脑膜炎、脑炎的早期阶段；睡眠伴呼噜声，甚至出现呼吸暂停，是腺样体肥大的表现。

七、体温的改变

人的体温主要受体温调节中枢的调控,使机体产热和散热过程保持动态平衡,保持体温在相对恒定的范围内。婴幼儿新陈代谢比成人相对旺盛,体温调节中枢尚未发育完善,正常体温较成人高,一般在36℃~37.4℃之间波动。正常体温在不同个体之间有略微差异,还受机体内外因素的影响而波动。个体自身在昼夜之间体温也有一定波动,下午体温较早晨稍高,饮食、哭闹、剧烈运动、穿衣过厚、室温过高、情绪波动等均可使体温暂时性升高,但一昼夜体温波动一般不超过1℃。

婴幼儿体温的异常变化多是体温升高,即发热。发热会启动身体的免疫系统,可以帮助婴幼儿抵抗体内感染,是身体的保护机制之一。通常体温在38.5℃以下时,不用进行药物降温,可多喝水,注意休息。但如果精神不好,哭闹,脸色苍白发灰,甚至出现惊厥、四肢发凉、皮肤发花,体温持续在38.5℃以上,要及时送往医院治疗。

八、大便的改变

正常的大便性状和食物有关,一般为成形软便,呈黄褐色或者棕黄色,主要是食物残渣、脱落的肠黏膜细胞、细菌以及机体代谢废物和少量黏液。如果出现腹泻或便秘等不正常表现,说明婴幼儿身体出了问题。婴幼儿发生腹泻的原因应根据大便的性质进行判断:大便呈蛋花汤样、稀水样或白色米汤样,多数是病毒性肠炎;大便呈脓血便,多数是细菌性腹泻甚至细菌性痢疾;大便表面有鲜血,可能是痔疮或者肛裂;大便呈黑色柏油样,提示上消化道出血;大便呈红色果酱样,伴阵发性腹痛、呕吐,提示肠套叠;大便呈白陶土样,伴小便颜色深,提示胆道梗阻。大多数便秘是消化功能不成熟、排便行为习惯不好导致的,只要多吃高纤维的食品或蔬菜,养成定时排便习惯,便秘多数会消失。如果持续便秘,最好咨询医生,排除生病的可能。

九、小便的改变

正常的尿液清晰透明,淡黄至深黄色。尿量个体差异较大,与饮水量和食物的含水量、出汗量有很大关系。尿的颜色出现明显异常,排尿次数、尿量改变,往往提示相关疾病:如果尿色呈洗肉水样或者淡红色云雾状或混有血凝块,多见于急性肾炎、输尿管结石、泌尿系统感染等;如果尿色呈橘黄色或棕绿色,多见于肝胆疾病,或者口服一些药物如黄连素等所致;如果尿液呈棕黄色或浓茶色,有泡沫,且泡沫也发黄,多见于黄疸型肝炎;如果尿呈乳白色,内混有脓液,同时有尿急、尿频、尿痛等，提示泌尿系统感染；如果尿量减少伴上眼睑水肿，尤其是晨起眼肿，常是肾脏疾病如肾病综合征的表现；如果尿量减少伴腹泻、皮肤干燥，提示脱水。如果少尿伴烦渴、多饮，多见于尿崩症。

十、疼痛

婴幼儿患病时，常会发生局部或全身不适，甚至出现疼痛，以腹痛、头痛多见。疼痛是一种主观感觉，年龄较大幼儿会诉说，但描述不清楚。婴幼儿虽然无法准确表述，但多会用行为表现出来，如头痛时会用手打头或频繁摇头；腹痛时会哭闹，不让大人触摸肚子。

十一、其他异常改变

淋巴结肿大；口腔异味，黏膜干燥、发红或出血、溃疡；舌头颜色改变；咽部发红，吞咽困难；扁桃体肿大、化脓；动耳朵时疼痛，脓液流出；鼻腔分泌物增多，有化脓性分泌物；等等。

第二节　婴幼儿常见症状的预防与护理

症状是指患儿主观上感受到不适或痛苦的异常感觉或某些客观病态感觉。症状是诊断疾病的依据，也是反映病情的重要指标。婴幼儿疾病症状多样，很多情况下会出现同病异症或异病同症。虽然疾病不同，但是同种症状在护理措施上有相似之处，称为对症护理。但是要真正消除症状，必须找到病因并针对病因进行治疗。婴幼儿常见症状及其护理如下。

一、发热

发热是指机体在各种原因的作用下，体温调节中枢的功能发生障碍，机体产热增加而散热减少，体温超过正常范围。发热对机体既有保护作用也有不利的一面。一方面，体温在一定范围内升高，能增强机体抗御能力，增强特异免疫反应。另一方面，高热对机体也有很多不良影响。例如，高热会使各种营养素的代谢增加，增加机体耗氧量。体温每升高1℃，基础代谢增加13%，过多的水分丧失可致脱水、电解质紊乱、心搏加快、心血管负担加重。高热还会增高颅内压，体温每上升1℃，颅内血流量增加8%，大脑皮层过度兴奋，会出现烦躁、头痛或高热惊厥，严重者可出现谵语、昏睡、昏迷、呕吐及脑水肿。

（一）发热的病因

发热的病因分为感染性与非感染性两大类，其中以感染性发热最常见。

1. 感染性发热

各种病原体如细菌、病毒、支原体、真菌、寄生虫等引起急性或慢性感染，局部性或全身性感染均可引起发热。

📄 小贴士

夏季低热：低热发生于夏季，秋凉后自行退热，每年如此反复出现，连续数年后多可自愈。多见于幼儿，因体温调节中枢功能不完善，夏季身体虚弱，且多发生于营养不良或脑发育不全者。

2. 非感染性发热

非感染性发热病情更复杂，诊断更加困难，常有以下原因：组织破坏或坏死，如大型手术后组织损伤、大面积烧伤等。变态反应性疾病，如风湿病、结缔组织病、药物热等。产热过多和（或）散热减少，如甲状腺功能亢进、严重脱水、失血过多、先天性汗腺缺乏症等。癫痫持续状态可引起发热，是产热过多所致。体温调节中枢功能失调，如中暑、脑震荡、脑出血等。自主神经功能紊乱，如感染治愈后仍有低热、夏季低热。血液病，如白血病、淋巴瘤、恶性组织细胞病等。生理性低热，如精神紧张、剧烈运动、哭闹后。

（二）发热的分度

以腋窝温度为准，水银温度计测量 5～10 分钟。低热：37.4℃～38.0℃。中等度热：38.1℃～39.0℃。高热：39.1℃～41.0℃。超高热：41.0℃以上。

（三）发热的过程和特点

发热一般分为以下三个阶段。

1. 体温上升期

此期的特点是机体产热大于散热，导致体温上升。患儿常有疲乏无力、肌肉酸痛、皮肤苍白、无汗、怕冷或寒战等现象。产热和散热过程在较高水平上保持相对平衡。高热持续时间长短不一，如疟疾引起的高热可持续数小时，大叶性肺炎、流行性感冒引起的高热可持续数天。患儿常有皮肤发红伴灼热感，呼吸加快加深，畏寒、寒战消失。

体温上升有两种形式。①骤升型：体温在数小时内达 39℃ 甚至 40℃以上，伴有寒战。易引起婴幼儿高热惊厥。常见于大叶性肺炎、败血症、流行性感冒等。②缓升型：体温逐渐上升，在数日内达到高峰，多不伴寒战。常见于结核病、伤寒等。

2. 体温下降期

此期的特点是产热相对减少，散热大于产热，体温降至正常水平。患儿常有出汗多、皮肤潮湿现象。因大量出汗体液丢失，若不及时补充水分容易出现血压下降、脉搏细速、四肢发冷等虚脱或休克现象。

体温下降也有两种形式。①骤降型：体温在数小时内迅速下降至正常，有时可略低于正常，常伴有大汗淋漓。常见于疟疾、大叶性肺炎等。②渐降型：体温在数天内逐渐降至正常。常见于伤寒、风湿热等。

（四）发热的伴随症状

伴寒战，见于大叶性肺炎、败血症、疟疾、流行性脑脊髓膜炎等。伴结膜充血，见于结膜炎、麻疹、流行性出血热等。伴淋巴结肿大，见于传染性单核细胞增多症、淋巴瘤等。伴肝脾肿大，见于传染性单核细胞增多症、白血病、病毒性肝炎、结缔组织病等。伴出血，见于重症感染、病毒性肝炎、败血症等。伴关节肿痛，见于败血症、猩红热、风湿热等。伴皮疹，见于麻疹、水痘、猩红热等。伴昏迷，见于中暑、中毒性菌痢、流行性乙型脑炎等。

（五）发热的护理

发热，尤其是高热对婴幼儿机体有着很大的影响，可使心跳加快，代谢增加，耗氧量也直线上升；使大脑过度兴奋，产生烦躁、惊厥，也可过度抑制引起昏睡、昏迷；还可使消化道消化液分泌减少，消化酶活力降低，胃肠运动减慢，而致食欲不振、腹胀、便秘等症状出现。所以，当婴幼儿发热时，要从以下几方面进行护理。

1.定时测量体温

一般每4小时测一次。如是40℃以上超高热，或有高热惊厥史及其他特殊情况，需每1～2小时测量一次体温。若给予退热处理，应观察有无体温骤降，可在1小时后测体温，以观察体温动态变化。如发现体温显著下降，且有大量出汗、全身无力等现象，大多是退热过度引起虚脱。此时，应注意给患儿多饮温水，必要时需到医院静脉补液。连续发热2周以上时，需定时（一般早、中、晚各一次）测量体温，并做好记录，供医生参考。此外尚需仔细观察有无其他症状，如咳嗽、呕吐、腹泻等。

2.适时降温

发热是机体抵抗疾病的防御功能之一。因此，不必对所有发热都给予对症处理。当高热对机体可能产生不良影响或既往有高热惊厥史者，应及时给予降温处理。一般38℃左右的发热，婴幼儿精神良好，无其他异常症状，可不必处理。但如超过38℃，且持续不退热，需降温处理。降温的方法有以下几种。

（1）物理降温

可根据情况选用冰袋、冰湿敷、温水擦浴三种方法，详见"发热的护理操作技术"。

（2）药物降温

世界卫生组织推荐的适合婴幼儿口服的退热药是布洛芬和对乙酰氨基酚。服用退热药后如高热不退，6小时后可重复使用退热药物。但是要注意剂量，以防过量引起出汗过多导致虚脱。

3.居室环境

将患儿安排在舒适、安静、温湿度适宜、通风良好的环境中休息，注意不要让对流风直接吹到患儿身上。定时开窗通风，保持室内空气新鲜。

4.衣物

不要过多包裹，以免影响散热，引起体温再度升高而发生惊厥。及时更换汗湿的衣服和被褥，保持皮肤清洁。

5.饮食

发热期间尽量给患儿吃一些清淡容易消化的食物，少吃或尽量不吃油腻食品和含糖量较高的食品，蔬菜汤、水果、果汁等含水分较多的食品应适当补充。

6.休息

发热时机体消耗较大，所以要注意休息，酌情减少活动，避免剧烈运动，高热患儿要卧床休息。

7.补充水分

发热时体内的水分散发，尤其是服退热药后发汗过多，会造成体内水分损失。所以应多饮温开水并加少量食盐，既可补充水分，又使小便增多，促进体温下降。

8.口腔护理

高热时患儿唾液分泌减少，舌及口腔黏膜干燥，有利于细菌的生长繁殖，应在吃饭前后及晨起给患儿喝水或漱口，口唇干燥的涂唇油保护。

9.心理护理

若患儿出现哭闹不安、紧张焦虑或恐惧，应让其表达情感，给予精神安抚，缓解不良情绪。

10.观察病情

在护理过程中应注意观察患儿的发热程度、伴随症状及体征、治疗效果，以及饮水量、进食量、尿量的变化。对高热患儿要观察有无惊厥，并给予相应护理。

（六）发热的护理操作技术

1.物理降温

①冰袋：将冰袋放在前额、腋窝、肘窝、腹股沟等大动脉经过之处，每次放置

时间不超过 30 分钟。应注意冰袋不能与患儿皮肤直接接触，应套有布套或包裹干毛巾，以免温度过低引起患儿不适。

②冰湿敷：将小毛巾放入冷水中浸润，取出后拧至半干，以不滴水为度，抖开并折叠呈适宜大小敷于患儿额头，每 5 分钟左右更换一次，持续 15 ～ 20 分钟。

③温水擦浴：温水擦浴属于全身降温。将小毛巾放入 32℃～ 34℃温水中浸湿后取出拧至半干，包裹在手上成手套状，擦拭大血管经过的部位，如前颈部、腋窝、腹股沟等处。擦拭过程中，不要过度暴露患儿的身体，要注意保暖；每擦拭完一处都要用干毛巾及时擦干皮肤。

视频 3-1　发热的护理操作技术——物理降温

注意事项：冷敷时注意观察病情，若患儿出现寒战、面色苍白等不适，要立即停止降温措施，采取喝热水、增加盖被等方法给患儿保暖。

2. 测量生命体征

生命体征包括体温、呼吸、脉搏、血压，其中测量体温、脉搏、呼吸最常用。生命体征是观察身心状况的可靠指标，但是需要注意的是，剧烈运动、紧张、恐惧、进食、喝冷热饮、洗浴以及哭闹时，这些指标都会发生变化。存在上述情况时先不测量，待 30 分钟后再测量。

（1）测量体温

使用水银温度计测量体温的步骤如下。

①先看体温计的水银柱是否在 35℃刻度线以下。查看度数的方法是：拿住温度计的玻璃端，使温度计与自己的视线平行，轻轻转动温度计，读出水银柱所指度数。如果水银柱在 35℃刻度线以上，就用一只手捏住玻璃端向下、向外甩几下，使水银温度计水银柱降至 35℃刻度线以下。

②测量体温的部位有口腔、直肠和腋窝。常采用测量腋窝温度这种安全卫生的方法。测量时，先擦去患儿腋窝的汗液，再将温度计的水银球部放置于腋窝中间，体温计紧贴皮肤，让患儿弯曲手臂夹紧，大人在旁边扶着患儿胳膊以夹紧。

③测量 5 分钟后取出读数。

用电子体温计测量时，先开启电源键，将探头放在测温部位，待电子蜂鸣器发出蜂鸣音后再保持 3 秒，显示屏上出现体温数据。

（2）测量脉搏

脉搏是动脉管壁随着心脏的收缩和舒张而出现的周期性的起伏搏动，身体上比较浅且靠近骨骼处的动脉都可作为测量脉搏的部位。桡动脉位于手腕拇指侧，腕横线上方 2～3cm 处，因测量方便最常选用。测量时，让患儿手腕伸展，手臂放于舒适位置；测量者用食指、中指、无名指的指端按压在桡动脉上测量 1 分钟的脉搏数，按压力量适中，能清楚测得脉搏搏动即可。1～3 岁幼儿的正常脉搏数为 100～120 次／分，4～7 岁幼儿为 80～100 次／分。

（3）测量呼吸

观察患儿胸腹部的起伏，一起一伏为 1 次呼吸，同时观察呼吸节律和深度、声音有无异常，计数 1 分钟。正常呼吸频率是：小于 1 岁婴儿为 30～40 次／分，1～3 岁幼儿为 25～30 次／分；4～7 岁幼儿为 20～25 次／分。若患儿呼吸微弱不易准确测量，可将棉线放在其鼻孔处观察棉线被气流吹动的次数。由于呼吸受意识的控制，所以测量时不要让患儿观察到，可以在测量脉搏后仍然保持测脉姿势，同时测量呼吸。

案 例

脸红的乐乐

上午 9：30，李老师发现，和平时相比，乐乐表现不活泼，坐在椅子上明显不爱动，也不说话。李老师拿来乐乐喜欢的玩具，她也不感兴趣。李老师马上用手摸了一下孩子的额头，感觉不热，检查了一下她的双手、口腔和身上的皮肤，没有发现皮疹。但是，李老师还是给她量了体温，36.6℃。午睡的时候，李老师特意来看乐乐，发现她的面颊很红，呼吸也变快了。李老师赶忙再次给乐乐量了体温，39.5℃！呼吸 36 次／分，脉搏 138 次／分！

李老师联系家长后，把乐乐带到了保健室。保健医检查发现乐乐的喉咙有点红，其他没有什么异常。于是，在保健医的指导下，李老师就把乐乐的厚外套脱下来（发热的婴幼儿穿衣服不宜过厚，否则会影响散热，导致体温难以下降），让她舒适地躺在观察床上休息；接着，让乐乐少量多次喝水补充水分，用温水打湿毛巾，擦拭她的额头、脖子、前胸、后背，还把乐乐的袜子脱掉，把乐乐的双脚泡在温水里，力图降温；同时立即与家长联系，并不断地观察着乐乐的病情变化，做好常见病登记。

终于，在李老师的正确护理下，乐乐的体温慢慢降到了 38℃，呼吸、脉搏也没有原来那么快了。等乐乐家长到幼儿园后，李老师把乐乐的"常见病登记本"拿给其家长看，并简单说了乐乐的情况。家长非常感谢李老师和幼儿园的精心照顾。

发热是婴幼儿常见的症状，容易突然起病，部分患儿有发生高热惊厥的可能。生活中应掌握婴幼儿发热的定义、分度、原因、物理降温等知识，以便正确应对。

二、哭闹

哭闹是婴幼儿对来自体内或体外的不良刺激引起身体不适的一种表达。由于婴幼儿语言表达能力弱，所以哭是其表达要求或痛苦的一种方式。

（一）哭闹的病因

1.生理性哭闹

生理性哭闹最常见的原因是饥饿和口渴，还有情绪变化、冷热不当、潮湿、体位不当、受惊吓、衣服太紧、被褥过重、睡眠不足、蚊虫叮咬、锐物刺激、排便前的肠蠕动加剧、排尿前的下腹部胀感等。

2.病理性哭闹

任何疾病所导致的身体上的不适都会引起婴幼儿哭闹，如活动期维生素D缺乏性佝偻病、营养不良、胃肠炎、肠套叠、肠扭转、肠痉挛、鼻塞、呼吸道异物或炎症、智能发育障碍、泌尿系统感染、中耳炎、臀部糜烂、过敏性皮肤病等。

（二）哭闹的表现

1.哭闹的性质

哭声忽高忽低多为要挟性哭闹。突然剧烈哭闹、不好安抚，应注意肠套叠、肠痉挛、泌尿系统结石、锐物刺入等。哭闹声音尖、哭声发直，要注意颅内出血、脑膜炎等原因引起的颅内压增高。哭声单调，哭时没有悲伤感，要注意脑发育障碍。有些特殊的哭声提示染色体疾病，如18-三体综合征的哭声似猫叫。哭声嘶哑见于喉炎、喉头水肿、白喉等。哭声低弱或呻吟提示婴幼儿病情较重。

> **小贴士**
>
> 18-三体综合征是一种常见的染色体异常，表现为生长延迟、严重智力落后、多器官系统畸形、眼距宽、白内障等，预后极差。对此，孕前或孕产期应做好遗传咨询和产前诊断。

2.哭闹的发生和持续时间

生理性哭闹一般持续时间不长，强度不大，在满足婴幼儿要求，去除影响因素或分散其注意力后即可停止哭闹，并活泼如常；疾病造成的哭闹呈持续性或反复性，不能用安慰或者食物等方法终止。

进食前或午夜后哭闹可能是由于饥饿。进食时哭闹注意口腔有无溃疡、口腔炎或鼻塞；先天性心脏病、肺部疾病或贫血婴幼儿因缺氧导致进食受影响而哭闹。夜间哭闹应注意饥饿、衣被不当、冷热不当、活动期佝偻病、蛲虫病等可能。排便、排尿时哭闹应注意有无结肠炎、膀胱炎、尿道炎、痔疮、肛裂、消化道或泌尿系统畸形等。哭闹时不断摇头并抓扯耳部，应注意有无中耳炎或外耳道疖等。卧位时安静，但在抱起或触到肢体时哭闹，应考虑肢体有无受伤，如骨折、脱臼等。

（三）哭闹的护理和预防

1. 环境

保持周围环境安静，空气流通，温度及湿度适宜，使婴幼儿感到舒适。

2. 去除原因

针对不同的原因，尤其是生理性哭闹，给予舒适的护理，如进食、睡眠、听音乐等，使婴幼儿养成规律生活的习惯。

3. 观察病情

注意观察哭闹的声调、持续时间、特点及伴随症状，如果排除了生理性因素，婴幼儿仍然持续哭闹，多是疾病引起，应及时送至医院，以便及时诊治。

4. 健康指导

指导家长给予婴幼儿合理的生活护理，同时注意良好性格和行为的培养，纠正各种不良习惯，如要挟性哭闹，不要无原则地溺爱婴幼儿。

三、咳嗽

咳嗽本身不是一种疾病，而是某种疾病或不适的症状表现。咳嗽是一种突然的爆发性呼吸运动，是一种保护性反射。通过咳嗽可以清除呼吸道分泌物及异物。痰是气管、支气管的分泌物或肺泡内的渗出液，借助咳嗽可将其排出。咳嗽对机体既有保护作用也有不利的一面，如在公共场合咳嗽可使呼吸道感染扩散；如果长期剧烈咳嗽，就会影响睡眠和生活质量，甚至导致呼吸道出血，使胸内压增高，增加心脏负荷。

（一）咳嗽的常见原因

1. 呼吸道疾病

呼吸道感染是引起咳嗽最常见的原因。

2. 胸膜疾病

各种原因导致的胸膜炎、气胸等刺激胸膜，引起刺激性咳嗽。

3. 心血管疾病

心脏瓣膜病变，如二尖瓣狭窄或其他原因引起肺淤血或者肺水肿时，因肺泡及支气管内有渗出物，可引起咳嗽。

4. 中枢神经因素

从大脑皮质发出冲动传至延髓咳嗽中枢，人可随意引发咳嗽或抑制咳嗽反射，脑炎、脑膜炎时也可出现咳嗽。

5. 其他因素所致慢性咳嗽

胃食管反流所致咳嗽、习惯性及心理性咳嗽等。

（二）咳嗽的常见表现

1. 发病方式和病程

呼吸道异物多引起突发性咳嗽，慢性呼吸道感染的咳嗽起病缓慢，病程迁延。呼吸道或肺部急性感染的咳嗽常持续在 2 周之内，而支气管扩张、肺结核的咳嗽病程较长。

2. 咳嗽的性质

干性咳嗽无痰或痰量极少，常见于急慢性咽喉炎、急性支气管炎初期、支气管异物等；湿性咳嗽有咳痰，常见于慢性支气管炎、肺炎等。

3. 咳嗽的时间与规律

吸入刺激性气体或异物引起突发性咳嗽；百日咳、支气管哮喘多为晨起发作性咳嗽；左心衰竭、咳嗽变异性哮喘多为夜间咳嗽；肺结核为长期慢性咳嗽。

4. 咳嗽的声音特点

咳嗽声音嘶哑多见于过度用嗓导致的声带炎症、息肉压迫喉返神经、感染性喉炎。鸡鸣样咳嗽多见于百日咳，会厌、喉部疾病或气管受压，表现为连续性阵发性剧咳伴有高调吸气回声。金属音咳嗽常见于纵隔肿瘤等占位性病变压迫气管所致。咳嗽声音低微或无力见于声带麻痹和极度衰弱者。

5. 咳嗽的伴随症状

伴发热者多见于急性呼吸道感染、肺结核、胸膜炎等。伴胸痛多见于肺炎、胸膜炎、自发性气胸等。伴呼吸困难多见于喉头水肿、支气管哮喘、重症肺炎、肺结核、气胸、气管或支气管异物、肺水肿等。伴咯血多见于支气管扩张、肺结核、肺脓肿等。伴脓痰多见于细菌性呼吸道感染、支气管扩张、肺脓肿、支气管胸膜瘘等。伴哮鸣音多见于支气管哮喘、支气管异物、毛细支气管炎等。伴杵状指（趾）多见于支气管扩张、先天性心脏病、脓胸等。

（三）咳嗽的护理和预防

1. 日常护理

对于容易生病咳嗽的婴幼儿，应教育其注意手卫生，加强锻炼，增加抵抗力。同时，预防和治疗相关疾病，如营养不良、贫血及佝偻病。老师和家长应关注天气变化，及时为婴幼儿增减衣物。

2. 环境

保持室内空气清洁、温湿度适宜。避免婴幼儿吸入过敏原和刺激性气体如烟草味、油烟味，避免被动吸烟，打扫卫生尽量不要让灰尘飞扬。平时多开窗通风，保持房间空气流通、湿润，特别是冬季有暖气或空调的房间。

3. 饮食均衡

呼吸道感染时吃清淡易消化的食物，避免油腻食物或刺激性食物，如过甜、过咸、过辣的食物。多喝水，有利于稀释痰液并排出。

4. 注意休息

保证充足的睡眠休息，鼓励患儿多休息，天气好时可适当户外活动，但要避免过量运动，尤其咳嗽厉害时不宜剧烈运动和玩耍。若患儿睡眠时咳嗽，或感到呼吸有些困难，可让其侧卧，用毛巾或枕头将头部及上半身垫高，这样既可以防止呼吸道分泌物反流到气管引起咳嗽而影响睡眠，也可使患儿感到舒服，缓解呼吸困难。

5. 促进痰液排出

年龄较小的患儿往往不会有效咳痰，所以老师和家长应该进行指导，必要时采用有效咳嗽和叩击两种方法促进患儿排痰。

6. 观察病情

注意观察患儿面色、呼吸等情况。如果咳嗽加重或长期咳嗽，特别是有呼吸困难、口唇发绀时应及时就诊，以免延误治疗时机。

（四）咳嗽的护理技术

1. 有效咳嗽方法

大人在旁边指导、协助。患儿取坐位或半坐位，屈膝，上身向前倾，双手抱膝或环抱一个枕头，两臂夹紧，进行数次深而缓慢的呼吸。深吸气后屏气3～5秒，进行2～3次咳嗽，然后腹部用力及两手抱紧膝部或枕头，用力做爆破性咳嗽将痰咳出。

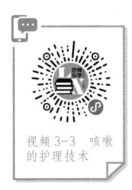

视频 3-3　咳嗽的护理技术

2. 叩击

用手叩击患儿胸背部，借助振动使呼吸道的分泌物松脱而排出体外。

（1）方法：让患儿俯卧于床上，头偏向一侧。大人五指并拢，手背隆起，手掌中空呈杯状，以手腕力量，从肺底自下向上、由外到内，迅速而有节奏地轻轻叩击背部，应听到空空的叩击声，而不是啪啪的拍打声。边叩击边鼓励患儿咳嗽。每天叩击数次，每次叩击10～15分钟。操作后让患儿休息，协助做好口腔清洁，祛除痰液。

（2）注意事项：叩击力量要适宜，以不引起患儿疼痛为宜；叩击时避开纽扣、拉链；不可直接在裸露的皮肤上叩击，可用薄布或干毛巾保护皮肤；叩击时间宜在餐后2小时至餐前30分钟，以免导致呕吐。

婴幼儿患病的早期迹象和常见症状的预防与护理

四、头痛

头痛通常是指局限于头颅上半部，包括前额、头顶、两侧颞部及后枕部的疼痛，以偏头痛最常见。头痛发生的原因诸多，反复发作或持续性的头痛，可能是某些器质性疾病的信号，有些甚至是致命疾患，要引起重视。

（一）头痛的病因

1. 颅脑病变

感染：如脑膜炎、脑炎、脑脓肿等。血管病变：如蛛网膜下腔出血、脑出血、高血压脑病、脑血管畸形等。占位性病变：如脑肿瘤、脑囊虫病等。颅脑外伤：如硬膜下血肿、颅内血肿等。其他：如腰椎穿刺术后及腰椎麻醉后头痛等。

2. 颅外病变

颅骨病变：如颅底凹陷症、颅骨肿瘤等。颈部病变：如颈椎畸形等。神经痛：如三叉神经痛等。其他：如眼、耳、鼻和牙齿等疾病所致的头痛。

3. 全身性疾病

急性感染：如流感、伤寒、肺炎等发热性疾病。心血管疾病：如高血压、心力衰竭等。中毒：如铅、一氧化碳、有机磷、药物等中毒。其他：如尿毒症、低血糖、贫血、中暑等。

4. 精神心理因素

如抑郁、焦虑等。

（二）头痛的表现

1. 发病情况

急性起病并有发热者多为感染性疾病所致。持续的急剧头痛，并有不同程度的意识障碍而无发热者，提示颅内血管病变，如蛛网膜下腔出血。慢性进行性头痛并有颅内压增高的表现，要注意颅内占位性病变（如颅内肿瘤）。长期的间歇性头痛，发作时有抽搐，有可能是癫痫。

2. 头痛部位

了解头痛部位是单侧、双侧、前额或枕部，局部或弥散，颅内或颅外，对病因的判断有重要价值。全身性或颅内感染性疾病的头痛，多为全头部痛。眼部疾病引起的头痛仅限于眼眶、前额或颞部。鼻源性或牙源性头痛多为浅表性头痛。

3. 头痛的程度和性质

头痛的程度一般分为轻、中、重三种，但与病情的轻重并无平行关系。头痛的性质可为胀痛、跳痛、钻痛、开裂样痛、针扎样痛、刀割样痛或隐痛。脑膜刺激的疼痛非常剧烈。血管性痛或发热性疾病的头痛，表现为搏动性头痛。神经痛多表现为持续数秒至数十秒的刺激或电击样痛。紧张性头痛多为重压感、紧箍感或戴帽感等非搏动性疼痛。

4. 头痛出现的时间与持续时间

某些头痛可发生在特定时间，如鼻窦炎的头痛常发生于清晨或上午，丛集性头痛常在晚上发生，颅内占位性病变往往清晨加剧。脑肿瘤的头痛多为持续性，可有长短不等的缓解期。

（三）头痛的伴随症状

头痛伴剧烈呕吐多见于颅内压增高。头痛在呕吐后减轻者多见于偏头痛。头痛伴眩晕见于小脑肿瘤、椎-基底动脉供血不足等。头痛伴发热见于感染性疾病，包括颅内感染或全身性感染。慢性头痛突然加剧并有意识障碍，提示可能发生脑疝。头痛伴视力障碍可见于脑肿瘤或青光眼。头痛伴脑膜刺激征提示有脑膜炎或蛛网膜下腔出血。头痛伴癫痫发作可见于脑血管畸形、脑肿瘤等。

（四）头痛的护理

头痛发作时，注意安抚患儿，减轻精神压力，缓解紧张情绪。减少刺激，宜将患儿安排在光线较暗、安静的房间内休息。如果出现呕吐，应及时清除呕吐物，取侧卧位或头偏向一侧，防止呕吐物被误吸入肺部。可视病情给予清淡易消化饮食，呕吐剧烈者或意识障碍者禁食、禁水。不可擅自给患儿使用止痛药，以免掩盖病情，造成入院后医生诊断困难。注意观察病情，及时就医。如果婴幼儿经常有头痛的现象，且每次发作的情形与以往一样，那么可以让其多休息，仔细观察头痛的变化。若头痛为首次发作，排除精神性因素后，仍不缓解或有加重，要及时去医院诊治。

（五）头痛的预防

合理安排婴幼儿的作息时间，生活要有规律，保证充足的睡眠时间。及时治疗能引起头痛的慢性疾病，如慢性鼻炎、鼻窦炎、中耳炎、眼屈光不正等。

五、呕吐

呕吐是婴幼儿常见的一种症状，是指通过胃的强烈收缩使胃或部分小肠的内容物经食管、口腔而排出体外的现象。严重的呕吐易引起呼吸暂停甚至窒息而出现发绀；若处理不当，可能出现误吸，继发呼吸道感染。

（一）呕吐的病因

引起呕吐的病因很多，常见的有以下几种。

1. 反射性呕吐

咽部受到刺激：如剧烈咳嗽、鼻咽部炎症等。胃十二指肠疾病：急慢性胃炎、消化性溃疡、功能性消化不良、幽门梗阻等。肠道疾病：急性阑尾炎、各种肠梗阻、急性出血坏死性肠炎、腹型过敏性紫癜等。肝胆胰疾病：急性肝炎、胆囊炎等。腹膜及肠系膜疾病：如急性腹膜炎。其他疾病：急性肾盂肾炎、心力衰竭等。

2.中枢性呕吐

神经系统疾病：脑炎、脑膜炎、脑出血、颅内血肿、蛛网膜下腔出血、癫痫等。全身性疾病：肾输尿管结石、肾上腺皮质功能不全等。中毒：重金属、一氧化碳、有机磷农药、鼠药中毒等。精神因素：胃神经官能症、神经性厌食等。

（二）呕吐的表现

1.呕吐的发生时间

晚上或夜间呕吐见于幽门梗阻。晨起呕吐见于鼻窦炎或消化不良。

2.呕吐与进食的关系

进食过程中或进食后即刻呕吐见于幽门管溃疡或精神性呕吐。餐后1小时以上呕吐提示胃排空延迟。餐后较久或数餐后呕吐见于幽门梗阻。餐后近期呕吐，有群体发病，多见于食物中毒。

3.呕吐的特点

喷射性呕吐多为颅内高压性疾病。长期反复发作呕吐伴营养不良的多为精神性呕吐。

4.呕吐物的性质

呕吐物带发酵、腐败气味提示胃潴留。带粪臭味提示低位小肠梗阻。不含胆汁说明梗阻平面多在十二指肠乳头以上，含多量胆汁提示梗阻平面在十二指肠乳头以下。无酸味可能是胃贲门狭窄或贲门失弛缓症。

（三）呕吐的伴随症状

伴腹痛、腹泻见于急性胃肠炎、细菌性食物中毒及其他原因引起的食物中毒。伴头痛及喷射性呕吐常见于颅内高压症。

（四）呕吐的护理

1.维持呼吸道畅通

患儿呕吐厉害时，呕吐物可能从鼻腔喷出，应立即将鼻腔中的异物清除，保持呼吸道畅通。若呕吐发生在直立或卧床时，可以先让患儿身体向前倾或维持侧卧的姿势，让呕吐物易于流出，以免造成窒息或吸入性肺炎。

小贴士

婴幼儿出现呕吐，很多人会直接考虑到肠胃问题。实际上，呕吐原因众多，呼吸道感染、颅内感染、阿奇霉素副作用等均可造成婴幼儿呕吐。发现婴幼儿呕吐时，一定要注意呕吐发生的时间、与进食的关系、伴随症状等，及时、正确处理。

2.保持口腔清洁

呕吐之后，会有一些胃酸及未消化的食物残留在口腔中，难闻的味道会使患儿不适而更容易引发呕吐。对于较小的婴幼儿，可以湿纱布蘸温水帮助来清洁口腔。对于能配合的幼儿，可以用温开水漱口，以保持口腔清洁。

3.短暂禁食

如果呕吐后立刻进食，易导致反复呕吐。呕吐后应先暂时禁食，包括温水、牛奶等。可用棉花棒蘸水湿润口腔。当症状改善时再给予少量多次的温水、口服补液盐。若无明显恶心、呕吐、腹胀情形，可再给予清淡食物（如稀饭、面条、面包、馒头），但应避免油腻饮食。

（五）呕吐的预防

合理喂养，注意饮食卫生，培养良好的饮食习惯。安抚婴幼儿，避免紧张、恐惧等不良情绪。婴幼儿哭闹时要及时给予安抚，避免因呼吸道分泌物太多导致呕吐。容易晕车或晕船的婴幼儿可更换其他交通工具外出，或者外出前服用药物预防晕车或晕船。及时治疗引起呕吐的各种疾病。

六、腹痛

腹痛是婴幼儿常见的病症，几乎每个婴幼儿都有腹痛的经历，只是症状有轻有重，持续时间有长有短。腹痛分为内科疾病性腹痛及外科疾病性腹痛两大类。引起腹痛的原因多种多样，治疗方法也因病而异。

腹痛随年龄大小而有不同的表现。婴幼儿往往不能用言语表达疼痛，只能从表现来判断是否发生腹痛，比如哭闹不安、面色苍白、拒绝进食、蜷缩双腿等。年长儿腹痛时常哭闹或辗转不安，双腿屈曲向腹部，并用双手按着腹部。所以，老师和家长要仔细询问，耐心观察。对于出现腹痛的婴幼儿，不要一发现腹痛就让其服用止痛药物，而应对病情进行一定时间的仔细观察，疼痛剧烈或持续时间长者应及时就医。

（一）腹痛的分类和病因

1.急性腹痛

腹腔脏器的急性炎症：急性胃炎、急性肠炎、急性阑尾炎等。空腔脏器的阻塞或扩张：肠梗阻、肠套叠、胆道蛔虫症、泌尿系统结石等。脏器扭转或破裂：肠扭转、绞窄性肠梗阻、胃肠穿孔、扭转、肝破裂等。腹膜炎症：如胃肠道穿孔引起的腹膜炎。全身疾病引起的腹痛：腹型过敏性紫癜、铅中毒等。

2.慢性腹痛

婴幼儿慢性腹痛不多见，常见的原因是腹腔脏器如胃肠道的慢性炎症、慢性肠梗阻、功能性消化不良、慢性肝炎，慢性中毒如铅中毒等。

（二）腹痛的部位

肠系膜淋巴结炎一般在脐周疼痛；结肠疼痛多在下腹部或左下腹部；急性弥漫性腹膜炎、腹型过敏性紫癜和机械性肠梗阻为弥漫性或部位不定的疼痛。

（三）腹痛的性质和程度

胃十二指肠溃疡穿孔表现为突发的中上腹剧烈刀割样疼痛。慢性胃炎或胃十二指肠溃疡表现为上腹部持续性隐痛。急性弥漫性腹膜炎表现为持续性、广泛性剧烈疼痛伴腹壁肌肉紧张或强直。胆道蛔虫症表现为阵发性剑突下钻顶样疼痛。

> **小贴士**
>
> 穿孔是指腹腔内的空腔脏器如胃肠道的壁，由于各种原因造成壁破，使得脏器与腹腔相通，如胃十二指肠溃疡穿孔、急性阑尾炎穿孔等。腹腔脏器穿孔后，其内容物进入腹腔引起急性弥漫性腹膜炎，出现腹痛、恶心、呕吐、烦躁不安、面色苍白、心动过速等。全腹呈板样强直，腹壁有明显的压痛、反跳痛，严重的甚至出现休克。

（四）导致腹痛的几种常见婴幼儿疾病

1. 急性肠胃炎

患有急性肠胃炎的婴幼儿不仅会腹痛，还有恶心、呕吐、腹泻等症状，而且常伴有发热，大便呈稀糊状、稀水状或者黏（脓）血便，多跟饮食不洁有关。

2. 嵌顿疝

有腹股沟斜疝病史的患儿，如果发生疝气嵌顿于外环处或阴囊内，常会哭闹不安、呕吐等。仔细观察发现患儿腹股沟阴囊区肿胀，有一质地较硬的包块。极少数患儿睡后疝囊能自行回到腹腔，急性嵌顿疝需要急诊手术。

3. 肠痉挛

肠壁肌肉强烈收缩引起的阵发性痉挛易导致腹痛。受凉、暴食、大量冷食都有可能引起肠痉挛。肠痉挛的特点是：每次发作在 10 分钟以内，腹痛反复发作，多数可自愈。

4. 阑尾炎

阑尾炎的腹痛一般从上腹部或肚脐周围开始，再转移到右下腹，腹痛难忍拒绝别人按压。虽然阑尾炎可有发热、呕吐、腹泻，但早期多无发热或消化道症状。如果有典型的转移性右下腹疼痛，要注意阑尾炎的可能。

5. 肠道和胆道蛔虫

人体肠道内有蛔虫寄生会引起轻微的腹痛，若是蛔虫太多就会在肠道内集结成团阻塞肠道，进而引起持续性的剧烈疼痛。会钻孔的蛔虫如果窜到胆道内就会形成胆道蛔虫，患者上腹部会出现剧烈疼痛，甚至会躺在床上、地上翻滚哭叫。婴幼儿患胆道蛔虫病有时会有黄疸、厌食、厌油等症状。

6.肠系膜淋巴结炎

肠系膜淋巴结炎的特点是：多有上呼吸道感染病史，发病时还可有发热，腹痛部位也不明确，全腹柔软，多为弥漫性腹痛。部分婴幼儿会出现呕吐、腹泻，做超声检查显示肠系膜淋巴结肿大。

（五）腹痛的护理

1.休息

腹痛时应让患儿卧床休息，保持舒适体位。可下肢屈曲侧卧或仰卧，以减轻腹部肌肉紧张引起的腹痛。

2.饮食

根据病情保证营养摄入。可以进食的患儿应给予富含营养、容易消化的饮食，而胃肠道疾病如胃肠道穿孔、急性阑尾炎等要禁食，给予静脉补液。

3.对症处理

病因明确的要对症处理，如胃肠道功能紊乱引起的腹痛，可给予腹部热敷按摩。剧烈腹痛的患儿按照医嘱可给予解痉镇痛药物。病因不明的腹痛切忌擅自处理使用止痛药，以免掩盖病情，耽误治疗。不可在腹部直接放置热水袋，以免烫伤皮肤。

4.观察病情

注意观察腹痛的性质、部位、程度、持续时间及伴随症状等，病情加重要及时送医院就诊。

5.预防意外损伤

剧烈腹痛的患儿可因疼痛翻滚发生坠床或者碰伤，应注意保护安全，专人看护。

七、便秘

便秘是指大便次数减少，一般每周少于3次，伴排便困难、粪便干结。便秘是婴幼儿常见的排泄问题，多长期存在，影响生活质量。

（一）便秘的原因

1.肠道菌群失衡

大便的性质和婴幼儿摄入的食物成分密切相关。如食物中含大量蛋白质，而碳水化合物不足，肠道菌群继发改变，肠内容物发酵过程少，大便易呈碱性，干燥。如食物中含较多的碳水化合物，肠道发酵菌增多，发酵作用增加，产酸多，大便易呈酸性，次数多而软。进食量少，食物缺乏纤维素或水分不足，对结肠运动的刺激减少，也会导致便秘。这些情况多是家长没有注意婴幼儿的科学饮食，或者婴幼儿挑食厌食导致的。

2.肠道功能异常

长期使用开塞露等灌肠剂或长期憋便，都会引起肠壁肌肉乏力、功能失常而便秘。另外交感神经功能失常、腹肌软弱或麻痹也常会引起婴幼儿便秘。

3.生活习惯

生活不规律，或家长没有为婴幼儿培养良好的排便习惯，都会导致婴幼儿未形成排便的条件反射，进而导致便秘。

4.器质性便秘

一些先天性的肠道疾病，比如先天性巨结肠和肛门裂、肛门狭窄等疾病会导致肛门括约肌痉挛、排便疼痛，造成婴幼儿惧怕排便而出现便秘。大量腹腔积液、膈肌麻痹、肠粘连、肠套叠、肠扭转等均会导致便秘。全身性疾病如甲状腺功能减退症、糖尿病等使肠肌松弛、排便无力而出现便秘。一些药物如吗啡、抗胆碱能药物、镇静剂等使肠道松弛而出现便秘。

（二）便秘的表现

主要表现为排便不畅、排便困难、粪便干硬、腹痛、腹胀、消化不良、食欲减退、下腹部不适、乏力等。腹部较硬实且紧张，有时候在左下腹可摸到粪块。严重排便困难的婴幼儿会出现肛裂、肛门疼痛、便血。婴幼儿会哭闹不安、不愿排便，从而加重便秘。

（三）便秘的预防和护理

1.巧妙补充纤维素

对于已经添加辅食的婴幼儿，如果平时讨厌吃蔬菜，可以让其多吃木耳、杏鲍菇、海苔、海带等食物，以增加纤维素的摄入，从而促进其排便。生活中注意培养婴幼儿均衡饮食的良好习惯。

2.适当运动

鼓励婴儿多活动，鼓励幼儿多参加体育运动。因为运动可增加肠蠕动，促进排便。

3.定时排便

不按时排便是导致许多婴幼儿便秘的原因之一。婴幼儿腹部及骨盆腔的肌肉正处在发育阶段，排便反射的功能尚不成熟，排便经常需要大人的提醒。因此，可以把早餐后1小时作为婴幼儿固定的排便时间。如厕前可给婴幼儿喝一杯温水润肠。

4.腹部按摩

排便困难时，可给婴幼儿做腹部按摩，以肚脐为中心顺时针方向轻轻按摩腹部，促进肠蠕动。

5.通便药物

便秘严重时，可短期使用简易安全的通便剂如开塞露、甘油栓等软化粪便，润滑肠道，刺激大便排出。

（四）便秘的护理技术

1.开塞露通便

开塞露由甘油或山梨醇制成，属于润滑性缓泻药。用时将封口端圆弧形剪去，先挤出少许润滑开口处。让患儿左侧卧于床上，放松肛门，然后将开塞露的前端轻轻插入肛门后将药液挤入直肠内，保留5～10分钟后排便。

视频 3-4 便秘的护理技术

2.肥皂栓法

肥皂栓属于自制简易通便剂，将普通肥皂削成圆锥形（底部直径1cm，长3～4cm），即成肥皂栓。使用时戴上手套，将肥皂栓蘸热水后轻轻插入患儿肛门。注意：肛门处皮肤有破溃及肛门剧烈疼痛的患儿不宜使用。

3.人工取便法

如患儿长时间不排便，多量干便堆积在直肠内，采用上述方法无法解决问题时，可用手抠出大便。戴上一次性手套，将食指涂润滑剂后慢慢插入患儿肛门内，先机械地搅碎粪块，再将碎粪块取出。注意动作轻柔，避免损伤直肠黏膜。如发现患儿有心慌、头晕等不适，应立即停止操作。

八、其他护理技术

（一）协助患儿用药

药物在预防、治疗和诊断疾病中都起着重要作用，给药法是预防和治疗婴幼儿常见病的基本常用方法，必须熟悉常用药物的性能、作用及不良反应，掌握药物的剂型、剂量和给药方法，以做到合理使用，减少药物不良反应。需要重点指出的是：在园给幼儿用药一定要遵照医嘱，并征得家长的同意，以防不良事件的发生。给药法基本原则如下。

1.执行查对制度

在给药操作前、操作中、操作后，均要注意核对患儿姓名、药名、药品有效期、药物浓度、剂量、用药方法、用药时间等，以杜绝差错，防止喂错药物、剂量过大、外用药当成口服药等意外发生。

2.服糖浆类药物的注意事项

在幼儿园里，幼儿因咳嗽吃药的占大多数。在给服止咳药的时候应该注意：每次服药时应先服消炎、治感冒的药物，再服化痰止咳的糖浆，服完糖浆后不要立即喝水，以增强化痰效果，缩短病程。

3.服抗过敏药物的注意事项

对过敏体质或怀疑是过敏性咳嗽的患儿，医生会给予扑尔敏、赛庚啶之类的抗过敏药物。此类药物的副作用是困倦，严重的出现嗜睡，要注意观察不良反应，保证幼儿在园安全。

4.注意手卫生

给患儿用药前后，护理者应注意手卫生，以防污染药液。

6.安抚患儿

安抚患儿心理，给药时要根据患儿不同的心理状态给予解释、鼓励、劝慰，以消除其对药物治疗的怀疑、恐惧及抗药心理。要注意态度和蔼、动作轻柔、技术熟练，使患儿对治疗产生信任，从而积极配合治疗。

7.做好记录

注意记录患儿名字、所使用药物的名称、药物使用时间、用药后的反应等，若出现不良反应及时停用。

视频 3-5
协助幼儿用药

（二）滴（涂）眼药

1.滴眼液的使用方法

患儿取仰卧位，年龄大的幼儿可取坐位，头稍后仰。操作者洗净双手，将患儿眼部分泌物用干净棉签擦净。操作者站在患儿对面或者头侧，告诉患儿向上注视，左手持消毒棉签将下眼睑向下方牵拉，暴露下结膜囊，右手持滴眼液，挤出1滴药水冲瓶口，在距眼睛2～3cm处将1～2滴药液滴入。滴完后嘱患儿轻闭眼，再用拇指和食指轻提患儿上眼皮，使药液均匀分布于眼球。用消毒棉签轻轻擦去流出的药液，并告诉患儿轻轻闭眼2～3分钟。

视频 3-6
滴（涂）眼药

2.眼膏的使用方法

眼膏在睡前使用。操作者先洗净双手，告诉患儿睁大眼睛，一手分开患儿上下眼睑，一手持药膏，将药膏直接挤入下眼皮内，告知患儿轻轻闭眼，轻轻按摩眼睑至药膏分布均匀。

3.注意事项

双眼滴药时，需先滴健侧眼睛，后滴患侧眼睛。勿使药瓶碰及睫毛，以防污染。混悬液用之前需摇匀。多种眼药水同用时，需要间隔2～3分钟，不可同时滴入。已开封的眼药水应放置于阴凉、避光处，如果天气较热最好在4℃冰箱内冷藏。

（三）滴鼻药、滴耳药

1.滴鼻药

患儿取平卧位，肩下垫个枕头，使头后仰，鼻孔向上，或坐在椅子上，背靠椅背，头尽量后仰。操作者先洗净双手，充分暴露患儿鼻腔，一手持药瓶在距鼻孔上方约 2cm 处滴入药液 2～3 滴，另一手轻捏鼻翼使药液均匀分布于鼻腔。如果需要，用同样方法滴另一侧鼻孔。滴药后让患儿保持原体位约 3 分钟后再起来。用棉球擦拭流出来的药液。注意滴药时药瓶不要与患儿鼻腔皮肤接触。

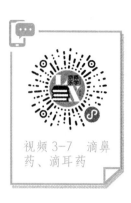

视频 3-7　滴鼻药、滴耳药

2.滴耳药

患儿取坐位或者仰卧位，头偏向健侧，患耳朝上。操作者先洗净双手，一手向后下方牵拉耳郭，使耳道变直，充分暴露耳道，另一手持药瓶沿着外耳道后壁滴入药液 2～3 滴，轻压耳屏，使药液流向耳道深处，并使患儿保持原姿势 5～10 分钟。如果需要，用同样方法滴另一侧外耳道。若外耳道内有分泌物，要用棉签擦净后再滴药。注意药液不能太凉，有鼓膜穿孔的患儿禁止进行耳内滴药。滴管口不可触及患儿皮肤，以免污染药液。

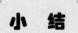

小　结

　　婴幼儿患病的早期迹象包括情绪和行为、精神和表情、食欲、颜面和皮肤、呼吸、睡眠、体温以及大小便的改变等，可表现为：烦躁不安、面色发红、目光呆滞；没有精神，不爱动，不爱玩，疲倦嗜睡；拒食或食后哭闹，口水多；面色苍白或发黄；出现皮疹；呼吸增粗、增快；体温改变；大便次数、颜色改变；尿量减少、尿液颜色改变等。生活中要注意观察，如发现婴幼儿有生病的迹象，应予以重视，及时处理。

　　婴幼儿常见症状有发热、哭闹、咳嗽、头痛、呕吐、腹痛、便秘等，各有其自身不同的发病原因，应注意生活中的护理和预防。另外，应掌握物理降温、测量生命体征、协助患儿有效咳嗽、叩击法、开塞露通便、肥皂栓塞肛法、人工取便法、协助患儿用药、滴（涂）眼药、滴鼻药、滴耳药这些常用护理技术，以便在遇到相应情况时及时给予患儿有效的护理。

关键术语

发热　　物理降温　　药物降温　　咳嗽　　有效咳嗽　　头痛

呕吐　　腹痛　　　　肠痉挛　　　蛔虫　　便秘　　　　开塞露

思考与练习

1. 通过哪些患病的早期迹象能发现患病的婴幼儿?

2. 婴幼儿发热的分度和护理方法是什么?

3. 婴幼儿呕吐的原因、护理和预防方法是什么?

4. 婴幼儿腹痛的常见原因有哪些?

5. 婴幼儿便秘的日常护理和预防方法是什么?

建议的活动

1. 情景演练:假如鹏鹏发烧了,现在体温39℃,你作为他的老师,会如何处理?

2. 情景演练:依依咳嗽厉害,你作为她的老师,会怎么协助她有效咳嗽?

3. 情景演练:明明3天没有排便了,现在想上卫生间解大便,但是解不出来,哭闹不止,你作为他的老师,该选择什么方法? 怎么操作?

4. 情景演练:果果患病了,你作为他的老师,会怎么协助他用药? 有哪些注意事项?

拓展阅读

1. 白海静:《儿童发热的药物治疗》,载《健康向导》,2020(5)。发热是儿童患病后最常出现的症状之一,本文详细介绍了发热的药物治疗方法和注意事项。

2. 郑莉萍:《381例儿童呕吐的诊疗分析研究》,载《现代医药卫生》,2020(6)。本文通过收集儿科门诊及病房以呕吐为主要症状的患儿381例,对其临床特征进行回顾性分析,得出结论:儿童呕吐病因复杂,如胃肠炎、肠套叠、颅内感染等,应高度重视其鉴别诊断,及时处理,避免延误病情。

3. 刘沁橘、朱莉:《儿童腹痛的常见原因及诊断方法》,载《医药前沿》杂志,2019(16)。本文对导致儿童腹痛的几个原因进行阐述,并对临床诊断腹痛病因的常用方法(如胃镜)以及临床上对各种导致腹痛的疾病的治疗方法进行介绍。

4. 张树成、白玉作:《儿童便秘的治疗手段及应用指征》,载《临床小儿外科杂志》,2020(1)。本文对儿童常用便秘治疗手段的应用指征进行了深入的探讨。

第四章
营养障碍性疾病预防与护理

学习目标

☆熟练掌握常见营养障碍性疾病的护理和健康指导方法。

☆了解常见营养障碍性疾病的临床表现。

☆了解常见营养障碍性疾病的病因和处理方法。

思维导图

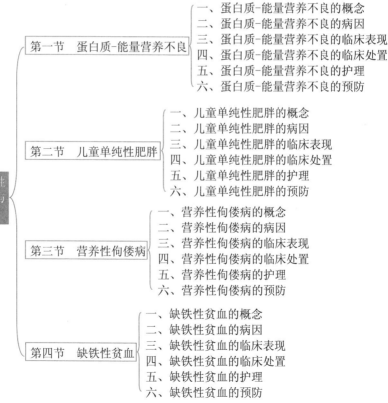

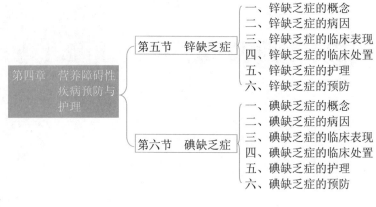

第四章　营养障碍性疾病预防与护理

第五节　锌缺乏症
一、锌缺乏症的概念
二、锌缺乏症的病因
三、锌缺乏症的临床表现
四、锌缺乏症的临床处置
五、锌缺乏症的护理
六、锌缺乏症的预防

第六节　碘缺乏症
一、碘缺乏症的概念
二、碘缺乏症的病因
三、碘缺乏症的临床表现
四、碘缺乏症的临床处置
五、碘缺乏症的护理
六、碘缺乏症的预防

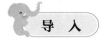 导　入

慢吞吞的毛毛

毛毛今年刚刚 6 岁，身高 116cm，体重却达到了 42kg，是个典型的肥胖儿。他呀，有个大烦恼，就是活动时总是慢吞吞的，稍微一活动就气喘吁吁，分组游戏比赛的时候经常因为动作慢而影响小组成绩，所以小朋友们不愿意跟他一组参加比赛，让他的心情非常低落。

单纯性肥胖症只是婴幼儿营养障碍性疾病中的一种，除此之外，还有哪些营养相关性疾病呢？为了保护婴幼儿的健康，我们又该怎样预防和护理这类疾病呢？

第一节　蛋白质 - 能量营养不良

一、蛋白质 - 能量营养不良的概念

由各种原因引起的蛋白质和（或）热能摄入不足或消耗增多引起的营养缺乏病，称为蛋白质 - 能量营养不良。营养不良在全球范围内仍是威胁婴幼儿健康的一个重要疾病。

二、蛋白质 - 能量营养不良的病因

（一）膳食供应不足（原发性）

食物中蛋白质和能量摄入量长期不能满足机体生理需要和生长发育所致。

（二）疾病因素（继发性）

某些疾病因素，如消化系统功能异常引起消化吸收障碍；长期发热、各种急慢性传染病以及慢性消耗性疾病导致机体消耗增加。

（三）先天不足

早产、多胎、低出生体重儿，常因先天营养不足，后天发育速度较快，营养需要量增加引起营养不良。

三、蛋白质 – 能量营养不良的临床表现

（一）症状和体征

根据临床表现，营养不良可分为三种类型：以能量供应不足为主的消瘦型、以蛋白质供应不足为主的水肿型以及介于二者之间的消瘦 – 水肿型。我国以消瘦型营养不良多见，混合型营养不良次之，水肿型营养不良较为罕见。

1.生长障碍

体重不增是最早出现的症状。婴幼儿活动减少、精神较差，随着营养不良加重，体重逐渐下降，主要表现为消瘦。营养不良初期，身高不受影响，但随着病情加重，骨骼生长减慢，身高亦低于正常。

2.皮下脂肪减少

皮下脂肪层厚度是判断营养不良程度的重要指标之一。皮下脂肪的消耗顺序首先是腹部，其次为躯干、臀部、四肢，最后为面颊。皮下脂肪逐渐减少以至消失，皮肤干燥、苍白、逐渐失去弹性。

3.水肿

水肿型营养不良最突出的表现为出现凹陷性水肿。轻症可仅表现为踝部水肿，继续发展则可扩大至腹壁、下肢、面部，甚至双侧眼睑肿胀、不能睁开。

营养不良常伴有其他营养素缺乏，维生素 A 缺乏尤其多见，也常有缺铁性贫血；免疫力下降，易并发各种感染，迁延不愈；产生低血钾、低血钠、低血钙和低血镁等水电解质紊乱。还可并发自发性低血糖，常出现在夜间或清晨，可突然表现为面色灰白、神志不清、脉搏减慢、呼吸暂停等，若不及时诊治，可危及生命。

📋 小贴士

5 岁以下幼儿营养不良的体格测量指标的分型和分度如下。

1. 体重低下。其体重低于同年龄、同性别参照人群值的均数减 2 个标准差以下者为体重低下；低于均数减 2～3 个标准差者为中度；低于均数减 3 个标准差者为重度。

2. 生长迟缓。其身长低于同年龄、同性别参照人群值的均数减 2 个标准差以下者为生长迟缓；低于均数减 2～3 个标准差者为中度；低于均数减 3 个标准差者为重度。

3. 消瘦。其体重低于同性别、同身高参照人群值的均数减 2 个标准差以下者为消瘦；低于均数减 2～3 个标准差者为中度；低于均数减 3 个标准差者为重度。

（二）实验室检查

一般选择化验血常规、肝功能、前白蛋白、胰岛素样生长因子1（IGF-1）等。其中，IGF-1不仅反应灵敏，而且受其他因素影响较小，是诊断蛋白质营养不良的较好指标。

（三）预后

营养不良的预后依据病因、病程及严重程度和干预的早晚而不同。大多数病例通过及时干预可以痊愈，无后遗症；少数严重病例治疗无效而死亡。在脑发育高峰期，如患重症营养不良可严重损害脑发育，影响婴幼儿认知、运动、语言、社会交往、思维等智力发展，但如能及时干预，补充蛋白质和热量，则大多数可改善，部分可留下智力迟滞后遗症。

四、蛋白质－能量营养不良的临床处置

早期发现，早期治疗，采取综合性处治措施：调整饮食以及补充营养物质；消除病因，改进喂养方法；积极治疗原发病；控制继发感染；促进消化和改善代谢功能；纠正并发症。

五、蛋白质－能量营养不良的护理

（一）调整饮食、补充营养

根据病情及消化功能循序渐进地增加热量和蛋白质。饮食调整的原则是由少到多、由稀到稠、循序渐进，逐渐增加饮食，直至恢复正常。

（二）促进消化、改善食欲

遵医嘱给予各种消化酶和B族维生素口服。

（三）预防感染

保持皮肤清洁、干燥，防止皮肤破损；做好口腔护理；保持生活环境舒适卫生；对于严重营养不良幼儿，注意暂时不能去幼儿园，平时做好保护性隔离，防止交叉感染。

（四）观察病情

注意观察病情变化。观察有无低血糖、维生素A缺乏等表现并及时送医。如有自汗、乏力、紧张、心跳快、脸色苍白、恶心、呕吐、四肢震颤等自发性低血糖表现，应立即给予葡萄糖水口服。每日记录进食情况，定期测量体重、身高（身长），以协助医生判断治疗效果。

六、蛋白质－能量营养不良的预防

（一）合理喂养

培养良好的饮食习惯，纠正偏食、挑食、吃零食等饮食行为问题，规律进食，饮食应保证供给足够的能量和蛋白质。

目前，世界卫生组织提倡"3WlH"喂养原则。即：What（吃什么）、Where（在什么地方吃）、When（什么时候吃）、How（吃多少）。老师和家长负责提供营养丰富、种类多样的饮食；固定地方进食；保证两餐之间合理间隔时间，不能频繁进食，培养良好进食规律；由婴幼儿自己决定吃多少，不强迫进食，避免婴幼儿心理性厌食。同时，家长和老师要以身作则，不挑食偏食，在生活中以游戏或读绘本等形式培养婴幼儿良好进餐习惯，不在进餐时看电视、玩玩具等。

（二）预防疾病

保证婴幼儿充足的睡眠，合理安排生活作息制度，坚持户外活动。提高婴幼儿抵抗力，预防疾病发生。

（三）推广应用生长发育监测图

在婴幼儿生长发育过程中，定期测量身长（身高）和体重，并将数值标在生长发育监测图上，如发现体重增长缓慢或不增，应尽快查明原因，及时予以纠正。

第二节　儿童单纯性肥胖

一、儿童单纯性肥胖的概念

儿童单纯性肥胖症是由于长期能量摄入超过人体的消耗，体内脂肪过度积聚、体重超过参考值范围的一种营养障碍性疾病。婴幼儿期肥胖使成年肥胖的危险度增加；近几十年来全球肥胖的发生率呈逐年上升趋势，肥胖已成为一个全球性的危害婴幼儿健康的公共卫生问题。

二、儿童单纯性肥胖的病因

（一）能量摄入过多

这是本病发生的主要原因。长期摄入的营养超过机体代谢需要，剩余的能量便转化为脂肪贮积于体内。

（二）活动量过少

活动过少和缺乏适当的体育锻炼是发生肥胖的重要因素，即使摄食不多，也可引起肥胖。

（三）遗传因素

肥胖有高度遗传性。目前认为，肥胖的家族性与多基因遗传有关。肥胖双亲的后代发生肥胖者高达 70%～80%；双亲之一尤其母亲是肥胖者，其后代肥胖发生率为 40%～50%；双亲正常的后代发生肥胖者仅 10%～14%。

（四）其他

如进食过快，或饱食中枢和饥饿中枢调节失衡以致多食；精神创伤以及心理异常等因素亦可致过量进食。

三、儿童单纯性肥胖的临床表现

（一）症状和体征

肥胖可发生于任何年龄，但常见于婴儿期、5～6 岁和青春期。儿童食欲旺盛且喜吃甜食和高脂肪食物，常导致肥胖。明显肥胖的儿童常有疲劳感，用力时出现气短或腿痛。体格检查可见皮下脂肪丰满，但分布均匀。严重肥胖者胸腹、臀部及大腿皮肤出现皮纹，两下肢负荷过重可致膝外翻和扁平足。女性肥胖儿胸部脂肪堆积应与乳房发育鉴别。男性肥胖儿阴茎可隐匿在阴阜脂肪垫中而被误诊为阴茎发育不良。肥胖儿性发育较早，故最终身高常略低于正常儿童。因怕人讥笑，常有自卑、胆怯、孤独等心理障碍。

肥胖的诊断：以体重超过同性别、同身高参照人群均值 10%～19% 者为超重，超过 20% 及以上者为肥胖。其中，超过 20%～30% 者为轻度肥胖；超过 30%～50% 者为中度肥胖；超过 50% 者为重度肥胖。体质指数（BMI）是评价肥胖的另一种指标，指体重（kg）/身高（身长）的平方（m²），当 BMI 大于同年龄、同性别的第 95 百分位数可诊断为肥胖；第 85～95 百分位数为超重，并具有肥胖的风险（见表 4-1）。

表 4-1　肥胖的诊断和分度

	肥胖度 （实测体重 - 同身高的标准体重）/ 同身高的标准体重	BMI 体重（kg）/身高（身长）的平方（m²）
超重	10%～19%	$P_{85} \sim P_{95}$
肥胖	>20%	$>P_{95}$
轻度肥胖	20%～30%	
中度肥胖	30%～50%	
重度肥胖	>50%	

（二）实验室检查

肥胖儿血脂大多增高，部分合并高血糖，肝脏超声检查常提示有脂肪肝。

（三）预后

肥胖不仅影响婴幼儿期健康，还可延续至成年，增加成年后患高血压、糖尿病、冠心病、胆石症、痛风等疾病的风险。严重肥胖者可因脂肪过度堆积而限制胸廓扩展及膈肌运动，导致肺通气不良引起低氧血症，严重时心脏扩大、心力衰竭甚至死亡。单纯性肥胖通过控制饮食、加强体育锻炼、培养良好的生活习惯等综合疗法，往往可以取得较为理想的治疗效果。

四、儿童单纯性肥胖的临床处置

采取控制饮食、适量运动、消除心理障碍、配合药物治疗的综合措施。饮食治疗和运动疗法是两项主要措施。药物应慎用，外科手术并发症严重，一般不宜用于儿童。

五、儿童单纯性肥胖的护理

（一）饮食管理

在满足婴幼儿基本营养及生长发育需要，不影响其生长发育的前提下，为了达到控制体重快速增长的目的，每日摄入的能量必须低于机体消耗的总能量。

1. 推荐低脂肪、低糖类和高蛋白质食品，应保证膳食中微量营养素的供给，必要时可服用复合维生素片剂。

2. 鼓励进食体积大、饱腹感强而能量低的蔬菜类食品，其纤维可减少糖类的吸收和胰岛素的分泌，并能阻止胆盐的肝肠循环，促进胆固醇排泄，且有一定的通便作用。如萝卜、胡萝卜、青菜、黄瓜、番茄、莴苣、竹笋等。

3. 养成良好的饮食习惯。

（1）有喝汤、白开水习惯的，饭前喝汤或者白开水；

（2）进食顺序：汤（或白开水）→素菜→荤菜→主食；

（3）跟家人一起进食时分盘吃（控制好量）；

（4）允许剩饭，可以剩主食，青菜要吃完；

（5）主食的种类：米、杂粮比例为1∶1；

（6）每日素菜、蔬菜、瓜果量大于500g；

（7）食物最好是自然的，少吃加工产品（售卖的即食食品），鸡精、味精不能加；

（8）烹调方式尽量选择蒸、煮等，尽量少选择煎、炸、炒、烤；

（9）饭后 30 分钟不能坐、不能躺。

（二）运动疗法

适量运动能促进脂肪分解，减少胰岛素分泌，使脂肪合成减少、蛋白质合成增加，促进肌肉发育。可选择既有效又易于坚持的运动，如跑步、爬楼梯、跳绳、游泳等，每日坚持运动至少 30 分钟，活动量以运动后轻松愉快、不感到疲劳为度。

（三）行为矫正和心理支持

行为疗法在控制体重方面效果显著。对肥胖儿的行为治疗，家庭的参与至关重要。应经常鼓励肥胖儿坚持控制饮食及加强锻炼，增强减肥信心。鼓励其多参加集体活动，改变其孤僻、自卑的心理，帮助其建立健康的生活方式，具备自我管理的能力。

案 例

"小胖墩"的烦恼

秋高气爽，幼儿园一年一度的运动会开始了。在运动场的跑道上，大家都在奋力奔跑，毛毛在小朋友里却特别显眼，因为他是个"小胖墩"，没跑多远就开始气喘吁吁，满头大汗。最后，当然不出意外地最后抵达终点。比赛结束后，毛毛沮丧极了。老师过来安慰他，同时也意识到这是一个让毛毛下定决心控制体重的绝佳时机。

在老师的帮助下，毛毛制订了详细的计划。比如：首先，循序渐进地增加运动量，每天坚持步行去幼儿园，还报名参加了游泳班。为了能让毛毛坚持运动，周末全家人一起陪毛毛出门，参加打球、划船、骑车等活动。其次，调整饮食，按时、按量、有规律进食，合理分配三餐，保证各种营养素的合理摄入。在医生的建议下，毛毛的饮食被分配为一日三餐，早餐吃全天食物总量的 35%，中餐吃 45%，晚餐吃 20%。按照这个分配方案，一日三餐中蛋白质、脂肪、碳水化合物及纤维素的含量均在正常范围内，既能满足毛毛身体健康成长的需要，又能达到控制体重过快增长的目的。

经过大约半年的饮食和体育锻炼干预，毛毛的减肥计划取得了初步的效果——体重不再增长，甚至比原先还要稍微轻一些，他在家中和幼儿园里得到了家长和老师的表扬，还得到了喜欢的玩具作为奖励，变得非常愿意参加体育活动。

饮食和运动干预是切实有效的预防和治疗儿童单纯性肥胖的方法，但是需要医生、老师和家长的共同配合。要根据婴幼儿的年龄特点合理安排饮食，多开展一些充满趣味性的运动，如爬行比赛、钻山洞、捉迷藏、小兔子跳跳、打地鼠、跳房子、跳皮筋、跳大绳、踢毽子、投掷沙包等，并且要长期坚持，方能取得较好效果。

六、儿童单纯性肥胖的预防

（一）从孕期开始预防肥胖

世界卫生组织建议，预防肥胖应从胎儿期开始，孕期合理均衡营养，避免胎儿出生时过重。在婴幼儿的生长发育过程中，一定注意定期体检，监测体重增长情况，如有异常，及时在医生指导下进行处理。

（二）加强健康教育

肥胖是一种慢性病，需要终身注意健康的饮食和生活方式。在体重控制方案起效后，肥胖儿和家长必须把良好的行为方式保持下来，保持平衡膳食，增加运动量。应该认识到，婴幼儿有能力根据自己的生长需要来调控热量摄入，只需提供多样化的食物，由婴幼儿自己决定吃不吃、吃多少。同时，在保证安全的前提下，给婴幼儿提供多样化的运动。

（三）全社会参与

肥胖预防是一项系统工程，需要个体、家庭、政府、幼儿园、社区、食品工业等多方面的共同努力，以及全社会关心并参与才能遏制肥胖的流行。托幼机构要注意定期测量幼儿体重和身高，避免婴幼儿过度进食，适当控制其体重增长速度，绝对不能采用饥饿疗法、减肥药物等危害婴幼儿健康的减重措施；进行良好膳食习惯的培养以及心理卫生等内容的健康教育，设立饮水机，取消糖果和甜点，鼓励幼儿步行上学，保证户外活动时间。

第三节　营养性佝偻病

一、营养性佝偻病的概念

营养性佝偻病是指维生素 D 缺乏和（或）钙摄入量过低导致生长板软骨细胞分化异常、生长板和类骨质矿化障碍的一种疾病。由于地理位置、气候等因素，北方佝偻病患病率高于南方。

二、营养性佝偻病的病因

（一）日照不足

因紫外线不能透过玻璃窗，婴幼儿长期在室内活动会引起内源性维生素 D 生成不足。北方冬季日光照射不足，城市高大建筑阻挡阳光，大气污染如烟雾、尘埃、雾霾可吸收部分紫外线，均可影响部分内源性维生素 D 的生成。

> 📄 **小贴士**
>
> 人体的维生素 D 主要由人体自身合成，部分来源于动物性食物。婴幼儿体内维生素 D 的来源主要有两种。
>
> 1. 食物中的维生素 D。这是维生素 D 的外源性来源。天然食物中维生素 D 的含量很少，谷物、蔬菜、水果几乎不含维生素 D。
>
> 2. 皮肤的光照合成。这是人类维生素 D 的主要来源。皮肤产生维生素 D 的量与日照时间、波长、皮肤色素深浅、暴露皮肤的面积有关。生活中，要注意为婴幼儿户安排充足的户外活动时间。

（三）生长速度快，需要量增加

婴幼儿时期生长发育快，需要维生素 D 多，且体内贮存的维生素 D 不足，易发生佝偻病。

（四）食物摄入不足

乳制品摄入量低、膳食钙缺乏也是造成营养性佝偻病的主要原因。

（五）疾病及药物影响

慢性胃肠道疾病、肝胆疾病、肝肾功能损害、抗惊厥药物等可通过影响维生素 D 的生成、吸收、转运、分解等影响维生素 D 的生理功能。

三、营养性佝偻病的临床表现

（一）症状和体征

本病主要表现为快速生长中的骨骼的病变、肌肉松弛和神经兴奋性的改变。在临床上分为初期（早期）、激期（活动期）、恢复期和后遗症期。

1.初期（早期）

多见于 6 个月以内，特别是 3 个月以内的小婴儿。多为神经兴奋性增高的表现，如易激惹、烦闹、汗多刺激头皮而摇头等。

2.激期（活动期）

除初期症状外，主要表现为骨骼改变和运动功能发育迟缓，如前囟闭合延迟、出牙迟、O 形腿、X 形腿等。

3.恢复期

临床症状和体征逐渐减轻、消失；骨骺 X 射线影像在治疗 2～3 周后有所改善，骨质密度逐渐恢复正常。

4.后遗症期

重症佝偻病可残留不同程度的骨骼畸形，多见于 2 岁以上幼儿。无任何临床症状。

（二）实验室检查

可进行 X 射线检查，血生化如维生素 D、血钙等检查。

（三）预后

及时、足疗程补充维生素 D 以及钙剂治疗后恢复良好，大多数不会留有后遗症，少部分会有 O 形腿、X 形腿等后遗症，需要进一步矫形治疗。

四、营养性佝偻病的临床处置

（一）药物疗法

每日口服疗法为首选治疗方法。活动期可每天口服维生素 D 2000 ~ 4000IU，治疗 4 ~ 6 周后，大于 1 岁的幼儿改为每天口服 600IU。

（二）其他治疗

维生素 D 缺乏性佝偻病多伴有锌、铁等微量元素的降低，建议从牛奶、豆制品、红肉、蔬菜等膳食中补充微量元素，以利于骨骼健康成长，这也是防治佝偻病的重要措施之一。严重的骨骼畸形可采取外科手术矫正。

五、营养性佝偻病的护理

（一）加强生活护理

1.避免感染

保持室内空气清新，温湿度适宜，阳光充足，避免交叉感染。

2.预防骨骼畸形

衣着柔软、宽松，床铺松软，严重佝偻病患儿肋骨、长骨易发生骨折，照护时应避免重压和强力牵拉。

3.加强体格锻炼

对已有骨骼畸形的患儿可采取主动和被动的方法矫正。如胸廓畸形，可做俯卧位抬头展胸运动；下肢畸形可施行肌肉按摩，O 形腿可以按摩外侧肌，X 形腿可按摩内侧肌。

（二）维生素 D 过量的观察

遵医嘱供给维生素 D 制剂，一旦发现维生素 D 过量的中毒表现，如厌食、恶心、烦躁不安、低热、呕吐、体重下降、顽固性便秘等，应停用维生素 D，并立即就医。

六、营养性佝偻病的预防

（一）户外活动

多进行户外活动，主动接受阳光照射，这是防止佝偻病的简便有效措施。强调平均每日户外活动时间应在1～2小时，注意夏季避免暴晒。

（二）维生素D补充和强化

孕母每天补充600IU维生素D并满足推荐钙摄入量可预防先天性佝偻病。出生后数天婴儿就要开始每天补充维生素D 400IU，12月龄以上幼儿至少需要每天补充维生素D 600IU。

（三）健康食物

选择富含维生素D的食物（见表4-2）。

表4-2　食物中的维生素D含量

食物	维生素D含量	食物	维生素D含量
强化牛奶	100 IU/226.8g	金枪鱼罐头	236 IU/99.2g
婴儿配方奶	100 IU/226.8g	沙丁鱼罐头	300 IU/99.2g
鸡蛋	41 IU/个	鲑鱼罐头	300 ～ 600 IU/99.2g
蛋黄	20 IU/个	新鲜鲑鱼	400 ～ 500 IU/99.2g
干香菇	1600 IU/99.2g	新鲜香菇	100 IU/99.2g

第四节　缺铁性贫血

一、缺铁性贫血的概念

缺铁性贫血是体内铁缺乏导致血红蛋白合成减少，临床上以小细胞低色素性贫血、血清铁蛋白减少和铁剂治疗有效为特点的贫血症。本病发病率高，常于婴幼儿常规体检时发现，是我国重点防治的常见病之一。

二、缺铁性贫血的病因

（一）铁摄入不足

这是发生缺铁与缺铁性贫血的最主要原因。部分婴幼儿存在挑食、偏食的习惯，家长担心婴幼儿消化不良，我国饮食结构中红肉类含铁丰富的食物摄入量普遍不足，所以婴幼儿易发生铁缺乏或缺铁性贫血。

（二）生长发育因素

婴幼儿生长发育迅速，铁需要量相对较成人多，如未供给富含铁食物易发生缺铁性贫血。

（三）疾病因素

牛奶过敏引起的少量长期肠出血，肠息肉、钩虫病、鼻出血等引起的慢性失血，腹泻、反复感染等慢性疾病影响铁的吸收利用、增加消耗，以及其他急性出血、溶血性疾病均可导致贫血。

三、缺铁性贫血的临床表现

（一）症状和体征

1.一般表现

皮肤黏膜渐苍白，以口唇、指（趾）甲床及口腔黏膜最为明显，体力差、易疲乏、不爱活动、食欲减退、精神萎靡，生长发育缓慢。

2.髓外造血表现

肝、脾、淋巴结肿大，贫血时间越长，程度越重。

3.非造血系统表现

（1）消化系统：常出现厌食、舌乳头萎缩、胃酸减少，胃肠功能弱；可出现异食癖，喜食泥土、粉笔、墙壁灰等，在婴幼儿中较少见。

（2）神经系统：烦躁不安、多动、注意力不集中、反应迟钝、记忆力差、智力减退等。

（3）心血管系统：当血红蛋白低于70g/L时，可出现心率增快、气急、心脏扩大，若同时并发呼吸道感染则易发生心力衰竭。

（4）免疫系统：常易发生各种感染，且常迁延难愈，还可反复感染，补铁后免疫力可恢复。

（二）实验室检查

血常规提示血红蛋白量、红细胞下降，生化检查出现血清铁下降等表现，必要时进行骨髓穿刺鉴别诊断。

（三）预后

通过补充和增加体内铁的储存，使血红蛋白恢复正常，一般预后较好。但是，婴幼儿如果长期持续存在严重的缺铁性贫血疾病状态，可出现免疫功能、认知、学习能力和行为发育的异常。

四、缺铁性贫血的临床处置

（一）去除病因

如有饮食不当，偏食、挑食，慢性失血性疾病如钩虫病、肠息肉或肠道畸形等情况，应积极去除病因，治疗原发病。

（二）铁剂治疗

尽量给予铁剂口服治疗。注射铁剂较容易发生不良反应，甚至可发生过敏反应致死，应慎用；能口服者尽量不用静脉注射。临床一般使用二价铁盐制剂。常用口服制剂有硫酸亚铁、葡萄糖酸亚铁、琥珀酸亚铁、多糖铁复合物等。贫血严重者需输注红细胞。

五、缺铁性贫血的护理

（一）休息与活动

加强护理，预防感染，注意休息，不必严格限制日常活动，但应避免剧烈运动。活动间歇充分休息，保证充足睡眠。协助日常生活，根据其活动耐力下降情况确定活动类型、强度、持续时间。

（二）合理安排饮食

1. 提供含铁丰富的饮食

日常生活中，注意合理安排饮食，提供富含铁的食物，如肉、肝、鱼、豆类等。

2. 指导合理搭配饮食

维生素C、氨基酸、果糖可促进铁的吸收，可与铁剂或含铁食品同食；牛奶、蛋类、植物纤维、咖啡、茶可抑制铁的吸收，应避免与含铁食品同食。

（三）正确应用铁剂

口服铁剂可致胃肠道反应，如恶心、呕吐、腹泻或便秘、厌食、胃部不适及疼痛等。应在两餐之间服用，以利于吸收和减少不良反应，同时配合服用维生素C可提高铁的吸收率。铁剂不能和钙片、牛奶等同时服用，以免影响吸收。服用铁剂后大便变黑或成柏油样，停药后恢复。口服铁剂后注意口腔保护，进行漱口、刷牙等，避免牙齿染色。铁剂一般用至血红蛋白达正常水平后6～8周再停药，以补足铁的储存量。

六、缺铁性贫血的预防

缺铁性贫血可防可治，要通过多种途径积极宣传预防缺铁性贫血的重要性。

（一）婴幼儿期饮食预防措施

注意食物种类多样，营养均衡，纠正挑食、偏食等不良习惯；多提供含铁量多、吸收率高的食物（表4-3），保证足够的动物性食物和豆类制品，同时鼓励进食含有丰富维生素C的蔬菜和水果，促进铁的吸收。

表 4-3　主要食物的铁含量及其吸收率

食物	铁含量 （mg/100g）	铁吸收率 （%）	食物	铁含量 （mg/100g）	铁吸收率 （%）
大米	2.3	1.0	母乳	0.1～0.2	50.0
标准面粉	4.0	5.0	牛乳	0.1～0.2	10.0
玉米	1.6	3.0	蛋	2.7	3.0
大豆	11.0	7.0	鱼	0.7~1.6	11.0
菠菜	1.8	1.3	瘦猪肉	2.4	22.0
青菜	3.9	不详	猪肝	25.0	22.0
黑木耳	185.0	不详	食用油	0	0
海带	150.0	不详	动物血	3.0～4.0	12.0

（二）定期健康检查

建议对婴幼儿定期健康体检，并进行血常规检查筛查贫血婴幼儿，一般建议每年检查一次，高危儿可适当增加检查次数。

第五节　锌缺乏症

一、锌缺乏症的概念

锌是人体必需的微量元素之一，在体内的含量仅次于铁，是第二大含量的微量元素。锌缺乏症是指锌摄入不足或代谢障碍导致体内锌缺乏，引起食欲减退、生长发育迟缓、皮炎和异食癖等临床表现的营养素缺乏性疾病。

二、锌缺乏症的病因

（一）摄入不足

长期缺乏含锌丰富的动物性食品的摄入可导致机体缺锌。全胃肠道外营养如未加锌也可导致锌缺乏。

（二）吸收障碍

各种原因所致的腹泻均可妨碍锌的吸收；谷类食物中含大量植酸和粗纤维，可与锌结合从而妨碍其吸收。牛乳含锌量与母乳相似，但牛乳锌吸收率（39%）远低于母乳锌（65%），长期纯牛乳喂养也可致缺锌。

（三）需要量增加

生长发育迅速的婴幼儿、组织修复过程中、营养不良恢复期等状态下，机体对锌需要量增多，如未及时补充，可发生锌缺乏。

（四）丢失过多

如反复出血、溶血、大面积烧伤、慢性肾脏疾病、长期透析等均可导致锌丢失过多，引起锌缺乏症。

三、锌缺乏症的临床表现

（一）症状和体征

1. 消化功能减退

缺锌时味蕾功能减退，味觉敏感度下降，发生食欲缺乏和厌食。同时出现异食癖，喜食泥土、墙皮、纸张、煤渣或其他异物。

2. 生长发育落后

缺锌妨碍蛋白质合成并致食欲降低，影响生长发育，导致患儿生长迟缓、体格矮小。患儿的身高、体重常低于正常同龄儿，严重者有侏儒症。缺锌还影响性腺轴的成熟，导致青春期性发育迟缓或停滞，第二性征出现延迟。

3. 免疫功能降低

患儿的细胞免疫及体液免疫皆可能降低，易患各种感染，包括反复感冒、肺炎、腹泻等。

4. 神经精神发育障碍

缺锌可影响婴幼儿智能发育，出现认知行为改变，如认知能力不良、精神萎靡、共济失调、精神发育迟缓、注意力缺陷多动障碍、行为障碍等。

5. 其他

缺锌严重时可有皮肤干燥、各种皮疹、痤疮、皮炎、萎缩性舌炎、反复口腔溃疡、伤口愈合延迟等皮肤黏膜表现；暗适应时间延长、夜盲等。

（二）实验室检查

血清锌是比较可靠也被广泛采用的实验室指标，但缺乏敏感性。目前建议 10 岁以下血清锌的下限为 $65\mu g/dl$。

（三）预后

锌缺乏症一般预后良好，补锌后症状可迅速

> **小贴士**
>
> 补锌过程中常见的不良反应有恶心、呕吐、腹泻等胃肠道症状，放在饭后服用可减少不良反应。补锌超过锌推荐量的 5～10 倍时可刺激消化道，引起腹痛、恶心、呕吐等。长期大量服用锌剂可致铜缺乏，甚至出现血清铁降低、顽固性贫血等锌中毒现象。

缓解。低锌所致厌食、异食癖一般服锌剂 2～4 周见效，生长落后 1～3 个月见效。

四、锌缺乏症的临床处置

针对病因，治疗原发病；给予含锌量较多的食物；口服锌制剂，常用葡萄糖酸锌口服。

五、锌缺乏症的护理

（一）遵医嘱补锌治疗

患儿可每日口服锌剂（按元素锌计）0.5～1.0mg/kg，连服 2～3 个月。补锌治疗后如症状未见减轻，及时寻找其他原因。

（二）改善营养

供给富含锌和蛋白质食物如肝、鱼、瘦肉等；培养良好的饮食习惯，不挑食、不偏食。

（三）预防感染

保持室内空气清新，注意口腔护理，防止交叉感染。

六、锌缺乏症的预防

避免婴幼儿挑食、偏食，日常生活中提供含锌丰富食物，如蛋黄、瘦肉、鱼、动物内脏、豆类及坚果类等。如饮食无法满足，需口服补充含多种微量元素和矿物质的药物。

第六节 碘缺乏症

一、碘缺乏症的概念

碘缺乏症是自然环境碘缺乏造成机体碘营养不良表现的一组有关联疾病的总称。碘缺乏是全球重要的公共卫生问题，我国于 20 世纪 90 年代初实行了食用盐碘强化政策，使碘缺乏症的发生率明显下降。

二、碘缺乏症的病因

土壤、水、植物、动物中含有微量的碘，膳食中的碘摄入不足通常是环境中碘缺乏所引起的。食物和饮水中缺碘是其根本原因，缺碘引起甲状腺激素合成障碍，影响体格生长和脑发育。

三、碘缺乏症的临床表现

（一）症状和体征

临床表现取决于缺碘的程度、持续时间和患病的年龄。婴幼儿期缺碘会引起地方性甲状腺肿、地方性甲状腺功能减退症，主要表现为智力损害和体格发育障碍。婴幼儿长期轻度缺碘可出现亚临床型甲状腺功能减退症，常伴有体格生长落后。

（二）实验室检查

尿碘测定是目前最实用和最灵敏的诊断碘缺乏的实验室检查方法。因摄入的碘80%从尿中排出，故尿碘含量能基本代表碘摄入量。24小时尿碘中位数正常在100μg/L以上；小于100μg/L表示已有缺碘，小于50μg/L表示轻度缺碘；小于25μg/L表示严重缺碘。全血促甲状腺素可作为评价碘营养状态的间接指标，并被用于筛查新生儿甲状腺功能低下症。

（三）预后

妊娠期补碘可以避免先天性甲状腺功能低下的发生。碘缺乏对生命早期生长发育的影响最为严重，且造成的损伤难以逆转，早治疗对预防智力落后和生长障碍的发生有积极作用。

四、碘缺乏症的临床处置

给予富含碘的食物；给予碘剂、甲状腺素治疗。

五、碘缺乏症的护理

（一）遵医嘱补充碘剂

遵医嘱口服复方碘溶液和碘化钾及甲状腺素制剂。

（二）对症护理

对于因为碘缺乏已经出现生长发育障碍的婴幼儿，应注意通过适当锻炼身体、规律生活、补充营养等方式促进其身高和体重的增长，必要时给予药物治疗。

对于碘缺乏引起智能落后的婴幼儿，应给予早期干预，通过促进语言、认知、社交等方面发展的课程，提高其社会适应能力，避免严重智力落后导致成年后生活不能自理，给社会、家庭带来严重的经济和精神负担。

六、碘缺乏症的预防

（一）改善饮食

碘缺乏症的预防措施主要是补碘。预防缺碘的有效途径是改善食物结构、改善水源和食盐加碘。大多数陆地植物的碘含量较低，只有菠菜和芹菜的碘含量较高，每千克分别达 1.64mg 和 1.60mg。海产品的碘是陆地植物的几倍，海带的含碘量为每千克 10mg，其他海产品如紫菜、鲜带鱼、海参、海蜇、龙虾，陆地产品如蛋、瘦肉、家禽、乳制品含碘也很丰富，是日常生活中补碘的较好食品。

（二）健康宣教

要采取健康讲座、科普宣传栏、宣传手册等方式，让全社会了解导致婴幼儿缺碘的原因、表现和危害，正确选择含碘丰富的食物。

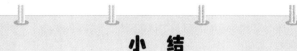

小　结

膳食营养不均衡会导致蛋白质 - 能量营养不良、儿童单纯性肥胖症、维生素 D 缺乏性佝偻病、缺铁性贫血、锌缺乏症和碘缺乏症等营养性疾病，这些疾病各自有其不同的表现。在生活中，应注意坚持平衡膳食，给婴幼儿提供多样化的食谱，保证肉、蛋、奶、菜、谷物等不同食物的摄入，避免营养失衡。

同时，还应建立良好的生活方式，培养婴幼儿"3W1H"进食原则，规律进食，不强迫进食、不过度进食，进食时不要做无关的事情。在制定日常生活规划时，要增加户外活动的时间。一方面，充足的日光照射或每天补充合理剂量的维生素 D 可预防佝偻病的发生；另一方面，户外活动、体育锻炼能提高婴幼儿身体素质，减少肥胖症的发生。

关键术语

营养不良	肥胖	运动疗法	佝偻病	维生素 D
骨骼病变	缺铁性贫血	饮食管理	防治	锌缺乏症
补锌治疗	碘缺乏症			

思考与练习

1. 我国政府高度重视儿童健康，《中国儿童发展纲要（2021—2030 年）》明确指出，要降低婴幼儿贫血、营养不良、肥胖等疾病的发生率。为了促进幼儿的健康，降低营养性疾病的发生率，某幼儿园实行了以下措施，请判断是否正确并说明理由：①为了避免积食，为幼儿提供以米粥、面汤、蔬菜为主的易消化饮食；②冬季太冷，为了避免生病，让幼儿全天待在教室内，一日活动以做手工、唱歌、讲故事为主；③部分家长反映孩子到家后还会再吃饭，为了避免投诉，午餐鼓励幼儿尽量多吃。

2.如何预防婴幼儿营养不良的发生？"3W1H"的含义是什么？

3.婴幼儿肥胖的危害有哪些？怎么预防婴幼儿肥胖的发生？

4.为什么户外活动能预防婴幼儿维生素D缺乏性佝偻病的发生？

5.婴幼儿缺铁性贫血发生的常见原因和预防方法是什么？

建议的活动

1.分小组针对如何培养婴幼儿良好进餐习惯设计一次家长课堂，并进行小组汇报。

2.预防婴幼儿肥胖，进行户外活动是非常重要的环节，但是某些运动较乏味，难以坚持，请搜集资料设计一些适合婴幼儿的趣味户外活动项目，并对肥胖儿做针对性指导，适当增加运动量。

3.婴幼儿贫血的预防在于饮食管理，请整理一份富含铁的食物种类的资料，并设计成适合家长阅读的小文章。

拓展阅读

1.张聪：《手脚发麻查查维生素D》，载《健康博览》，2021（6）。维生素D在人体内的主要生理功能是调节钙、磷代谢，还可促进骨骼生长、调节细胞生长分化和免疫功能。本文提示，维生素D缺乏时，血中钙离子降低，神经肌肉兴奋性升高，机体会出现全身惊厥、手足肌肉抽搐等症状，也就是人们通常说的手脚发麻、抽筋。

2.中国营养学会"缺铁性贫血营养防治专家共识"工作组：《缺铁性贫血营养防治专家共识》，载《营养学报》，2019（5）。本文介绍了缺铁性贫血的日常防治方法。

3.中华预防医学会儿童保健分会：《中国儿童钙营养专家共识（2019年版）》，载《中国妇幼健康研究》，2019（30）。长期以来人们对我国儿童的钙营养状况以及如何合理补充都存在不少误区，本文为合理补钙提供可靠参考。

4.国家卫生健康委员会法规司：《〈碘缺乏地区和适碘地区的划定〉解读》，载《上海预防医学》，2020（3）。对于碘缺乏地区，必须供应加碘食盐；对于适碘地区，可以根据周边地区情况供应加碘食盐或未加碘食盐。本文介绍了如何因地制宜、分类指导与差异化干预、科学与精准补碘。

第五章
消化系统疾病预防与护理

学习目标

☆ 熟练掌握消化系统常见疾病的日常预防及正确护理方法。

☆ 了解消化系统常见疾病的临床表现。

☆ 了解消化系统相关疾病的病因和治疗。

思维导图

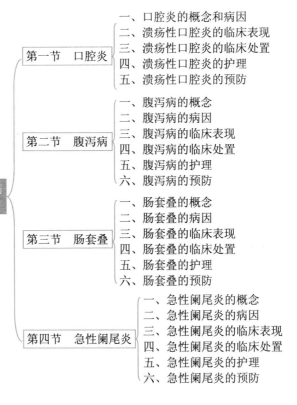

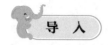 **导　入**

嘴巴里长的是什么？

早晨，小朋友们照例排队晨检，轮到萍萍时，老师发现萍萍有点流口水，萍萍还说自己嘴巴疼。老师用手电筒一照，发现萍萍的嘴巴里有几个大小不一的糜烂面。咦，萍萍嘴巴里长的是什么？会传染给其他小朋友吗？该怎么护理和预防呢？

第一节　口腔炎

一、口腔炎的概念和病因

口腔炎是指由细菌、病毒、真菌等感染引起的口腔黏膜炎症，包括溃疡性口腔炎、鹅口疮、疱疹性口腔炎等。本节中特指由链球菌、金黄色葡萄球菌、肺炎球菌等细菌感染引起的溃疡性口腔炎。该病无明显季节性差异，常发生于全身感染抵抗力低下、口腔不洁时。一般病程持续1周左右。

二、溃疡性口腔炎的临床表现

（一）症状

发热是比较常见的症状，患儿体温一般在38℃～39℃，甚至可能高达40℃。发热的同时伴随口腔炎征象，因口腔疼痛剧烈，往往表现为流口水、烦躁、哭闹，影响进食。

（二）体征

查看患儿口腔时，往往会发现口唇内侧、舌面、牙龈等部位出现大小不等、界限清楚的糜烂面或溃疡，且有灰白色或黄色分泌物覆盖。

> 📝 **小贴士**
>
> 溃疡性口腔炎、疱疹性口腔炎、手足口病初期有类似症状，如发热、流口水、进食差。但是，疱疹性口腔炎和手足口病具有传染性。如发现婴幼儿有发热、口腔疼痛等症状，一定要考虑这些疾病的可能，检查口腔、手、脚、臀部等部位有无皮疹，及时就医，进行鉴别诊断，以免交叉感染。

（三）辅助检查

医生会根据病情进行检查，如血常规、C反应蛋白等，协助诊疗。

（四）预后

一般体温在数天至1周后恢复正常，形成的溃疡一般在1～2周愈合。

三、溃疡性口腔炎的临床处置

做好口腔护理，勤清洗口腔。用0.1%～0.3%依沙吖啶溶液清洗口腔，每天1～2

次。局部可以用 5% 金霉素鱼肝油涂擦。此外，可局部喷洒锡类散、西瓜霜等。疼痛严重者，在餐前以 2% 利多卡因涂抹局部。患儿要多喝水，以微温或凉的流质饮食为宜。

四、溃疡性口腔炎的护理

（一）合理用药

遵照医嘱合理用药，禁用刺激性药物，以免加重疼痛，延缓溃疡愈合。

（二）发热的处理

一般情况下，体温低于 38.5℃时，给予物理降温，让患儿少量多次喝水，注意水温不宜过高以免刺激口腔。体温高于 38.5℃时，给予口服退热药物。

（三）口腔护理

保持患儿口腔清洁，给予少量多次饮水。对流口水者，及时清除口周流出物。让患儿进食后漱口，保持口腔黏膜湿润和清洁。

（四）饮食

少量多餐，清淡饮食为主。患儿应避免摄入酸性及辛辣刺激性食物，尤其要注意不吃过热、过冷的食品，避免刺激口腔破溃部位引起疼痛；少吃煎、炸类的油腻食品，多吃有营养且易消化的流质或半流质食物，如牛奶、大米粥、鸡蛋羹等。

（五）注意与疱疹性咽峡炎和手足口病相鉴别

疱疹性咽峡炎和部分手足口病初期的患儿会表现为只有口腔内有疱疹，与溃疡性口腔炎有类似的症状，如发热、流口水、口腔疼。但是，溃疡性口腔炎预后良好，而疱疹性咽峡炎和手足口病具有传染性，手足口病有发展成重症甚至危及生命的可能。因此，在护理过程中，要注意检查患儿身体其他部位，如手、脚及臀部有无皮疹，以免误判。

(案 例)

萍萍嘴巴疼

中午，小暖老师照例给全班小朋友分发午饭。可是，萍萍不愿意吃饭，说嘴巴疼，还一直流口水。于是，小暖老师用手电筒照着仔细查看萍萍的嘴巴，她发现萍萍的嘴巴里长了几个大小不等的溃疡。

流涎、嘴巴疼、口腔溃疡，这不是溃疡性口腔炎的症状吗？但是，疱疹性口腔炎、手足口病初期也有可能有类似的表现，而且，疱疹性口腔炎和手足口病具有传染性，手足口病还有可能发展成重症。慎重起见，小暖老师请保健医为萍萍做了检查，最终确定，除了口腔，萍萍的手、脚、臂部没有见到皮疹。综合判断，萍萍患溃疡性口腔炎的可能性大。

于是，小暖老师把萍萍带到幼儿园的保健室。此时，萍萍看起来有点儿烦躁。小暖老师立刻给她测量体温，还好，体温37.8℃，只是有点儿低烧。于是，小暖老师给萍萍少量多次喝水，把她嘴巴周围的口水擦干，严密监测体温，并做好物理降温的准备。接着，又拿来萍萍喜欢的玩具和绘本，陪她玩娃娃过家家的游戏安抚她，还从厨房挑选了软烂的鸡蛋羹和大米粥。等饭放得温度适宜了再给萍萍吃，以免热饭刺激口腔引起疼痛。吃完饭，又倒了些温开水给萍萍漱口，以保持口腔清洁卫生。接下来就是等待家长接孩子离园去医院进一步诊治。萍萍被接走后，保健医和小暖老师分别对保健室和教室进行彻底消毒并通风。

溃疡性口腔炎是一种常见的口腔炎，患儿会出现发热、流口水、口腔疼等症状，影响进食，一定要像小暖老师一样采取正确的护理措施，注意口腔卫生，给予清淡易消化饮食，避免过热食物。如家长给幼儿带药，要及时用药促使尽早痊愈。同时，平时注意做好预防溃疡性口腔炎的健康宣教工作。

五、溃疡性口腔炎的预防

（一）保持良好环境

空气干燥及过冷、过热、过湿都会降低口腔黏膜的防御机能。无论是家庭还是托幼机构，都要注意定期通风和打扫，保持空气流通、室内整洁，降低室内细菌、病毒等微生物的密度。

（二）均衡饮食

注意教育家长培养婴幼儿均衡饮食的习惯，保证婴幼儿每天都摄入适量肉、蛋、牛奶、蔬菜等食物，避免偏食、挑食，保证营养均衡。

（三）保持口腔卫生

给婴幼儿养成良好的口腔卫生习惯，每天两次刷牙，饭后漱口，不会漱口的婴幼儿可以在饭后喝适量的水把食物残渣冲走。避免用力或粗暴擦伤口腔黏膜。纠正吮指、不刷牙等不良习惯。

（四）注意手卫生

在日常生活中，要注意手卫生，用流动水和洗手液勤洗手，减少感染的机会。部分家庭存在用盆里接的水洗手的习惯，但这种做法会导致细菌和病毒再次回到手上，所以要注意对家长进行健康宣教。

第二节　腹泻病

一、腹泻病的概念

腹泻病是以大便次数增多和大便性状改变为主要表现的消化道综合征，是造成儿童营养不良、生长发育障碍的常见原因之一。世界卫生组织 2017 年报告，腹泻病是造成 5 岁以下儿童死亡的第二大原因。

二、腹泻病的病因

（一）感染性

肠道内感染的病原体包括：病毒、细菌、真菌、寄生虫等。近年来，托幼机构时有轮状病毒、诺如病毒感染暴发流行。

（二）非感染性

进食不当，如进食不规律、进食量不当等；腹部受凉使肠蠕动增加；天气过热、大量出汗使消化液分泌减少；对牛奶蛋白过敏；等等。这些都可能使婴幼儿消化功能紊乱致腹泻病。

> **小贴士**
>
> 轮状病毒和诺如病毒易通过婴幼儿之间的密切接触相互传染。这两种病毒导致的感染性腹泻常表现为发热、呕吐、腹泻等症状，严重时可出现脱水。如果在幼托机构内发现有婴幼儿出现此类症状，一定要注意及时隔离并消毒，以免传染给其他小朋友。

三、腹泻病的临床表现

（一）症状

1.急性腹泻的典型症状

（1）轻型

以胃肠道症状为主，表现为进食欠佳，偶有呕吐，大便次数较平时增多，但是每次大便量不多，呈稀糊至稀水样。无脱水及精神萎靡等情况。

（2）重型

胃肠道症状重：如呕吐频繁，甚至出现胆汁样呕吐物；大便次数多，每次大便量大，多为黄色水样便或蛋花汤样大便，严重者甚至出现血便。

感染中毒症状：如发热，甚至出现 39℃以上的持续高热；也可能体温不升、精神烦躁或萎靡不振、嗜睡、面色苍白、意识模糊甚至休克。

脱水症状：皮肤干燥、弹性差，眼窝凹陷，尿少甚至无尿，哭时泪少或无泪，手脚冰冷，血液循环差，等等。

如果患儿出现面色发灰、皮肤发花，出冷汗，精神极度萎靡，四肢末梢循环差，尿量少或无尿，预示出现休克的可能性极大，进一步发展有生命危险，需要紧急就医。

（二）体征

查体时会发现腹胀、腹部压痛，部分患儿会出现皮肤干燥、眼窝凹陷、手脚冰凉等脱水征象。

（三）辅助检查

根据病情轻重，会选择血常规、大便常规、大便培养、电解质、心肌酶等方面的检查，协助判断是否合并有细菌感染、电解质紊乱、酸碱失衡、心肌损害等情况，从而指导诊疗。

（四）预后

腹泻病如能及时治疗，一般较快痊愈。如果延误治疗，重度腹泻会引起脱水、休克甚至出现生命危险。迁延性腹泻会导致营养不良，严重者导致生长发育障碍，出现身高、体重增长缓慢甚至不增。在医疗条件不发达的地方，腹泻病是危害儿童生命健康的常见原因。

四、腹泻病的临床处置

调整饮食，给予清淡富含营养易消化饮食，避免高纤维、油腻性食物，避免寒凉刺激；预防和纠正脱水，轻者可口服补液，严重者需要静脉补液；遵照医嘱用药，合理使用抗生素；给予口服益生菌、肠黏膜保护剂、锌制剂；注意皮肤护理，预防红臀；对于感染性腹泻，注意做好卫生消毒工作，避免自身重复感染或传染给其他婴幼儿；及时处理脱水、电解质紊乱、酸中毒、心肌损害等并发症。

五、腹泻病的护理

（一）补充液体预防脱水

口服补液盐（ORS）配方含有固定的糖和盐的配比，含钾、钠、葡萄糖等，能有效补充腹泻时丢失的电解质和水分，因此强烈建议用于腹泻时防治脱水。婴幼儿排泄水的速度快，出入量相对较多，对缺水的耐受能力差。因此，在腹泻初期没有出现脱水症状时，就要用口服补液盐预防脱水，使用时注意少量多次口服。

（二）饮食调理

对于严重呕吐的患儿，应暂禁食（不禁水）4～6小时，遵循少量多餐的原则，给予稀粥、烂面条、少量蔬菜等富含营养且清淡易消化的饮食。不建议食用生冷刺激性食物、粗纤维食物、高糖高脂类食物，因为这些食物会加重腹泻。腹泻停止后应逐渐恢复正常饮食。

（三）不滥用止泻药物

部分家长因为担心腹泻引起脱水，会盲目使用止泻药物，尤其是强力止泻药。

这种做法应摒弃。因为强力止泻药会抑制胃肠道蠕动，对于感染性腹泻患者，会导致其体内细菌、病毒不易排出，延长病程。同时，此类药物往往没有确切的婴幼儿用量，过量使用会导致严重副作用。

（四）皮肤护理

婴幼儿皮肤娇嫩，排便频繁可能导致肛周皮肤破损甚至感染。每次排便后应温水清洗肛周，用干净的纸轻轻蘸干，保持局部皮肤清洁干燥，并给予凡士林软膏外用，保护肛周皮肤。

（五）卫生工作

患儿及护理者都应注意手卫生。及时更换污染衣物、被褥，开窗通风。对于感染性腹泻患儿，应注意及时隔离，并对其衣物玩具等用品和接触过的地方及时消毒，防止交叉感染。要教育婴幼儿注意个人卫生，不啃手指甲，不吸吮手指。教会幼儿正确的洗手方式，要求在流动水下用肥皂或洗手液洗手，尤其是饭前、便后、外出归来后，建议使用七步洗手法。

七步洗手法步骤如下：①内：掌心对掌心，重点清洗手心；②外：掌心对掌背，内外交互，重点清洗手背；③夹：让十指交叉，洗的是手指侧面；④攻（就是弓）：五指并拢弯曲，与另一只手互相扣在一起，重点洗手指头；⑤大：掌心环绕大拇指，洗的是大拇指；⑥力（即为立）：五指立起在另一只掌心摩擦，洗的是指甲缝；⑦丸（即腕）：环绕手腕清洗，洗的是腕部。

视频 5-1
七步洗手法

（六）病情观察

在护理患儿的过程中，如发现以下情况，应立即送医治疗。

1.脱水征象

护理过程中，注意及时观察有无以下脱水征象：精神烦躁或萎靡、尿少甚至无尿、皮肤干燥等。

2.大便情况

如果大便呈红豆汤样、果酱色或鲜血便，应立即住院治疗，防止出血性坏死性小肠结肠炎或肠套叠等严重情况的发生。

3.惊厥

部分患儿因低钙、低镁可出现惊厥，往往表现为呼之不应，双目凝视，伴或不伴口唇青紫。

4. 腹胀

如果出现腹胀严重，往往提示伴有低钾血症或严重感染。

5. 体温

持续 39℃以上的高热提示中毒症状明显，可能导致感染性休克。

案 例

拉肚子的依依

一天，巧巧老师正在上课，依依小朋友举手报告："老师，我要上厕所。"说完，便迫不及待地跑到卫生间。过了一会儿，依依又举手要上厕所。这引起了巧巧老师的关注，巧巧老师就跟着依依一起去了卫生间。巧巧老师发现，依依的大便像稀水一样。而且，拉了两三次后，依依身上好像没劲了，精神也不太好。

腹泻的原因多种，目前不能完全排除细菌、病毒感染引起的腹泻，于是，巧巧老师联系家长后把依依单独带到了保健室，并交代其他老师把依依用过的玩具和接触过的地方用稀释后的 84 消毒液消毒。联系家长时，得知家长在外地出差，赶到园里需要一定时间，于是巧巧老师在保健医的指导下，带着依依用肥皂和流动水把小手洗得干干净净。为了避免严重腹泻引起的脱水甚至休克，保健医配置了淡盐水，哄着依依慢慢分多次喝下。中午巧巧老师适当增加依依的喝水量，让依依吃一些温热软烂的汤面条，不让她吃生冷、高糖的食物。吃完饭，还让厨房的师傅把依依的餐具与其他小朋友的餐具分开清洗和消毒。同时，继续给依依少量多次喝淡盐水预防脱水。巧巧老师不仅对依依进行精心护理，还注意观察依依的病情，看她是否有发热、呕吐、精神萎靡、皮肤干燥、尿少、腹胀等情况。直到家长来园接走依依去医院诊治。

等依依家长带她去医院就诊后，保健医消毒了保健室的门把手、地面等依依接触过的地方。后来，老师得知依依化验后，确诊为病毒性腹泻病，有传染性，幸好老师及时隔离消毒，没有造成其他小朋友感染。并且，通过及时补充水分、调整饮食，有效避免了依依脱水。

六、腹泻病的预防

（一）做好卫生工作

保持环境整洁，房间空气新鲜流通，温湿度适宜。讲究饮食卫生，不吃生冷、不干净、过期、变质、发霉的食物。培养婴幼儿饭前便后洗手、不喝生水的良好卫生习惯，集体就餐时注意餐具消毒。擦手毛巾个人专用，定期消毒。

（二）及时隔离消毒

对于感染性腹泻病患儿，应注意及时隔离，做好呕吐物和粪便的消毒工作。患儿使用过的餐具、玩具和接触过的物品表面注意消毒，防止交叉感染。日常生活中，婴幼儿的玩具、餐具、便器等注意定期消毒。

（三）合理使用抗生素

部分家长对抗生素存在认识上的误区，认为感冒、咳嗽、拉肚子等都需要使用抗生素消炎才能尽快康复，于是给婴幼儿滥用抗生素或长期使用抗生素。平时应注意教育家长合理使用抗生素，避免长期滥用抗生素造成抗生素耐药和肠道菌群失调，引发抗生素性腹泻。

（四）接种疫苗

3岁以下的婴幼儿可选择接种轮状病毒疫苗，可明显降低轮状病毒肠炎的发病率。

第三节 肠套叠

一、肠套叠的概念

肠套叠，顾名思义是一部分肠管及其系膜套入邻近另一部分的肠管导致的一种肠梗阻，好发于回盲部。该病的发生率占婴幼儿肠梗阻的首位。

二、肠套叠的病因

肠套叠通常是肠道蠕动节律异常导致的。正常的肠管呈波浪样蠕动，当某段肠管发生异常的蠕动时，该段肠管容易被推入相邻的肠腔内导致肠套叠。

婴幼儿肠系膜较长，活动度大，加上肠蠕动不规律，易发生肠蠕动紊乱。突然改变食物品种、进食不当，或环境、气候发生改变，或得了蛔虫病、腹泻等，都能诱发婴幼儿肠蠕动紊乱，进而产生肠套叠。

三、肠套叠的临床表现

（一）症状

肠套叠的典型症状是：阵发性腹痛、呕吐、便血和腹部肿块。

1.阵发性腹痛

肠套叠的腹痛症状多呈急性阵发性发作，表现为既往健康的婴幼儿突然发作剧烈的、有规律的阵发性绞痛，每次绞痛常持续15～20分钟，缓解后反复发作。由于婴幼儿不能准确描述症状，出现腹痛时常表现为阵发性哭闹，或蜷缩身体、捂肚子。

2. 呕吐

呕吐是早期症状，初为反射性呕吐，呕吐物为胃内容物，后期呕吐物可见黄绿色胆汁，晚期可吐粪便样液体。

3. 血便

表现为便血，为稀薄黏液或胶冻样果酱色血便，又称果酱样大便。

4. 腹部肿块

肠套叠时，由于肠管套着下一段肠管，因此这段小肠偏粗、偏硬，加上婴幼儿的腹壁较薄，有时在腹部可触及腊肠样包块，即发生套叠的肠管。

> 📝 **小贴士**
>
> 　　肠套叠临床表现各不相同，一定要注意，不是腹痛、呕吐、血便、腹部包块这些典型症状全部出现才怀疑肠套叠。部分肠套叠患儿仅有腹痛，或频繁呕吐，或腹泻、血便。另外，患儿腹痛的病因有多种，包括肠系膜淋巴结炎、阑尾炎、肠梗阻、肠套叠等，临床症状有类似之处。如果幼儿在园期间出现腹部不适，一定要考虑到多方面的病因。

5. 其他症状

实际情况中，仅有少数患儿会同时出现腹痛、呕吐、血便、腹部包块这些典型症状，大多数只表现出 1～2 个典型症状。多数伴拒食或呕吐，部分还可表现为肛门停止排气排便等肠道梗阻的症状。

6. 全身状况

发病早期除面色苍白、烦躁不安外，一般情况良好。晚期可有高热、精神萎靡、烦躁或意识淡漠、嗜睡、严重的腹胀或腹肌紧张、四肢冰凉、脉搏细弱、呼吸浅快或明显变慢等。

7. 年长儿肠套叠的临床表现

一般起病较为缓慢，多表现为不完全性肠梗阻，肠坏死发生时间相对比较晚。也有阵发性腹痛，但发作间歇期长，患病期间仍能进食和正常排便，呕吐较少见，少数仅有黏液血便，或者在肛门指诊时指套上有少许血迹。

（二）体征

可选择在患儿哭闹的间歇期检查腹部，部分患儿可在右侧腹部触及腊肠样、稍活动并有轻压痛的包块，右下腹一般有空虚感。肛门指诊有重要临床价值，通过肛门指诊可发现直肠内有黏液血便，对诊断肠套叠极有价值。

（三）辅助检查

一般情况下，医生会根据病情选择性进行检查，如血常规、电解质、大便常规、腹部超声、腹部 CT、空气灌肠等。

（四）预后

如果能在肠管坏死前及时处理，一般预后良好。一旦肠壁坏死、穿孔，会导致腹膜炎、脓毒症甚至休克，如不及时手术可能会导致死亡。

四、肠套叠的临床处置

肠套叠一经确诊，应尽快进行治疗。进食会促进肠蠕动加重病情，肠道功能未恢复时应禁食。对于套叠时间短（多在 48 小时内）、一般状况良好、无明显脱水和电解质紊乱的肠套叠，可在超声或 X 射线的实时监测下行空气灌肠，将套进去的肠管缓慢推回原位。肠套叠的手术指征包括：经空气加压灌肠等非手术复位未成功者；发病超过 48 小时，临床怀疑有肠坏死者；复发性肠套叠。

五、肠套叠的护理

（一）暂禁食水，联系家长，及时送医

肠套叠是一种危及生命的急症，如不及时处理，会造成严重后果，因此，一旦怀疑肠套叠，务必及时通知家长，向家长讲解疾病的相关知识，并尽快带患儿就医。同时，对患儿暂时禁食水，以免刺激胃肠蠕动加重病情。

（二）安抚患儿

尽量安抚患儿，转移对疼痛的注意力，缓解紧张情绪。

（三）不乱用药

没有明确病因前，不要随意使用止痛药，以免掩盖病情，延误诊治。

（四）症状护理

加强对患儿的皮肤护理，及时清理呕吐物及排泄物，保持衣裤、床铺整洁，及时更换被污染的衣被。

（五）严密观察病情变化

如患儿有阵发性哭闹，呕吐，无肛门排气，持续血便，腹部膨隆紧张，皮肤苍灰、花斑纹等，务必及时就诊。手术后一个月内避免进行较剧烈的活动，防止伤口裂开。同时注意避免伤口敷料污染。

第五章 · 消化系统疾病预防与护理

案 例

"爱哭"的浩浩

3 岁的浩浩是幼儿园小班的可爱男生。今天的浩浩特别爱哭，抱抱、做有趣的游戏……平平老师的三十六计都使出来了，也不管用。浩浩断断续续地一直在哭，还吐了好几回。

唉，今天的浩浩怎么这么爱哭呀，会不会是身体不舒服呢？想到这里，平平老师仔细观察浩浩。浩浩哭的时候蜷缩着身体，看起来蔫蔫的。于是平平老师问他："你是不是肚子不舒服啊？"浩浩难受地说："肚子疼。"平平老师立刻摸了摸浩浩的肚子，摸起来有点儿胀，不软，而且，好像还摸到了一个小包块。联系浩浩的阵发性哭闹、腹痛、呕吐，平平老师判断，可能是肠套叠！

平平老师立刻让浩浩禁食水，同时电话联系浩浩妈妈，告诉她浩浩肚子不舒服，有可能是肠套叠，需要尽快到医院排查。浩浩妈妈上班的地方比较远，一个多小时后才能到幼儿园。平平老师赶紧向幼儿园园长汇报情况，安排好工作后，立即带浩浩去了医院。

到儿科急诊检查后，医生诊断为肠套叠，幸好发现及时，暂时不需要手术，但需要尽快进行空气灌肠让套叠的肠管复位，以免肠管坏死。平平老师赶紧联系浩浩妈妈来医院，告诉她浩浩的情况，并安慰她及时治疗的话一般预后比较好……

很快，浩浩恢复了健康，又回到了幼儿园。平平老师交代其他老师和浩浩妈妈：肠套叠有可能复发，一定要注意腹部保暖，规律进食，营养均衡，不要暴饮暴食。刚吃完饭的时候不要剧烈活动。平常要注意饮食和个人卫生，预防腹泻和便秘。

本案例中，平平老师以丰富的专业知识和细心、爱心、负责的态度交了一份令人满意的答卷。她及时发现浩浩的哭闹与平时不同，还伴随腹痛、呕吐症状，便立刻考虑到肠套叠的可能，并能及时联系家长，给予正确护理，把浩浩送到医院进行及时诊治，避免了严重后果。在浩浩痊愈后，平平老师还向其他老师和家长及时宣教肠套叠的预防方法，值得学习。

六、肠套叠的预防

（一）饮食

1.科学规律进餐，不让婴幼儿暴饮暴食。同时注意合理安排膳食，对肉类、蔬菜、蛋类、谷物等合理搭配，保证婴幼儿摄入充足均衡的营养。

2.饭后不要让婴幼儿立刻剧烈活动或卧床睡觉。

（二）气候

关注气候变化，及时为婴幼儿增减衣物，避免腹部受凉引起胃肠道蠕动节律紊乱。

（三）卫生

1.注意饮食卫生，拒绝生冷、不干净、过期、隔夜等食品，夏秋做好防蚊虫工作，避免食物污染。

2.注意个人卫生，在洗手池边贴上七步洗手法示意图，教导婴幼儿在流动水下勤用肥皂或洗手液洗手，不给细菌、病毒可乘之机，预防腹泻。

（四）大便管理

让婴幼儿养成定期排便的良好习惯，适当运动，补充水分及蔬菜，避免便秘。

（五）注意观察

如果一个健康婴幼儿突然出现不明原因的阵发性哭闹、呕吐、腹痛、血便、面色苍白、出冷汗、精神不振，应考虑到肠套叠的可能，尽快到医院排查。既往患过肠套叠的婴幼儿，如遇不良因素作用，可能旧病复发。这类婴幼儿出现肠套叠的先兆症状时，应立刻送往医院，千万不可麻痹大意。

第四节　急性阑尾炎

一、急性阑尾炎的概念

急性阑尾炎是指发生在阑尾的急性细菌性感染。在儿科急诊，因腹痛就诊的婴幼儿中，有相当一部分是急性阑尾炎患儿。

二、急性阑尾炎的病因

阑尾腔内富含微生物，肠壁有丰富的淋巴组织，容易发生感染。急性阑尾炎的病因主要包括细菌感染和阑尾管腔梗阻两方面。细菌感染的病因包括：阑尾黏膜损伤时肠道细菌侵入阑尾壁；严重感染时细菌经血液循环到达阑尾；周围脏器的急性化脓波及阑尾；等等。这些都会引起急性阑尾炎。

常见的阑尾管腔梗阻的原因包括：蛔虫、异物、粪石、阑尾本身扭曲等。阑尾与人体的结肠相通，腔内有较多微生物，远端是盲端，因此，发生梗阻时，细菌很容易入侵，导致阑尾感染。

三、急性阑尾炎的临床表现

（一）症状

1.腹痛

腹痛是急性阑尾炎最早出现和最常见的症状。一般表现为持续性钝痛，最初表现为肚脐周围痛，逐渐转变成固定的右下腹痛。发生阑尾穿孔时会表现为全腹疼痛。婴幼儿语言表达能力欠佳，可能会有哭闹、蜷缩身体、拒按腹部等表现。

2.发热

一般表现为先腹痛后发热，体温持续在 38℃ 左右。随着炎症加重，体温可持续上升，高热多见于阑尾坏死、穿孔或已并发腹膜炎者。

3. 恶心、呕吐

呕吐一般不严重。但是，阑尾穿孔引起腹膜炎及麻痹性肠梗阻时，呕吐物可为黄绿色胆汁以及粪水样肠液，提示病情加重。

4. 其他症状

可见乏力、腹胀、腹泻、全身中毒等症状，尤其在低年龄段患儿中多见。

（二）体征

查体时让患儿平躺，双腿屈曲，用讲故事或谈话的方法分散其注意力，双手保持温暖，手指手掌要平按，禁用指尖。先从左下腹开始检查，其后依次为左上腹、脐周、右上腹，最后是右下腹。观察患儿反应，看是否有腹胀和腹肌紧张。按压右下腹时，如果患儿有皱眉、诉痛、哭吵、挣扎等表现，提示可能存在右下腹阑尾区压痛。语言表达能力不足的患儿还会表现为不愿活动，喜欢朝右侧蜷曲身体，走路时腰部屈曲。应耐心、轻柔和仔细检查，并上下、左右进行对比检查。

（三）辅助检查

一般情况下，医生会根据病情选择血常规、尿常规、腹部超声、腹部 CT 等检查协助诊治。

（四）预后

一经确诊急性阑尾炎，必须及时治疗，一般预后较好。否则，婴幼儿阑尾炎进展速度比成人更快，容易出现阑尾化脓、穿孔、局部脓肿和腹膜炎等并发症，严重者甚至有生命危险。女童阑尾炎还有引起邻近器官感染的风险，如卵巢感染，增加成年后不孕症的风险，更应引起重视。

四、急性阑尾炎的临床处置

婴幼儿急性阑尾炎进展快，穿孔率高，并发症多，一旦确诊，优先选择尽早手术切除阑尾，避免病情进展到阑尾化脓、坏疽或穿孔引起生命危险。一般治疗主要是卧床休息、禁食等，同时，需配合有效抗生素控制感染，静脉补液对症支持治疗。在治疗的过程中，如体温升高、包块渐大、腹部压痛加重、白细胞明显升高，则应考虑进行手术引流。

五、急性阑尾炎的护理

（一）明确诊断前不乱用止痛药

婴幼儿哭闹、腹痛的原因多种，如肠痉挛、肠套叠、肠系膜淋巴结炎等，不同疾病治疗方法不同。明确诊断之前，应避免随意给患儿使用止痛药，以免掩盖、延误病情。

（二）对症护理

怀疑阑尾炎后，对患儿暂禁食以免刺激阑尾。陪伴患儿，减轻其身体不适和紧张焦虑。发热时给予口服布洛芬之类的退热药物。

（三）密切观察病情变化

注意观察患儿体温、精神、腹痛、呕吐等情况变化。高热、腹痛剧烈、精神萎靡等往往提示病情严重。

（四）术后护理

术后避免用力咳嗽增加腹压使切口疼痛，如有咳嗽，可用手按压保护切口，以减轻疼痛。适当下床活动，促进肠蠕动功能的恢复，减轻腹胀，避免肠粘连。但是要避免剧烈活动，以免伤口撕裂。饮食上从稀到稠，从少到多，以清淡易消化为主，注意补充高蛋白、高维生素、高纤维素食物。保持伤口干燥清洁，避免污染，定期换药。如发现切口疼痛、体温升高，局部有红、肿、热、痛，或缝线孔有脓性分泌物，应及时发现并报告医生。

对于既往患过急性阑尾炎的婴幼儿，如果再次出现腹胀、腹痛、恶心、呕吐、手术切口疼痛等症状，应及时就医。

案　例

肚子疼的果果

幼儿园大班的果果今天不知道怎么回事儿，平时喜欢的游戏也没有兴致参加，时不时地捂着肚子，脸色也不太好，还拉了两次，大便有点儿稀。

班主任瑶瑶老师发现后，先给果果测了体温，又仔细检查了他的喉咙和身体，没有发现发热和出疹。接着，瑶瑶老师将果果带至保健室。保健医让果果躺在诊断床上，双腿屈曲，一边讲故事分散他的注意力，一边轻轻地从左侧检查他的肚子，按到右下腹的时候，果果突然蜷起身体，表情难受，还说："老师，我肚子疼。"反复检查腹部后，保健医发现，每次一摸到果果的右下腹，果果就不让碰，蜷曲身体，表情痛苦。见此，保健医确定，果果存在右下腹压痛。

腹泻、右下腹痛，会是什么原因呢？肠套叠，还是阑尾炎？在保健医护理果果的同时，瑶瑶老师迅速联系家长来园接果果去医院就诊。期间果果一直在说："老师，我肚子疼，好难受啊，快给我吃点止疼的东西吧。"看着果果难受的模样，瑶瑶老师也很心疼，但是，她知道，不能给果果乱用止痛药，否则会掩盖病情延误诊治。于是，瑶瑶老师给果果拿来了他喜欢的书和玩具安慰他，密切观察果果的体温、精神、腹痛、呕吐等情况变化，暂时不让他进食以免加重腹痛……

就诊后，果果家长打电话给瑶瑶老师说：果果确诊阑尾炎，感谢幼儿园的正确护理。瑶瑶老师遇到小朋友出现腹部不适时，检查全面，护理措施正确，值得我们参考和学习。

六、急性阑尾炎的预防

（一）饮食管理

平时注意在日常生活中培养规律进食的习惯，同时避免饭后立刻进行蹦跳、奔跑等剧烈运动。不要暴饮暴食，减少生、冷、硬等不易消化食物的摄入。否则，肠道正常蠕动节律发生改变，会导致肠道功能紊乱诱发阑尾炎。同时，注意养成细嚼慢咽的习惯，减少进入盲肠的食物残渣。

（二）腹部保暖

注意季节和气候变化，适时增减衣物，避免腹部受寒冷刺激，维护胃肠道正常功能。

（三）大便管理

日常生活中，注意规律排便，合理饮食，培养良好卫生习惯，预防便秘和腹泻，保持大便通畅和质地正常，避免肠道异常蠕动。

（四）驱除肠道寄生虫

常见的肠道寄生虫如蛔虫、蛲虫等，可进入阑尾管腔并引起管腔阻塞，诱发阑尾炎。如果发现婴幼儿有排虫史，如肛门处有白色线虫，需及时治疗，并注意加强消毒卫生工作：勤打扫，衣物被褥勤洗勤晒，引导婴幼儿勤洗手，等等。

（五）适当体育锻炼

培养参加体育锻炼的习惯，提高机体抵抗力，预防麻疹、上呼吸道感染、急性扁桃体炎等疾病。

小 结

　　溃疡性口腔炎表现为发热、流口水、烦躁、哭闹、拒食等。护理溃疡性口腔炎患儿时，应注意合理用药，及时处理发热，做好口腔清洁等护理工作。平时，应注意卫生，饮食均衡，预防口腔炎的发生。

　　腹泻病的主要表现是大便次数增多和大便性状改变。重度腹泻会引起脱水、休克甚至出现生命危险。护理腹泻病患儿时，应注意调整饮食，遵医嘱合理用药，及时补液预防脱水，观察病情。平时，应注意清洁卫生，及时隔离感染性腹泻患儿并做好卫生消毒工作。

　　肠套叠常表现为阵发性腹痛、呕吐、便血和腹部肿块。一旦怀疑婴幼儿肠套叠，应尽快送医，否则会有肠道出血坏死、休克甚至死亡的风险。如能在肠管坏死前早期治疗，多数预后良好。日常生活中，应指导婴幼儿科学进食，避免暴饮暴食，注意腹部保暖、饮食卫生，预防便秘和腹泻，等等。

　　急性阑尾炎发作时可表现为哭闹不安、腹痛、发热、呕吐、腹泻等。婴幼儿抵抗力弱，网膜发育不完全，阑尾炎病情发展迅速，化脓和穿孔的概率高，严重者甚至有生命危险。而且，女童阑尾炎可能会造成卵巢感染，增加成年后不孕症的风险，更应引起重视。一旦确诊，优先选择手术切除阑尾。平时应注意饮食管理，适时增减衣物，预防腹泻和便秘，驱除肠道寄生虫，做好消毒卫生工作，适当进行体育锻炼，等等。

第五章 · 消化系统疾病预防与护理

关键术语

口腔炎　　溃疡性　　口腔黏膜溃疡　　腹泻　　脱水　　轮状病毒
诺如病毒　　肠套叠　　腹痛　　呕吐　　空气灌肠复位　　肠坏死

思考与练习

　　1. 溃疡性口腔炎的症状是什么？在幼儿园晨检时，你发现了一名溃疡性口腔炎幼儿，他的口腔里会有什么表现？

　　2. 溃疡性口腔炎的预防和护理方法有哪些？

　　3. 婴幼儿腹泻病的护理方法有哪些？

　　4. 女童阑尾炎的特殊性是什么？

5. 急性阑尾炎的临床表现和护理方法是什么？

建议的活动

1. 情景演练：你在幼儿园晨检过程中发现明明喉咙里有溃疡，你考虑明明可能得了什么病？假如明明的家人无法及时赶来幼儿园带明明去医院，你会怎么护理明明？

2. 请设计一份教案及 PPT，分别给幼儿园小、中、大班小朋友讲授腹泻病的病因和预防方法，教小朋友学会正确的七步洗手法。

3. 情景演练：果果在幼儿园突然发生了呕吐，并且间断哭闹，指着肚子说疼，如果你是果果的老师，你考虑可能发生了什么问题？应该如何处理？

4. 寻找儿童阑尾炎的真实案例，分析该儿童发生阑尾炎的原因，怎样早期识别和护理，并设计预防儿童阑尾炎的具体措施。

拓展阅读

1. 孙锟、母得志：《儿童疾病与生长发育》，305～306 页，北京，人民卫生出版社，2015。本书第十一章第二节"口炎"系统介绍了儿童各种常见类型口腔炎的分类及临床表现、护理方法等，适合课外阅读扩展视野。

2. 王小衡：《儿童阑尾炎的早期识别及其治疗》，载《健康生活》杂志，2016（10）。本文以真实案例的形式详细介绍了儿童阑尾炎的早期识别方法，有利于托幼机构教师尽早发现阑尾炎患儿。

3. 孙清廉：《儿童腹痛应特别警惕哪些疾病》，载《家庭医学》，2019（11）。本文以通俗易懂的语言生动介绍了儿童腹痛的常见原因及表现，有利于开阔思路，在儿童出现腹痛时给予正确的处理。

第六章

呼吸系统疾病预防与护理

学习目标

☆熟练掌握呼吸系统常见疾病的日常预防及正确护理方法。

☆了解呼吸系统常见疾病的临床表现。

☆了解呼吸系统相关疾病的病因和处理方法。

思维导图

第六章 呼吸系统疾病预防与护理

第一节 急性上呼吸道感染
- 一、急性上呼吸道感染的概念
- 二、急性上呼吸道感染的病因
- 三、急性上呼吸道感染的临床表现
- 四、急性上呼吸道感染的临床处置
- 五、急性上呼吸道感染的护理
- 六、急性上呼吸道感染的预防

第二节 急性喉炎
- 一、急性喉炎的概念
- 二、急性喉炎的病因
- 三、急性喉炎的临床表现
- 四、急性喉炎的临床处置
- 五、急性喉炎的护理
- 六、急性喉炎的预防

第三节 急性支气管炎
- 一、急性支气管炎的概念
- 二、急性支气管炎的病因
- 三、急性支气管炎的临床表现
- 四、急性支气管炎的临床处置
- 五、急性支气管炎的护理
- 六、急性支气管炎的预防

第四节 支气管肺炎
- 一、支气管肺炎的概念
- 二、支气管肺炎的病因
- 三、支气管肺炎的临床表现
- 四、支气管肺炎的临床处置
- 五、支气管肺炎的护理
- 六、支气管肺炎的预防

导 入

小明为什么不想去幼儿园？

小明早晨起床后，不愿意去幼儿园，妈妈责怪小明："总想睡懒觉，不愿去上学，妈妈上班要迟到啦！"最后，妈妈还是硬把小明送到了幼儿园。在园期间，老师发现小明懒洋洋的，小脸通红，还不停地流鼻涕，于是赶紧拿体温计量了体温，38.5℃。后来经医生诊断，小明得了急性上呼吸道感染，也就是我们常说的感冒。

第一节 急性上呼吸道感染

一、急性上呼吸道感染的概念

急性上呼吸道感染简称上感，俗称感冒，是由各种病原体引起的上呼吸道的急性感染，按照感染部位不同，包括急性鼻炎、急性咽炎、急性扁桃体炎等。感冒是婴幼儿最常见的疾病，一年四季均可发病，冬春季节和气候突变时多见。

二、急性上呼吸道感染的病因

90%以上的急性上呼吸道感染是由病毒引起的，个别患者在病毒感染后可出现继发细菌感染。常见的细菌包括链球菌、流感嗜血杆菌等。肺炎支原体也是上呼吸道感染的病原体之一。

由于上呼吸道的解剖结构和免疫特点，婴幼儿容易患呼吸道感染，同时由于维生素D缺乏、锌或铁缺乏、被动吸烟、护理不当、气候变化等危险因素，容易发生反复上呼吸道感染。

三、急性上呼吸道感染的临床表现

（一）症状

病情的轻重缓急程度与年龄、免疫力、病原体的数量和毒性有关，可表现为局部症状和全身症状。

1.局部症状

鼻塞、流涕、喷嚏、咳嗽、咽痒、咽痛等。

2.全身症状

发热、头痛、乏力、全身不适、烦躁不安等，部分患儿有食欲减退、呕吐、腹泻、腹痛等消化道的表现。

3.并发症

感染严重时，可出现病变向邻近的组织器官扩散，引起中耳炎、鼻窦炎、颈部淋巴结炎、肺炎甚至心肌炎等，出现相应的临床表现，如耳痛、耳部异常分泌物、颈部淋巴结肿痛、胸痛、长叹气等。

> **小贴士**
>
> 婴幼儿上呼吸道感染如果伴随腹痛症状，需要与急性阑尾炎区别。上呼吸道感染一般先有发热后有腹痛，腹痛主要位于脐部周围，呈阵发性疼痛，按压腹部时无明显疼痛，压痛点不固定。急性阑尾炎的腹痛一般比发热先出现，表现为从脐周转移到右下腹的持续性疼痛，按压腹部时疼痛明显，同时由于腹部肌肉保护性反射，腹部呈现比较紧张、坚实的状态。

（二）体征

咽部充血，多数扁桃体肿大。部分患儿颈部可触摸到肿大的淋巴结，伴触痛。部分肠道病毒感染可导致身上出现不同形态的皮疹。

（三）实验室检查

一般会根据情况化验血常规、C反应蛋白、支原体等。

（四）预后

急性上呼吸道感染一般预后良好。如精神不好、高热不退，甚至出现并发症，特别是肺炎、心肌炎等，需及时就医，以免耽误病情。

四、急性上呼吸道感染的临床处置

上呼吸道感染具有自限性，如果没有合并细菌感染或并发症，无须特殊处理，一般一周会自愈。患病期间应注意休息，保持居家通风等良好舒适的环境，多补充水分。细菌性感染可遵医嘱使用抗生素治疗。高热时，可口服退热药物，也可以采用物理降温如冷敷或温水浴。如果发生高热惊厥，可以给予镇静、止惊处理。

五、急性上呼吸道感染的护理

（一）一般护理

患病时应注意充分休息，有利于疾病早日痊愈。同时，注意补充水分。大量饮水可对咽部的病毒、细菌起到冲刷作用，还能及时补充因退热出汗所丢失的水分。喝水时宜采用少量多次的方法。

（二）衣物适宜

根据情况增减衣物，不要将患儿包裹过厚。当患儿出汗后，用毛巾擦干，及时换上干净的衣物。

（三）空气新鲜、温湿适宜

即使是在婴幼儿生病的情况下，也要每天开窗通风。通风可以降低室内的病毒、细菌等微生物的密度。一般情况下，在冬季也要保证每天通风两次，每次 20～30 分钟。

冬季，我国北方气候比较干燥，湿度不足，容易造成婴幼儿喉咙干，鼻痂不易排出。这时，可在室内放一盆水，给房间增加湿度。

（四）合理饮食

婴幼儿上呼吸道感染时往往食欲不佳，此时不要勉强其进食。建议提供流质、半流质食物，如牛奶、酸奶、稀饭、面条、面包等，同时还要多给予富含维生素的食物，如新鲜水果和蔬菜。患病期间慎食油腻难消化及冷冻食品。

六、急性上呼吸道感染的预防

（一）家园配合，培养良好习惯

幼儿园教师和家长要共同配合，注意培养幼儿良好的卫生习惯，如勤洗手、不乱摸鼻子和眼睛、不随地吐痰等。要教会幼儿正确的擦拭鼻涕、咳嗽的方法。室内要经常开窗通风，保持房间空气清新，降低室内细菌、病毒等微生物密度。床单被褥勤洗勤晒。此外，应进行湿式打扫，尽量避免尘土飞扬。尤其要避免婴幼儿被动吸烟。

（二）经常锻炼，增强体质

在幼儿园每天要保证有足够的户外活动时间，让幼儿得到足够的日光照射，充分呼吸新鲜空气。同时，注意为幼儿安排多样化的体育锻炼项目，以提高自身抵抗力。建议家长充分利用双休日和平时饭后散步时间，进行幼儿乐于接受的亲子游戏活动，循序渐进地加大幼儿的运动量。对于婴儿，应根据发育情况减少平躺或静坐、抱的时间，适当多趴、爬、练习走路等。春季气候变化无常，家长和教师应及时为婴幼儿增减衣服，避免婴幼儿受凉。此外，要保证婴幼儿有充足的睡眠时间。

（三）合理营养，科学安排膳食

应为婴幼儿提供多样化的、色香味俱全的营养食物，力求营养均衡，保证婴幼儿获得足够的蛋白质和维生素，满足其生长发育的需要。在饮食上，家园要同步，鼓励婴幼儿多喝水，多吃新鲜水果和蔬菜等，以增强抵抗力。

（四）悉心保育，防患未然

春光明媚的日子，婴幼儿户外活动时间相对较长，穿得过多极易出汗，一旦活动结束，就容易着凉，体质较弱的孩子常常会因此感冒。所以，在带领婴幼儿进行户外活动前，酌情脱减1~2件衣服，并帮他们把衣裤塞好，以免肚子受凉。除以上几点做法外，冬春季和秋冬季感冒流行时，建议家长尽量少带婴幼儿去公共场所。若家庭成员有感冒症状，则应及早做好防护工作，以避免和减少婴幼儿呼吸道感染。

第二节　急性喉炎

一、急性喉炎的概念

急性喉炎是指喉部黏膜的急性炎症，以犬吠样咳嗽、声音嘶哑、喉鸣、吸气性呼吸困难为特征。多发于冬春季节，婴幼儿多见，起病急、症状重，容易发生喉梗阻，如果不及时抢救，可窒息死亡。

二、急性喉炎的病因

多见于病毒或细菌感染，也可并发于麻疹、百日咳等急性传染病。婴幼儿由于上呼吸道的解剖结构特点，发生感染时喉部容易充血、水肿而出现喉梗阻。

三、急性喉炎的临床表现

（一）症状

起病急、症状重。常常有发热、犬吠样咳嗽、声音嘶哑、吸气性喉鸣和三凹征，严重者可出现口唇发紫、烦躁不安、面色苍白、心率加快。一般白天症状轻，夜间睡眠时症状加重，如果出现喉梗阻、呼吸困难，不及时抢救，可窒息死亡。

（二）体征

体格检查可见咽部充血，严重喉梗阻时，可见鼻翼扇动、口唇发紫、面色苍白、烦躁不安、心率加快、胸骨上及锁骨上窝凹陷等吸气性呼吸困难的体征。

（三）实验室检查

一般会化验血常规等，必要时拍胸部 X 射线摄片。

> 📄 **小贴士**
>
> 急性喉炎起病急、发病快，病情在短时间内就可能发展为重症，重症喉炎死亡率极高。所以医生会根据病情给予口服给药、肌肉注射给药、输液，甚至住院治疗。短时间使用激素及抗生素不会对婴幼儿造成影响。治疗及时、分秒必争是患儿脱离危险的关键。这种情况下一般医生需要紧急处理，积极配合医护是顺利康复的重要保障。

（四）预后

及时采取措施，一般预后良好。重症患儿如未得到及时救治，可能会危及生命。

四、急性喉炎的临床处置

保持呼吸道通畅，必要时吸氧。烦躁不安时需要及时镇静，痰液多者需通过雾化等方式使黏稠痰液变得稀薄，以利于痰液排出。合并细菌感染时可选用抗生素治疗。糖皮质激素能及时减轻喉头水肿，缓解喉梗阻。

五、急性喉炎的护理

教师若发现婴幼儿有急性喉炎的迹象，可以请保健医初步检查，及时联系家长送往医院就诊。

（一）安抚患儿，注意休息

让患儿保持安静，不要哭闹，更不要大声喊叫，否则容易加重病情，加重缺氧的状况。教师一定要保持镇静，做好安抚工作，分散其注意力。

（二）保持环境舒适

开窗通风，保持适宜温湿度，驱散人群，可缓解患儿的缺氧症状及恐惧感。

（三）合理饮食

患病期间，需给予清淡易消化、富含营养的饮食，禁食刺激性食物。

案 例

"狗吠声"的咳嗽

一天下午，浩浩受凉后有点儿流鼻涕，由于以前多次感冒，浩浩爸爸早已熟悉怎么处理了，因此也不紧张，就在家里找了些感冒药让浩浩吃了。晚上10点，浩浩说想喝水，声音有些嘶哑，爸爸并不在意。到了凌晨，爸爸听到浩浩睡觉时发出奇怪的呼噜声，于是把浩浩叫了起来，浩浩醒后说喉咙痛，说话时声音嘶哑，还"空空"咳嗽了几声，声音破响，就像小狗的叫声。爸爸想，应该不要紧吧，不想晚上折腾着去医院了，就给浩浩吃了点感冒药，然后继续睡觉。凌晨3点，浩浩突然被闷醒，声音嘶哑几乎不能发声，表情痛苦，每一次吸气都非常费力，好像被谁掐着脖子，面色苍白，大汗淋漓。浩浩爸爸大吃一惊，赶紧抱起浩浩赶到医院，医生立即实施抢救，吸氧、雾化、输液，并告诉浩浩爸爸，如果病情不能控制，可能需要切开气管。这时浩浩爸爸才慌了神，怎么会这么严重呢？

本案例中，浩浩的病情一步步发展到严重的程度，主要是因为爸爸对急性喉炎没有引起重视，一直以为就是普通的感冒。实际上，喉炎加重的关键在于感染的部位比较特殊，声门下部位置是整个喉部最狭窄的地方，炎症发生时容易水肿导致喉部阻塞，导致呼吸困难，如不及时处理，可能会危及生命。

所以，再遇到这种情况一定要带孩子及时就医，避免病情进展危及生命，后悔莫及。

六、急性喉炎的预防

急性喉炎常继发于急性鼻炎、咽炎，婴幼儿患有这类疾病时应积极治疗，避免病情恶化或进一步发展。平时注意锻炼身体，增强免疫力，规律生活，保证休息和睡眠。

第三节 急性支气管炎

一、急性支气管炎的概念

急性支气管炎是指由各种致病原引起的支气管黏膜炎症，由于气管常同时受累，故也称为急性气管支气管炎。常并发或继发于上呼吸道感染、麻疹、百日咳、伤寒等，是婴幼儿时期常见的呼吸道疾病。

二、急性支气管炎的病因

急性支气管炎主要是感染导致的。病原体为病毒、肺炎支原体、细菌，或混合感染。能引起上呼吸道感染的病原体都可引起支气管炎。环境污染、空气污浊或经常接触有毒气体亦可刺激支气管黏膜引发炎症。免疫功能低下、特异性体质、营养障碍、佝偻病和支气管局部结构异常等均为本病的危险因素。

三、急性支气管炎的临床表现

（一）症状

1.咳嗽、咳痰、胸痛

发病初期，表现为频繁干咳，随着支气管分泌物出现，会出现咳黏液痰；如果是细菌性感染，可表现咳黄脓痰。如果咳嗽剧烈，可引起胸痛。

2.喘憋

炎症累及支气管范围广、程度较严重时，可发生支气管痉挛，可出现喘憋，甚至呼吸困难。

3.伴随症状

除典型呼吸系统症状外，本病常伴发热、疲乏等全身症状，有时也可伴有食欲降低、恶心、呕吐、腹痛、腹泻等消化系统症状。

（二）体征

体格检查以呼吸系统听诊为主，可在病变区域听到不固定的干性或湿性啰音，此外还会发现咽部充血、肿胀等改变。

（三）实验室检查

可进行血常规、C反应蛋白、降钙素原等化验，如果需要明确病原体类型，可进行痰培养及药敏实验。胸部X射线摄片多表现肺部纹理增粗。

（四）预后

绝大部分患儿在规范治疗后可痊愈，无后遗症及并发症，预后较好。存在营养不良、免疫功能低下、慢性鼻咽炎等情况时可能迁延不愈，转为慢性支气管炎，也可以并发肺炎、中耳炎、喉炎、鼻窦炎等。

四、急性支气管炎的临床处置

经常变换体位，多饮水，使呼吸道分泌物易于咳出。酌情使用抗生素。痰多或黏稠时，可使用祛痰药，一般不用止咳药，以免抑制咳嗽反射，影响痰液排出。如果咳嗽较重影响正常生活，可适量使用止咳药物。如果喘憋明显，可雾化糖皮质激素或支气管扩张药物。

五、急性支气管炎的护理

（一）保暖

气温变化，尤其是寒冷的刺激可降低支气管黏膜局部的抵抗力，加重病情。因此，要随气温变化及时给婴幼儿增减衣物，睡眠时要盖好被子。

（二）补充水分

患儿有不同程度的发热，水分蒸发较多，应注意给患儿少量多次喂水。可用白开水、糖盐水补充，也可用米汤、蛋汤补充。饮食以半流质为主，以增加体内水分，满足机体需要。

（三）营养充分

患儿营养物质消耗较多，加之发热及细菌毒素影响胃肠功能，易发生消化吸收不良，此时体内营养缺乏是不容忽视的。对此，要采取少量多餐的方法，给予清淡、营养充分、均衡易消化吸收的半流质或流质饮食，如牛奶、稀饭、煮透的面条、鸡蛋羹、新鲜蔬菜、水果汁等。

（四）翻身拍背

患儿咳嗽、咳痰，表明支气管内分泌物较多。使患儿保持半卧位，有利于痰液排出。此外，为促进气道分泌物顺利排出，可用雾化吸入剂帮助祛痰，每日2～3次，每次 5 ～ 20 分钟。如果是不会翻身的小婴儿，除拍背外，还应每 1 ～ 2 小时一次帮助其翻身。

（五）退热

婴幼儿患急性支气管炎时多出现中低热，如果体温在 38.5℃ 以下，可给予物理降温。一般无须给予退热药，主要针对病因治疗，从根本上解决问题。如果体温过高，达到 38.5℃ 以上，或患儿因发热导致极度不适，可遵医嘱口服退热药。

（六）保持家庭良好环境

婴幼儿所处居室要温暖，通风和采光良好，并且空气中要有一定湿度，防止过分干燥。如果家中有吸烟者最好戒烟，防止二手烟对婴幼儿呼吸道的不利影响。

六、急性支气管炎的预防

引起婴幼儿急性支气管炎的病原体种类多，要按计划为婴幼儿规范接种疫苗，积极预防感染。日常生活中需要注意让婴幼儿增强免疫力，避免被动吸烟，减少去人员密集、通风不畅的公共场所。

第四节　支气管肺炎

一、支气管肺炎的概念

支气管肺炎又称小叶性肺炎，指累及支气管壁和肺泡的炎症，是婴幼儿常见的感染性疾病，主要表现为发热、咳嗽和气促，属于我国儿童四大常见病之一。

二、支气管肺炎的病因

支气管肺炎常由细菌、病毒、非典型病原体感染引起，也可以由多种病原体混合感染引起。当婴幼儿存在基础疾病、免疫力低下时，病原体更容易经呼吸道入侵，导致支气管肺炎的发生。

三、支气管肺炎的临床表现

（一）症状

支气管肺炎的症状根据病因会有所不同，症状轻重差别较大。常见的症状有发热、咳嗽、气促、精神不佳等，严重者可能发生致命性并发症。

1. 发热

早期体温多在 38℃ ～ 39℃，也可以高达 40℃，新生儿、营养不良的婴幼儿，体温可以不升高或低于正常。

2. 咳嗽

一般早期咳嗽就比较明显，但婴幼儿咳嗽反射较弱，也会出现咳嗽不明显的现象。

3. 气促

多在发热、咳嗽后出现，严重者可有呻吟、鼻翼扇动、口唇及手指末端发紫等缺氧症状。

4. 伴随症状

消化系统症状表现：腹泻、腹胀、呕吐等，其中呕吐常在剧烈的咳嗽之后发生。循环系统症状表现：重症患儿出现心率增快，合并口唇发紫、面色苍白、水肿及少尿等心力衰竭情况。神经系统表现：常伴有烦躁不安、嗜睡、惊厥等，如果伴有明显的嗜睡或烦躁、意识障碍，可能出现脑膜炎、中毒性脑病等情况。

5. 并发症

包括肺不张、脓胸、脓气胸、肺大疱等。

（二）体征

体格检查可发现患儿呼吸增快，烦躁不安，严重者鼻翼扇动，颜面及口唇发绀，下肢水肿，双肺听诊可闻及固定湿啰音。

（三）实验室检查

酌情进行血化验、X 射线、肺部 CT 等检查。

（四）预后

婴幼儿支气管肺炎的预后取决于年龄、严重程度、并发症、病原菌数量及毒力、细菌对抗菌药物的敏感程度、免疫力等。年幼儿因抵抗力弱、病变范围广泛，病程容易迁延，年龄越小，发病率和死亡率越高。同时伴随基础疾病、存在严重并发症的婴幼儿，预后较差。

> **📝 小贴士**
>
> 湿啰音是由于呼吸道内有分泌物（渗出物、痰液等），当吸气时气体通过分泌物形成的水泡破裂所产生的声音；或由于支气管壁因分泌物黏着而陷闭，当吸气时突然张开重新充气所产生的爆裂音。湿啰音分粗、中、细湿啰音，多见于支气管炎、支气管肺炎、支气管扩张、肺淤血、肺水肿等。

四、支气管肺炎的临床处置

保持空气流通，给予足量的维生素和蛋白质，经常饮水，少量多次进食。保持呼吸道通畅，及时清除上呼吸道分泌物，改善通气功能。注意经常变换体位，加强翻身叩背，雾化吸入，促进痰液的排出。

高热时可口服退热药，配合物理降温如冷敷或温水浴。病毒性感染可酌情使用抗病毒药物，部分中成药具有一定的抗病毒疗效。细菌性感染可选用抗生素治疗。

喘憋严重时可给予吸氧、心电监护等处理。如有并发症，及时对症处理。

五、支气管肺炎的护理

若在园期间发现幼儿有患病的迹象，可请保健医初步检查。若病情较轻，可以留园护理；若病情较重，及时联系家长送往医院就诊。

（一）改善呼吸功能

定时开窗通风，保持室内空气新鲜，室内温度、湿度适宜，但应避免对流风直吹。帮助患儿采取舒适体位，半坐位或抬高床头 30°～60°，经常更换体位，以利于呼吸道分泌物排出。如果患儿出现呼吸困难、喘憋、口唇发紫、面色苍白等情况，立刻给予吸氧，及时送医院就诊。

（二）保持呼吸通畅

及时清除口鼻分泌物，协助患儿翻身及轻拍背部。若痰液黏稠，让患儿少量多次饮水，遵医嘱口服祛痰剂，有条件的可雾化吸入治疗。

（三）衣物适宜

根据情况增减衣物，避免用厚被子给患儿捂汗，因为此种方式不利于散热退烧。当患儿出汗后，及时用毛巾擦干，并更换干净的衣物。在室内，不必穿得过厚过多。

（四）密切观察病情

如果患儿出现以下情况，提示病情加重或发生并发症，应立刻及时送往医院：烦躁不安、面色苍白、呼吸加快（大于 60 次/分）、心率加快（大于 160 次/分），提示心力衰竭；口吐粉红色泡沫痰，可能发生了肺水肿；精神差、面色苍白、四肢发凉、皮肤花纹、无尿，提示循环障碍，可能会休克；腹胀明显，应注意中毒性肠麻痹；呕吐咖啡色样物或大便发生柏油样改变，提示消化道出血；呼吸不规则，呼吸费劲，口唇发紫，点头呼吸，提示呼吸衰竭；出现嗜睡、昏迷、惊厥等情况，警惕脑水肿或中毒性脑病。

六、支气管肺炎的预防

疫苗接种能有效降低婴幼儿支气管肺炎的患病率，应按规划及时接种肺炎疫苗。此外，其他预防细菌、病毒感染的各类疫苗也应及时接种，以减少感染。平时勤洗手，培养良好卫生习惯。不去人多密集、通风不畅的公共场所。生活中避免被动吸烟及与呼吸道感染者密切接触。

第六章·呼吸系统疾病预防与护理

第五节　支气管哮喘

一、支气管哮喘的概念

支气管哮喘（以下简称哮喘）是一种以慢性气道炎症和气道高反应性为特征的异质性疾病，以反复发作的喘息、咳嗽、气促、胸闷为主要临床表现，常在夜间和（或）凌晨发作或加剧。支气管哮喘大多始发于 4～5 岁以前。哮喘反复发作对儿童生长发育、生活、学习的影响尤其明显，积极防治支气管哮喘可防止气道不可逆性狭窄和气道重塑。

二、支气管哮喘的病因

哮喘的发病机制极为复杂，尚未完全清楚，与免疫、神经、精神、内分泌因素和遗传学背景密切相关。特异性或过敏性体质与哮喘的发病关系很大。其他因素，比如呼吸道感染（尤其是病毒和支原体感染）、冷空气刺激、强烈的情绪变化、运动和过度通气、刺激性气体等都可能诱发哮喘发作。

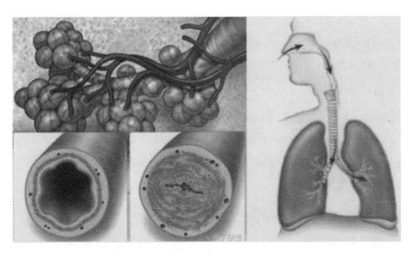

图 6-1　正常支气管与哮喘发作时支气管比较图

三、支气管哮喘的临床表现

（一）症状

1. 发作时症状

咳嗽和喘息呈阵发性发作，以夜间和清晨为重。发作前可有流涕、打喷嚏和胸闷等症状，发作时呼吸困难，呼气时间延长，同时可以听到类似吹口哨的响声，即喘鸣声。严重病例呈端坐呼吸，恐惧不安，大汗淋漓，面色青灰，鼻翼翕动，口唇、指甲发绀，甚至冷汗淋漓，面容惊恐不安，往往显示危重状态，应予以积极处理。

2.发作间歇期症状

发作间歇期表现如正常婴幼儿。由于导致支气管易感性的病理因素依然存在，存在感染或接触外界变应原时可立即触发哮喘发作，但多数患儿症状可全部消失，肺部听不到哮鸣音。

3.慢性反复发作症状

哮喘是一种慢性疾病。如果急性发作控制不利或反复感染，就会导致慢性反复发作症状。有的患儿常年咳喘发作，或虽然可用药物控制，但缓解期比较短。有时虽无急性发作，但活动后亦常感胸闷气急，肺部常可闻及哮鸣音，或经常合并感染，痰多，由于炎性分泌物阻塞而发生肺不张。有的患儿发展成支气管扩张，偶见合并纵隔气肿或气胸。严重者有程度不等的心肺功能损害，甚至发生肺源性心脏病。

> 哮喘是一种慢性疾病，应通过对幼儿及家长进行哮喘基本防治知识的教育，调动其对哮喘防治的主观能动性，提高依从性，避免各种触发因素，巩固治疗效果，提高生活质量。同时，加强对幼儿园教师的教育并更新其哮喘防治知识，也是哮喘防治中不可缺少的环节之一。

（二）体征

哮喘发作时双肺听诊可闻及哮鸣音。重症哮喘患儿，肺部听诊时可以听不见呼吸音，又称"寂静胸"。

（三）实验室检查

可酌情给予血常规、过敏原检测、肺功能检查、胸部 X 射线等检查。

（四）预后

支气管哮喘一般预后良好，目标在于达到并维持症状的控制，维持正常活动，包括运动能力，维持肺功能尽量接近正常。婴幼儿支气管哮喘的病死率为 2/10 万～ 4/10 万，70% ～ 80% 年长后不再反复，但仍可能存在不同程度的气道炎症和气道高反应性。30% ～ 60% 的婴幼儿可完全控制或自愈。

四、支气管哮喘的临床处置

哮喘控制治疗越早越好，要坚持长期、持续、规范、个体化治疗原则。治疗包括：①急性发作期，快速缓解症状，如平喘、抗感染治疗；②慢性持续期和临床缓解期，防止症状加重和预防复发，如避免触发因素，抗炎，降低气道高反应性，防止气道重塑，并做好自我管理。注重药物治疗和非药物治疗相结合，不可忽视非药物治疗如哮喘防治教育、变应原回避、心理问题的处理、生命质量的提高、药物经济学等方面在哮喘长期管理中的作用。

五、支气管哮喘的护理

（一）明确病因

由于哮喘多在夜间发作，常会使家人惊慌，特别是首次发作，最好去医院查明病因，在医生指导下制订治疗方案。

（二）急性发作时的护理

一般轻、中症可在家治疗和护理。发作时可按医嘱给支气管舒张剂等气雾剂吸入。保持环境安静，帮患儿取半坐位或最舒适体位，并用亲切语言安慰，以解除其恐惧与不安，使之身心得到充分休息。饮食上要给清淡、易消化的半流质食物或软食，让患儿多吃新鲜蔬菜水果，以利通便，忌吃刺激性食物及冷饮，减少诱发因素。鼓励多饮水，以补充水分的丢失。

（三）日常护理

对患有支气管哮喘的婴幼儿，平时应多带其进行户外活动，晨起散步呼吸新鲜空气，做广播操或游泳以提高抵抗力。增加冬季的耐寒能力，防止上呼吸道感染。如幼儿配合，可训练其做胸、腹式呼吸操，吸气用鼻，呼气用口，在胸腹部加压，使呼气时间延长，尽量排出肺部剩余气体，增强换气功能。

帮助患儿养成规律的生活习惯，保证充足的睡眠，在能耐受的前提下，尽可能让其与普通婴幼儿同样地进行生活，以减少依赖性。

（四）去除病因

外源性哮喘若原因明确，应设法去除过敏原或进行减敏治疗。例如，婴幼儿如果对烟雾过敏而引起哮喘，日常生活中就应注意避免接触烟雾。倘若原因不明确，应对婴幼儿新接触的物品和初次食用的食物进行详细观察和记录分析，以便及时发现致敏原。

（五）心理护理

幼儿园教师与家长应允许幼儿表达情感，向幼儿解释哮喘的原因、治疗过程等，发挥幼儿的主观能动性，帮助幼儿学会自我预防和护理，防止复发。

（案 例）

哮喘急性发作的紧急处理

大班的浩浩小朋友不爱动，经常一个人坐着玩。一天，老师带领小朋友们在户外玩"老鹰抓小鸡"的游戏。玩得正开心的时候，浩浩突然大口喘气，呼吸困难，面色苍白。老师看到后赶紧安抚浩浩，让他不要紧张，同时让别的小朋友回到教室，保持浩浩周围空气流通，并呼叫保健医。经过检查，考虑浩浩可能是哮喘急性发作，于是保健医赶紧给浩浩吸入了哮喘缓解药物。慢慢地，浩浩呼吸顺畅了，也不难受了。

　　这个案例说明，幼儿哮喘的发作通常是非常紧急的，并且有一定的诱因，比如接触过敏原、闻到刺激性的气味、剧烈运动或者吸入冷空气等。遇到这种情况时，老师一定要镇静，并且要有一定的医学常识，这样才可以早期识别，尽快处理，避免严重不良事件的发生。此次浩浩哮喘急性发作能得到紧急有效的处理，跟老师的日常医学知识的储备是分不开的。

六、支气管哮喘的预防

（一）常备药物

　　幼儿园、家中及随身备好平喘解痉药物，一旦哮喘急性发作，可及时用药，避免严重的哮喘发作。

（二）调节环境

　　经常开窗通风，调节室内温度、湿度，保持室内空气新鲜，无刺激性。

（三）避免接触过敏原

　　清除环境中的过敏原，避免婴幼儿接触。例如：不在婴幼儿生活的地方放置具有刺激性气味的花草，清除油烟，不养猫、狗等动物，不使用浓烈气味的化妆品，等等。规避食用明确过敏食物，如海鲜、牛奶、大豆等。家长和老师要在生活中注意观察并及时沟通，一旦发现某种食物会导致婴幼儿过敏，应立即停止食用，并在以后的生活中避开该种食物。

（四）积极防治呼吸道感染

　　预防呼吸道感染，婴幼儿应避免暴露于冷空气中，避免接触呼吸道感染病人，定期接种流感疫苗。若发生呼吸道感染，应积极治疗。

（五）建立健康档案

　　如果幼儿属于过敏性体质或有哮喘家族病史，应及时告知幼儿园教师，做好预防工作。建议幼儿园为此类特殊幼儿建立健康档案，记录过敏食物、药物、发作情况及家长联系电话等。

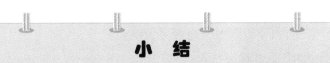

小　结

　　婴幼儿常见的呼吸系统疾病包括急性上呼吸道感染、急性喉炎、急性支气管炎、支气管肺炎、支气管哮喘。

第六章　呼吸系统疾病预防与护理

婴幼儿喉腔小，喉内黏膜松弛，肿胀时易致声门阻塞，咳嗽反射差，气管及喉部分泌物不易排出，因此患急性喉炎时容易引起严重喉梗阻。如不采取及时有效的治疗，病情可进行性加重，甚至危及生命。如发现婴幼儿有犬吠样咳嗽、声嘶、呼吸困难等症状，一定要及时送往医院诊治。

急性支气管炎是由各种致病原引起的支气管黏膜炎症，由于气管常同时受累，故也称为急性气管支气管炎。在护理方面，注意随气温变化及时给患儿增减衣物，睡眠时要盖好被子。少量多次喂水，提供营养充分的饮食，帮助患儿翻身拍背，以促进痰液排出。发热时，酌情给予物理降温和药物降温。居室应及时通风，保持适宜的温湿度。

支气管肺炎主要表现为发热、咳嗽和气促。护理方面与急性支气管炎有类似之处。疫苗接种能有效降低支气管肺炎患病率，应按规划及时为婴幼儿接种疫苗。

支气管哮喘的发病率高，常表现为反复发作的慢性病程，严重影响学习、生活及活动，影响婴幼儿生长发育。老师和家长应掌握急性发作时的紧急处理方法和日常护理方法。平时，幼儿园、家中及随身应备好平喘解痉药物，避免婴幼儿接触过敏原，积极防治呼吸道感染，建立并管理幼儿哮喘健康档案。

关键术语

上呼吸道感染	发热	急性喉炎	犬吠样咳嗽	声音嘶哑
急性支气管炎	喘憋	支气管肺炎	支气管哮喘	过敏原
喘息	气促	雾化吸入		

思考与练习

1. 呼吸道感染常见临床表现有哪些？

2. 怎样在日常生活中预防婴幼儿呼吸系统疾病？

3. 怎样识别婴幼儿急性喉炎？

4. 婴幼儿急性支气管炎的症状和护理方法有哪些？

5. 婴幼儿支气管哮喘的日常护理和预防方法有哪些？

建议的活动

1.搜集一些预防呼吸系统疾病的科普小视频，在课堂上与同学分享你的新发现。

2.请模拟婴幼儿急性喉炎发作时的在园紧急处理。

3.情景演练：小明在幼儿园活动后出现咳嗽、气喘、胸闷，他可能出现了什么问题？假如你是他的老师，应该如何处理？怎样做好日常预防工作？

拓 展 阅 读

1.孔璐丹等：《大气污染物及气象因子与儿童呼吸道感染的相关性调查》，载《温州医科大学学报》，2017（4）。本文通过调查发现，NO_2、$PM_{2.5}$、PM_{10} 为温州市区主要大气污染物。NO_2、PM_{10} 浓度升高和日最低温度降低可能造成儿童呼吸道感染人数增加。

2.王小英：《日常生活预防支气管肺炎的小妙招》，载《科学养生》，2020（1）。支气管肺炎会对生活造成较大的影响，如果患者没有及时到医院接受治疗，或者是采用的治疗方式不当，将会出现一系列的并发症。本文用通俗易懂的语言系统介绍了支气管肺炎的预防方法。

3.中华医学会儿科分会呼吸学组等：《儿童支气管哮喘诊断与防治指南（2016年版）》，载《中华儿科杂志》，2016（3）。本指南系统介绍了儿童支气管哮喘的早期识别，日常预防和护理、管理方法，急性发作时的处理，等等。

第六章 · 呼吸系统疾病预防与护理

第七章
心血管系统疾病预防与护理

学习目标

☆熟练掌握心血管系统常见疾病的日常预防及正确护理方法。

☆了解心血管系统常见疾病的临床表现。

☆了解心血管系统常见疾病的病因和治疗。

思维导图

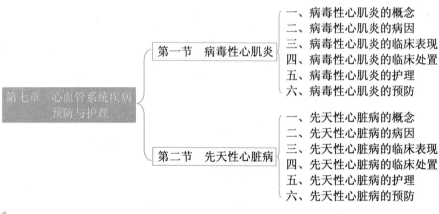

导　入

老让抱着的妮妮

妮妮已经是中班的小朋友了，自从前段时间感冒了以后，就跟变了个人似的，时不时地叹气，看起来好像身上没劲，不爱活动，连老师组织的好玩的游戏也不愿意参加，还总是想让老师抱着。老师发现了妮妮近段时间的变化，就建议家长带妮妮到医院进行专业的检查，如检查血和心电图，排查心肌炎。那么，心肌炎是什么病？在日常生活中又该怎样预防和护理呢？

第一节　病毒性心肌炎

一、病毒性心肌炎的概念

病毒性心肌炎是指人体感染病毒后，心肌细胞出现坏死、变性等情况，部分患儿还可能出现心包和心内膜的炎症。

二、病毒性心肌炎的病因

顾名思义，病毒性心肌炎的病原体是病毒，常见的病毒有柯萨奇病毒、腺病毒、流感和副流感病毒、单纯疱疹病毒、丙肝病毒、麻疹病毒、风疹病毒、EB病毒、呼吸道合胞病毒、水痘病毒等。

三、病毒性心肌炎的临床表现

（一）症状

由于发病年龄和感染病毒的不同，病毒性心肌炎患儿的临床表现差别很大。轻症可以没有临床症状，不易被家长和教师识别。重症则表现为乏力、面色苍白、长出气、胸闷、胸痛。极少数重症患儿的心肌收缩、舒张功能受到影响，表现为体力活动受限、水肿、呼吸急促、口唇青紫，甚至可能出现猝死。

> **小贴士**
>
> 病毒感染可以表现为许多疾病，如急性上呼吸道感染、急性咽峡炎、疱疹性咽峡炎、急性扁桃体炎、急性支气管炎、支气管肺炎、手足口病、轮状病毒性肠炎、水痘、麻疹、风疹等。所以，病毒感染后，如果患儿出现乏力、不爱活动、长叹气等症状，一定要考虑病毒性心肌炎的可能，及时到医院诊治。

（二）体征

轻症患儿的体征大多表现不明显，重症患儿可在体格检查中发现心率快、心音低钝、心脏扩大、肺部湿啰音、肝脾肿大等。

（三）辅助检查

一般情况下，医生会根据病情进行血液化验、心电图、心脏彩超等检查，以明确感染的病毒种类，有无心肌损害、心律失常等情况存在。

（四）预后

大多数预后良好，部分可能会遗留心律失常或心肌病等。仅有极少数重症病例可能会出现心力衰竭，甚至死亡。

四、病毒性心肌炎的临床处置

（一）休息

病毒性心肌炎的急性期一定要注意卧床休息，避免剧烈活动加重心脏负担。

（二）药物治疗

发病早期针对病原体，可以应用抗病毒药物。针对心肌损害，可以应用 1，6-二磷酸果糖、大剂量维生素 C、辅酶 Q10、维生素 E、黄芪颗粒等进行营养心肌治疗。

五、病毒性心肌炎的护理

（一）注意休息，及时送医

轻型病毒性心肌炎大多数预后较好，但在急性期应充分休息，至少完全卧床 8 周。婴幼儿天性爱动，难以做到完全卧床，但是也应想办法使其尽快安静下来，避免剧烈活动，并积极治疗。警惕重症病例，因可能出现心律失常、心力衰竭甚至死亡。

（二）注意情绪波动

病毒性心肌炎病程较长，患儿可能会出现情绪波动，甚至剧烈哭闹，注意安抚，可陪患儿进行讲故事、拼图、搭积木等安静的活动。

（三）坚持用药

病毒性心肌炎疗程大多比较长，婴幼儿用药依从性差，要注意宣教，正规按疗程用药。

（四）严密观察病情变化

如患儿出现嗜睡、无力、呼吸急促、口唇发绀等症状，务必及时就医，以免延误治疗，危及生命。

六、病毒性心肌炎的预防

（一）增强体质

合理膳食，均衡营养。营养充足并且均衡是婴幼儿健康成长的重要前提。适当参加体育锻炼，增强体质。保证充足睡眠时间。

（二）注意卫生

注意个人卫生，勤洗手、不抠鼻。注意教幼儿学会咳嗽礼仪，不给细菌、病毒可乘之机，预防感冒。

第二节 先天性心脏病

一、先天性心脏病的概念

先天性心脏病简称先心病，是儿童时期最常见的心脏病，发病率达 0.4%～0.8%。

先心病源于胚胎发育早期，是心脏及大血管发育异常导致的心脏、大血管发育的畸形。

二、先天性心脏病的病因

大多数先心病的病因不明，可能与遗传因素、环境因素有关。

（一）遗传因素

可有染色体或基因突变，如唐氏综合征、18-三体综合征、马方综合征等。

（二）环境因素

环境因素主要与母体有关。孕早期母亲感染、接触毒害物质等都可引起先心病。常见的感染有流行性感冒病毒、风疹病毒、柯萨奇病毒感染等。有害物质如放射线、药物、酒精、毒品、各种有毒物等。

> **小贴士**
>
> 心脏的发育一般在孕后第2～8周完成。此期若受到病毒感染或有害的物理、化学因素的影响，可能导致心血管系统发育不良，引发心血管的畸形。因此，孕期保健极为重要。孕妇应注意摒弃不良习惯，为胎儿提供安全的生长环境。

三、先天性心脏病的临床表现

（一）症状

部分轻症患儿没有临床症状，不易被家长和教师识别，体检听到心脏杂音或做心脏彩超时才发现先心病。

先心病常见的症状有：反复呼吸道感染，如上呼吸道感染、支气管炎、肺炎等；活动耐力差，表现为乏力，稍一活动就气喘吁吁，体力不足；呼吸急促；口唇青紫，尤其在活动后常见；生长发育迟缓，表现为体型瘦小。部分先心病患儿可能会出现心力衰竭、脑栓塞、脑脓肿等并发症。

（二）体征

轻症患儿体征可表现不明显，部分可有杵状指（趾）、心脏增大、心前区隆起、震颤、心前区杂音等。

（三）辅助检查

一般情况下，需根据病情进行心脏X射线检查、心电图、超声心动图检查，必要时给予心导管检查及心血管造影检查。

（四）预后

随着现代医学技术的进步，先天性心脏病的预后大多良好。但一些复杂畸形或异常分流严重、血流动力学明显异常的患儿如若不及时治疗，预后较差。

四、先天性心脏病的临床处置

（一）内科治疗

注意预防感染，防治并发症。对于法洛四联征患儿的缺氧发作，尽量让其保持安静、膝胸卧位，使症状缓解。重者即刻吸氧，给予药物治疗。小型房间隔缺损、室间隔缺损在 4 岁以前有一定的自然闭合率，可保守治疗，定期复查。

（二）手术治疗

由医生根据畸形类型和严重程度，在充分评估手术适应证的前提下，及时采用适宜的手术方式进行治疗。

五、先天性心脏病的护理

（一）合理作息，保证营养

保证充足的睡眠和休息，根据病情适当安排适宜的活动，减轻心脏负荷。给予充足营养，增强体质。喂养困难的少量多餐，心功能不全者给予少盐饮食。

（二）预防感染

根据气温情况适当增减衣物，不去人多密集、空气不流通的地方，同时应当做好保护性隔离，防止交叉感染。

（三）防止并发症

法洛四联征患儿在活动、哭闹、便秘等状态下易出现缺氧发作，生活中应注意避免或减少这些诱因。发热、出汗、呕吐、腹泻等易诱发血栓，注意予以液体摄入补充。

注意是否有心衰表现，如精神差、面色苍白或发绀、心率增快、呼吸困难、泡沫样痰、水肿等，出现后予以半卧位、吸氧，迅速就医。

六、先天性心脏病的预防

（一）做好孕期保健

1.适龄结婚

医学证明，35 岁以上的高龄孕妇发生胎儿基因异常的风险明显增加，最好在35 岁以内婚育。

2.做好备孕工作

提前做好怀孕的生理、心理调节，备孕期至少提前半年戒掉烟、酒等不良生活习惯。

3. 做好孕期保健

孕早期避免感染性疾病，避免射线、电磁辐射等不良环境因素。

（二）产前筛查

产前筛查尤其是孕 18～22 周为先天性心脏病最佳检测时间，此阶段对胎儿充分评估利于对下一步妊娠做出处理。

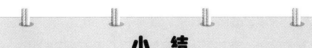

小 结

婴幼儿常见的心血管系统疾病包括病毒性心肌炎和先天性心脏病。病毒性心肌炎源于病毒感染，临床表现轻重不一，轻症可以无明显症状，重症可以出现体力活动受限、呼吸急促、口唇青紫、水肿等，甚至可能出现猝死。急性期一定要注意卧床休息，正规用药，严密观察病情变化，及时送医。平时注意卫生、增强体质，预防病毒性心肌炎的发生。

先天性心脏病源于遗传因素、环境因素造成的胎儿时期心脏血管发育异常，是儿童时期最常见的心脏病。部分患儿可以采取保守治疗，另一部分可出现反复肺炎、活动耐力差、生长发育迟缓、呼吸急促、口唇青紫等，需手术治疗。日常生活中应注意对患儿的护理，合理作息，保证营养，预防感染，防止并发症。

关键术语

病毒性心肌炎　　预防　　先天性心脏病

思考与练习

1. 如何预防病毒性心肌炎的发生？

2. 病毒性心肌炎有哪些护理方法？如不及时治疗，病毒性心肌炎可能会对患儿造成什么危害？

3. 先心病的日常护理措施有哪些？如何预防先心病的发生？

4. 先心病患儿可能会有哪些日常表现？

建议的活动

1. 设计一个活动方案：结合幼儿的年龄特点，向幼儿展示病毒导致心肌细胞损害的照片，谈一谈心肌细胞损害会出现哪些症状，增强幼儿对病毒性心肌炎的认识。

2.情景演练：你所负责的班级里有个小朋友在户外活动中突然出现乏力、气促、胸部不适、脉搏增快症状，应该如何处理？

3.情景演练：一名法洛四联征的先心病小朋友，由于哭闹不止，在幼儿园突然出现呼吸困难、口面部青紫、晕厥、抽搐，你作为老师，应如何处理？

4.情景演练：班级里有一名小朋友，体格发育落后于同龄小朋友，常常不爱运动，一般的户外活动他总嫌累，要蹲下休息；此外，还经常感冒、肺炎等。你作为老师，如何提醒该小朋友的父母，带孩子去医院做一下心脏方面的检查？

拓展阅读

1.时毓民：《需重视儿童病毒性心肌炎》，载《家庭用药》，2020（11）。本文以生动的语言介绍了儿童病毒性心肌炎的案例，有助于进一步了解其临床表现和危害。

2.孔曦：《来自内心的声音》，载《上海故事》，2021（7）。通过上海市儿童健康基金会，志愿者团队"乐贤荟"先后资助了402名先天性心脏病患儿做康复手术。本文能让我们更好地理解和关爱患有先天性心脏病的孩子们。

第八章
泌尿系统疾病预防与护理

学习目标

☆熟练掌握泌尿系统常见疾病的日常预防及正确护理方法。

☆了解泌尿系统常见疾病的临床表现。

☆了解泌尿系统疾病的病因和治疗。

思维导图

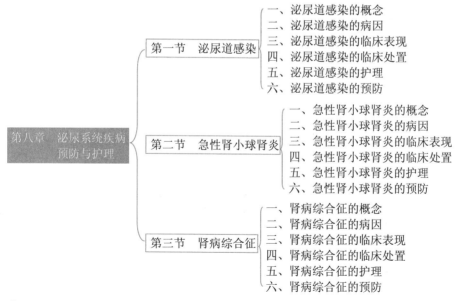

第八章　泌尿系统疾病预防与护理

第一节　泌尿道感染
一、泌尿道感染的概念
二、泌尿道感染的病因
三、泌尿道感染的临床表现
四、泌尿道感染的临床处置
五、泌尿道感染的护理
六、泌尿道感染的预防

第二节　急性肾小球肾炎
一、急性肾小球肾炎的概念
二、急性肾小球肾炎的病因
三、急性肾小球肾炎的临床表现
四、急性肾小球肾炎的临床处置
五、急性肾小球肾炎的护理
六、急性肾小球肾炎的预防

第三节　肾病综合征
一、肾病综合征的概念
二、肾病综合征的病因
三、肾病综合征的临床表现
四、肾病综合征的临床处置
五、肾病综合征的护理
六、肾病综合征的预防

导　入

不能说的秘密

大班的小女孩珠珠，今天活动中去卫生间特别频繁，隔一会儿就要去一次。难道珠珠拉肚子了？草莓老师跟着珠珠来到了卫生间，却发现她蹲下来，只是尿了一点点儿，就问："珠珠，你有什么不舒服吗？"珠珠不好意思地说："老师，你能帮我保守秘密吗？我总是想尿尿，而且尿尿的地方还疼。"珠珠的秘密是什么情况导致的？该怎么处理呢？

第一节　泌尿道感染

一、泌尿道感染的概念

泌尿道感染是指病原体侵入尿路，在尿液中生长繁殖，并侵犯尿路黏膜或组织而引起损伤。

二、泌尿道感染的病因

任何致病菌均可引起泌尿道感染。上行性感染是泌尿道感染最重要的感染途径，即致病菌从尿道口上行进入泌尿道。另外，一些潜在病因也会导致泌尿系统感染，如泌尿系统梗阻、畸形、膀胱输尿管反流等。婴幼儿存在膀胱输尿管反流时，会导致尿液自膀胱反流入输尿管和肾盂，常引起反复的泌尿系统感染。

> **小贴士**
>
> 婴幼儿抵抗能力低，局部防卫能力差。男童包茎会使局部易于藏污纳垢而造成上行性感染。女童尿道短，尿道开口邻近肛门，易被粪便污染，所以患泌尿道感染的概率相对较高。此外，营养不良、肾病综合征、蛲虫感染等，都是泌尿系统感染的易感因素。

三、泌尿道感染的临床表现

（一）症状

常表现为尿频：小便次数增多；尿急：一有尿意就迫不及待要去小便；尿疼：小便时下腹部或尿道口周围疼。部分患儿可合并发热、腰痛等症状。

（二）体征

部分患儿可能出现腰背部的肾区叩击痛，尿道口外观发红。

（三）辅助检查

需化验尿常规、尿培养及菌落计数、泌尿系统超声等，必要时查血常规、尿路造影辅助诊治。

（四）预后

急性尿路感染经合理抗菌治疗，多能迅速恢复。半数患者会复发或再感染。膀胱输尿管反流如不及时矫正，会导致肾损害，影响肾功能。

四、泌尿道感染的临床处置

最主要的是使用抗生素抗菌治疗。急性尿路感染应选择在尿中浓度高、对细菌敏感、对肾脏无害的药物。用药应由正规医院儿科医生严格掌握，注意给予足疗程的抗菌治疗，以防复发。

五、泌尿道感染的护理

（一）注意个人卫生

急性期应多饮水，勤排尿，缩短细菌在膀胱内的停留时间。注意外阴部清洁，局部用温水冲洗。勤洗澡，勤换衣裤。

（二）病情观察

用药期间注意观察药物疗效、副作用，患儿精神状态，有无血尿、尿少、无尿等情况。

（三）对症护理

如患儿有发热，应注意补充水分，勤测体温，必要时口服退热药物。及时更换被汗液浸湿的衣被，保持皮肤清洁干爽，避免汗腺阻塞。

（四）饮食

鼓励患儿进食，无发热者给予富含营养饮食，发热者给予清淡易消化饮食。

（案 例）

不能说的秘密

大班的小女孩珠珠今天不知道怎么回事，总是举手要上卫生间。草莓老师问她："珠珠，你怎么了？拉肚子吗？"珠珠却摇了摇头，不好意思地说："不是拉肚子了。老师，这是个秘密。"

珠珠的话引起了草莓老师的关注，草莓老师深刻地意识到女孩长大了知道害羞喽。于是，她跟着珠珠来到了卫生间，发现她蹲下来，只是尿了一点点儿。在草莓老师真诚的关心下，珠珠不好意思地吐露了自己的小秘密：今天总是想尿尿，而且尿尿的地方还疼，憋不住尿，小内裤还尿湿了一点儿。

尿频、尿急、尿痛，这不是泌尿道感染的症状吗？于是，草莓老师帮珠珠更换了裤子，测量体温看是否有发热，让珠珠多喝水，告诉珠珠想尿的时候不要憋尿，及时把尿排出来避免滋生细菌。每次解便后，都提醒珠珠要用肥皂和流动水把小手洗得干干净净。吃饭的时候，草莓老师又指导珠珠吃了容易消化又有营养的鸡蛋蔬菜面。草莓老师还针对珠珠出现的症状及时跟珠珠妈妈联系和沟通，珠珠妈妈表示出对珠珠的担心，草莓老师告诉珠珠妈妈要及时带珠珠到医院检查用药，还告诉她平时的预防方法：勤洗手洗澡，勤换衣物，不穿紧身裤，多喝水勤排尿，不要憋尿，教给孩子大便后正确的擦拭方法，等等。之后，草莓老师做了一期"婴幼儿泌尿道感染预防与护理方法"的家长课堂，教给其他家长预防和护理泌尿道感染的方法。

婴幼儿抵抗力低，局部防卫能力差，因此易患泌尿道感染疾病。女童因其特殊的生理构造，泌尿道感染的概率更高，平时要注意做好预防工作，避免反复泌尿道感染对肾脏功能造成影响。

六、泌尿道感染的预防

（一）卫生状况

注意个人卫生，不穿紧身裤，勤洗澡，内衣内裤勤洗勤换，尽量阳光下暴晒消毒。女童注意勤洗外阴以防细菌入侵，清洗外阴时应从前向后擦洗，防止肠道细菌污染尿道口。

教育幼儿不要憋尿，因为憋尿会给细菌生长繁殖的机会。教给幼儿特别是女童大便后正确的擦拭方法，避免大便污染尿道。

（二）处理包茎

男童的包皮会造成局部容易藏污垢，因此，平时注意教育家长把男童的包皮轻轻翻开，用温水清洗局部。如有包茎，建议家长及时带孩子到泌尿外科就诊。

（三）预防和治疗蛲虫感染

如发现婴幼儿肛门周围有长约 1cm 的白色线虫，有抓挠肛周行为，或诉肛周痒，一般是患了蛲虫感染，需及时治疗。同时，需做好预防工作，勤给婴幼儿洗澡，教育幼儿饭前便后洗手，不吃不洁食物。

（四）矫正尿路畸形

婴幼儿尿路畸形需及时矫正，防止尿路梗阻和肾脏瘢痕形成，造成肾功能受损。

第二节　急性肾小球肾炎

一、急性肾小球肾炎的概念

急性肾小球肾炎简称急性肾炎，病因不一，急性起病，以血尿、蛋白尿、高血压、水肿等为主要临床特点。可分为急性链球菌感染后肾小球肾炎和非链球菌感染后肾小球肾炎，本节主要指前者。

二、急性肾小球肾炎的病因

急性肾小球肾炎是儿童时期最常见的肾脏疾病，常继发于链球菌感染所致的扁桃体炎、皮肤感染等，在免疫机制作用下，形成一系列的病理生理变化。

三、急性肾小球肾炎的临床表现

（一）症状

1. 血尿

肉眼血尿可呈鲜红色、洗肉水色、烟灰水色、浓茶色、酱油色。部分患儿表现为镜下血尿，尿液外观无异常，经尿化验发现尿常规有红细胞增多。

2. 蛋白尿

蛋白尿肉眼观可表现为泡沫多、颜色深、浑浊等现象。

3. 水肿

眼睑和颜面部水肿常见，晨起明显，可逐渐发展到全身，严重时四肢水肿、腹部膨隆。

4. 高血压

血压超过正常水平，出现头痛、头晕、看东西模糊等症状。

5. 严重表现

部分患儿会出现呼吸困难、咳嗽频繁、咳粉红色泡沫痰、头痛、呕吐、一过性失明、尿少、无尿等严重症状。

> 📋 **小贴士**
>
> 婴幼儿眼部水肿的原因有多种，如眼部发炎、药物或食物过敏等均可导致，治疗方法各不相同。在发现婴幼儿眼睛水肿时，千万不要忘记考虑肾脏疾病，如急性肾炎、肾病综合征的可能。急性肾炎的水肿一般主要累及眼睑及颜面部，晨起明显，同时可合并血尿、蛋白尿、高血压、尿少等症状，要注意与其他疾病鉴别。

（二）体征

颜面、眼睑甚至全身水肿，腹部隆起。严重者出现双肺湿啰音、心脏扩大、肝脏肿大等表现。

（三）辅助检查

一般会进行血化验、尿化验、泌尿系统超声等方面的检查，协助鉴别诊断并指导治疗。

（四）预后

急性肾炎预后较好，95% 的病例能完全恢复。低于 5% 的病例有持续尿异常，尿常规提示血尿、蛋白尿。死亡率一般小于 1%。

四、急性肾小球肾炎的临床处置

注意休息，避免剧烈活动，尿化验完全正常才能恢复体力活动；利尿降压；使用抗生素控制链球菌感染，清除体内残存的感染病灶；避免使用肾毒性药物；注意观察并及时处理高血压脑病等并发症。

五、急性肾小球肾炎的护理

（一）休息

一般起病 2 周内应卧床休息，待水肿消退、血压降至正常、肉眼血尿消失后，可下床活动或户外散步；3 个月内避免剧烈运动；尿检完全正常后恢复正常生活。

（二）饮食

患儿有尿少、水肿时，应注意限制钠盐摄入，一般不必严格限水。

（三）观察病情

观察尿色、尿量，注意有无头疼、头晕、呼吸困难、咳嗽频繁、咳粉红色泡沫痰等严重情况。

（四）健康教育

向家长介绍本病是自限性疾病，一般预后良好。休息、限制活动和饮食是控制病情进展的重要措施。出院后注意定期至医院复诊。

案　例

聪聪的眼睛怎么肿了呢？

早上，排队晨检的聪聪说："老师，早上照镜子的时候，我发现我的双眼皮不见了。"芒果老师一看，真的，聪聪的双眼皮变单眼皮了。因为，眼睛肿了！这时，聪聪妈妈毫不在意地说："没事，聪聪从来没有过敏，估计是睡过头变成肿眼泡了吧。"说完，匆匆忙忙地上班去了。

家长毫不在意，芒果老师却加强了对聪聪的关注，全天重点观察着。她发现，聪聪精神还可以，主动问他的时候，会说头有点儿晕，但是他几乎没有去解大小便。芒果老师就耐心地引导并陪着聪聪去了卫生间，发现聪聪只尿了一点儿，而且竟然是洗肉水一样的鲜红色尿，是血尿！

聪聪没有过敏史，手卫生平时做得很好，眼睛也不红，不太像眼睛发炎。现在出现眼肿、头晕、尿少、血尿，会不会是急性肾炎呢？芒果老师立刻联系聪聪妈妈，建议她带聪聪去医院检查。在等待妈妈来的时间里，芒果老师让聪聪躺在床上休息，仔细观察有没有身体其他部位水肿、头痛、头晕等情况，并认真记录了下来，在聪聪妈妈来的时候交给她，方便医生判断病情。她还告诉聪聪妈妈，急性肾炎是一种自限性疾病，一般预后良好。但是，一定要注意休息、限制活动，遵照医嘱给予合理饮食，出院后还要定期至医院复诊保证痊愈。

急性肾炎占泌尿系统疾病的53.7%，5～14岁男童常见，以水肿、血尿、蛋白尿、高血压等为主要表现，部分病例会有严重并发症。所以，遇到幼儿水肿，尤其是晨起眼睑和颜面水肿，一定要考虑到急性肾炎的可能。

六、急性肾小球肾炎的预防

（一）提高抵抗力

平时注意培养婴幼儿锻炼身体的好习惯，多带婴幼儿进行户外活动，增强身体素质。减少婴幼儿持续静坐的时间。捉迷藏、溜滑梯、踢球、骑车等运动具有趣味性，符合幼儿爱玩爱动的天性，也能提升身体素质。

适时增减衣物，不要一味强调给婴幼儿保暖。因为婴幼儿新陈代谢快，活动量大，包裹过厚容易出汗，见冷风后反而更容易受凉。

饮食种类多样，均衡营养，保证维生素、矿物质、蛋白质等营养物质的均衡摄入，避免挑食、偏食。

指导家长培养婴幼儿规律生活的习惯，不要熬夜。逢年过节时，很多婴幼儿跟着家长暴饮暴食、熬夜等，甚至患上"节日病"。因此，家长要以身作则。

现在，市场上有一些宣传能提升婴幼儿抵抗力的保健品，一定要指导家长擦亮眼睛，不要盲目给婴幼儿服用。

（二）防治感染

防治感染是预防急性肾炎的根本方法。一方面，提高身体素质，预防和减少呼吸道和皮肤感染；另一方面，对链球菌感染导致的扁桃体炎、猩红热、皮肤脓疱疮，应及早应用抗生素彻底治疗。

很多人对抗生素在认识上存在误区，认为抗生素副作用大，不能用，或者不能长期用。其实，抗生素是一把双刃剑，用得不恰当，会造成超级耐药菌的产生。而用得合适，可治疗疾病、保护健康。因此，一定要在医生指导下合理应用抗生素。尤其是在婴幼儿发生链球菌感染导致的扁桃体炎等疾病时，部分家长担心抗生素的副作用，烧一退就停药，反而会造成体内残存链球菌感染灶，有利于细菌反扑，甚至造成急性肾炎的发生。

第三节 肾病综合征

一、肾病综合征的概念

肾小球的基底膜是肾脏过滤水分和毒素的一层滤过膜，像一个筛子一样能把身体需要的物质（如蛋白质）重新吸收，而身体不需要的代谢垃圾，基底膜这个筛子则会把它过滤出去，通过尿的形式排出体外。

二、肾病综合征的病因

肾病综合征是由多种病因引起肾小球基底膜通透性增高，形象地说，就是基底膜这个筛子的孔变大，进一步导致体内大量对人体有重要作用的血浆蛋白从尿中排出，继而引起一系列临床综合征。其临床特征为大量蛋白尿、低白蛋白血症、高脂血症和明显水肿。肾病综合征多见于 3 ～ 5 岁的幼儿，且男孩多于女孩，其病因不详。

三、肾病综合征的临床表现

（一）症状

1. 水肿

水肿是最为常见的症状，常开始于眼睑，然后逐渐波及全身。与急性肾小球肾炎的非凹陷性水肿不同，肾病综合征的水肿表现为凹陷性水肿。用通俗的话讲就是：用手指一按，水肿的局部皮肤就会出现一个凹陷，很久才能平复。严重的水肿会导致胸腔积液，出现呼吸困难，还会导致腹水，表现为腹部膨隆。

2. 尿液改变

尿量减少，颜色变深，也可表现为尿中泡沫增多，尿液浑浊。部分患儿出现血尿。

3. 血压改变

一般出现高血压，表现为头痛、头晕，严重者发生高血压脑病，出现抽搐。但是，部分患儿可表现为低血压甚至休克。

4. 全身症状

表现为食欲不振、全身不适、发热、无力等。

（二）体征

颜面、眼睑甚至全身水肿，呈凹陷性水肿。严重者腹部隆起。体重增加。血压上升或下降。

> **小贴士**
>
> 尿液与肾脏的健康息息相关。生活中，我们要学会"察色观尿"。正常情况下，尿液呈淡黄色或无色，排尿时不急不痛。尿液的异常情况包括：少尿，尿量每24小时少于 400 ～ 500 毫升；血尿，呈鲜红色、洗肉水样、浓茶水样、烟灰水样等；尿路刺激征，尿频、尿急、尿痛，尿液浑浊，泡沫增多。如果有以上情况，需及时就医。

（三）辅助检查

血常规一般无明显异常。尿常规提示大量蛋白尿。肝功能化验显示白蛋白下降明显，即低白蛋白血症。血脂高，总胆固醇、甘油三酯上升。必要时需进行肾脏穿刺活检。

（四）预后

肾病综合征的预后与病理类型及对药物治疗的反应密切相关，个体差异大。经过正规和积极治疗者预后良好，但易复发。

四、肾病综合征的临床处置

肾病综合征的治疗所需疗程较长，一般在6个月以上，而且病情易反复，一定要遵照医嘱服药和定期复诊，在医生指导下减量或停药。在药物选择上，根据病情选用糖皮质激素和免疫抑制剂等治疗。

五、肾病综合征的护理

（一）休息和饮食

除严重的水肿、高血压和并发感染外，一般不需要卧床休息。病情缓解后要逐渐增加活动量。患儿康复之前不建议继续上幼儿园，因为治疗过程中机体免疫功能较低，很容易因劳累或其他小朋友带病上课而感染病毒或细菌，导致疾病复发。

饮食上，应提供高热量、优质动物蛋白饮食，必要时限制盐的摄入。

（二）预防感染

水肿、免疫球蛋白从尿中丢失、使用糖皮质激素和免疫抑制剂等均会降低机体抵抗力，因此患儿应尽量避免去公共场合，保持居室内空气新鲜，预防感染，降低肾病综合征复发的风险。

（三）观察病情

记录24小时进水量和尿量，注意有无头痛、头晕、抽搐、腰痛、腿痛、咯血、意识改变等情况。

（四）皮肤和口腔护理

保持衣物整洁，使皮肤清洁干爽。勤剪指甲，避免皮肤受摩擦和擦伤。保持口腔清洁，每天用生理盐水漱口。

（五）健康教育

指导家长暂缓接种疫苗。患儿应遵照医嘱长期服药，不可随意减量和停药，定期复查尿常规与肾功能等。适当体育锻炼，避免劳累。

我不是小胖子

最近，苹果老师发现，班上 3 岁的小男孩亮亮早上来幼儿园的时候眼睛和脸是肿的，白天在幼儿园的尿量比平时少，尿里的泡沫很多，尿液浑浊，看起来整个人好像也变胖了。小朋友们都亲切地叫他"小胖子"，可爱的亮亮还理直气壮地反驳道："我不是小胖子！"

苹果老师综合分析了亮亮的症状：水肿，体重增加，尿少，泡沫尿。根据她的专业知识，她知道：尿液是肾脏是否健康的重要提示，亮亮需要排查肾脏疾病。于是，她建议亮亮爸爸带亮亮去医院就诊。

后来，医生确诊亮亮得了肾病综合征，还让他住院治疗。亮亮爸爸很着急，赶紧给苹果老师打电话。苹果老师安慰亮亮爸爸说，她会给亮亮请假，等他好了再来幼儿园。苹果老师还告诉亮亮爸爸，肾病综合征是常见病，要遵照医嘱进行正规和积极治疗，一般预后比较好。注意暂时不能给亮亮接种疫苗，平时要预防感冒、支气管炎等，以避免肾病复发。她和小朋友们会在幼儿园等着亮亮病好了回到幼儿园。苹果老师熟练掌握儿童肾病综合征的知识，及时发现亮亮肾病综合征的迹象并提供合理的建议，体现出幼儿园老师丰富的职业素养和高度责任心。全天密切观察在园幼儿的健康状况，既是幼儿教师的职责所在，也是及早发现幼儿健康出现异常情况的有效路径之一。

六、肾病综合征的预防

管理婴幼儿生活，从衣食住行、锻炼身体各方面入手，提高婴幼儿抵抗力。注意卫生，经常给婴幼儿洗澡换衣，保持皮肤清洁，防止感染。尽量带婴幼儿去户外开阔的地方玩耍，避免在人员密集空气不流通的地方停留过久。平时注意合理饮食，营养均衡。

小　结

泌尿道感染是指病原体侵入尿路，在尿液中生长繁殖，并侵犯尿路黏膜或组织而引起损伤。常表现为尿频、尿急、尿疼、发热等症状。细菌感染者要及时给予抗生素足疗程治疗。平时应注意个人卫生，处理包茎，治疗蛲虫感染，矫正尿路畸形，预防泌尿道感染的发生。

急性肾小球肾炎简称急性肾炎，以血尿、蛋白尿、高血压、水肿等为主要临床特点。经休息、抗感染、对症治疗后，急性肾炎一般预后较好，95% 的病例能完全恢复。平时，注意引导婴幼儿锻炼身体以提升抵抗力，预防和减少呼吸道和皮肤感染。存在链球菌感染时，及时、足疗程使用抗生素治疗。

肾病综合征是由多种病因引起肾小球基底膜通透性增高，进一步导致体内大量血浆蛋白自尿中排出，继而引起一系列的临床综合征。其临床特征为大量蛋白尿、低白蛋白血症、高脂血症和明显水肿。常见于 3～5 岁的幼儿，且男孩发病率较高。在护理方面，注意暂缓接种疫苗、预防感染、保持清洁卫生等。肾病综合征的预后与病理类型及对药物治疗的反应密切相关，个体差异大，一定要遵照医嘱服药，定期复诊。

关键术语

泌尿道感染	膀胱输尿管反流	链球菌
急性肾小球肾炎	肾病综合征	复发
低白蛋白血症	高脂血症	蛋白尿

思考与练习

1. 为什么女童更容易发生泌尿道感染？

2. 怎样在日常生活中预防婴幼儿泌尿道感染？

3. 急性肾小球肾炎的常见临床表现有哪些？

4. 婴幼儿急性肾小球肾炎有哪些预防和护理方法？

5. 肾病综合征的常见临床表现有哪些？

建议的活动

1. 珠珠小朋友今天频繁如厕小便，憋不住尿，差点儿尿裤子，还说尿尿的时候有点疼，请模拟护理珠珠小朋友，并交代家长泌尿道感染的注意事项。

2. 制作图文并茂的健康宣教海报，宣传婴幼儿泌尿道感染的危害、发病原因、护理和预防方法。

3. 请根据病例进行分析：3 岁的小班男孩悠悠，双眼睑浮肿 3 天，尿量减少，尿色加深，呈浓茶样，偶尔会说头痛。这两天浮肿渐加重，脸及双腿都肿了，用手按压局部皮肤会出现凹陷。你觉得悠悠可能得了什么病？你的依据是什么？请模拟护理悠悠，并给家长提出建议。

拓展阅读

1. 韩卫忠：《小儿尿路感染的防治措施和护理体会》，载《实用临床护理学杂志》，2019（15）。本文系统总结了儿童泌尿道感染的临床表现、预防、护理和治疗方法，有利于协助教师和家长做好儿童泌尿道感染的早期识别和护理、预防工作。

2. 余宪文：《警惕儿童急性肾炎》，载《启蒙（3—7岁）》，2017（4）。本文以通俗易懂的语言生动介绍了儿童急性肾炎的发病原因、常见临床表现、生活中的护理和预防等，有利于扩展视野，全方位了解儿童急性肾炎。

3. 骆峥嵘：《儿童肾病症状有哪些 护理时要注意什么》，载《健康女性》，2020（29）。儿童肾病是一种怎样的疾病？由何种原因引起？有哪些症状表现？该如何正确进行护理？本文对此类问题展开重点论述和详细讲解，以便大家提升认知和增长见识。

第九章
神经系统疾病预防与护理

学习目标

☆熟练掌握神经系统常见疾病的日常预防及正确护理方法。

☆了解神经系统常见疾病的临床表现。

☆了解神经系统相关疾病的病因和治疗。

思维导图

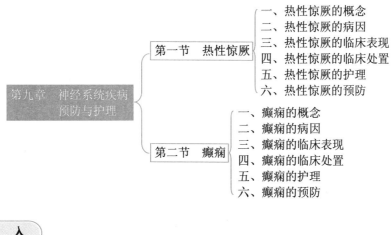

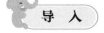

果果怎么了？

小太阳幼儿园里，小班的小朋友们在老师的组织和引导下，进行《两只老虎》的歌唱表演，大家开心极了。突然间，老师看到果果倒在地上，翻白眼、脸色发紫，胳膊和腿还不停抖动。果果怎么了？果果为什么会这样？这种紧急情况下，老师又该怎么办呢？

第一节 热性惊厥

一、热性惊厥的概念

热性惊厥是婴幼儿时期常见的惊厥性疾病。但婴幼儿惊厥发作时,也就是出现俗称的"抽风"时,需排除中枢神经系统感染和引发惊厥的任何其他急慢性疾病。热性惊厥的患病率为2%～5%,男孩稍多于女孩。

二、热性惊厥的病因

(一)遗传因素

热性惊厥有明显的家族遗传倾向,有阳性家族史的儿童发生热性惊厥的概率高于正常儿童,同卵双胎儿童临床表现一致性高于双卵双胎。

(二)环境因素

病毒和细菌感染是重要的促发因素,病毒感染所致的热性惊厥较细菌感染所致的更为多见。有一些疫苗也可能诱发热性惊厥,但热性惊厥并非疫苗接种的禁忌证。

三、热性惊厥的临床表现

根据其临床发病特点,热性惊厥可以分为单纯型和复杂型两种类型。

(一)单纯型热性惊厥

单纯型热性惊厥占热性惊厥的75%,临床表现没有局灶性发作特征,表现为全身性发作;发作的时间一般小于15分钟;同一热性病程或24小时内发作一次,发作后无神经系统阳性体征。

(二)复杂型热性惊厥

复杂型热性惊厥发作时间比较长,一般达15分钟甚至更长;发作时呈局灶性发作;同一热性病程或24小时内发作两次及以上。具备以上特征之一即复杂型热性惊厥。

(三)体征

一般无神经系统阳性体征,极少部分复杂型热性惊厥可有脑膜刺激征和阳性病理征。

(四)辅助检查

1.实验室检查

一般情况下,会根据病情进行血常规,血生化,尿、粪常规检查。对于嗜睡、脑膜刺激征或病理征阳性的患儿可以考虑腰椎穿刺术,进行脑脊液检查以排除中枢神经系统感染。

热性惊厥在幼儿园中时有发生，惊厥发作时到底该怎么科学处理呢？

婴幼儿热性惊厥发作时，家长往往十分慌乱。按压人中，按压胳膊和腿，捆绑身体，撬开嘴巴往口腔里填塞手指、毛巾，等等，这些统统都是错误的急救方法。科学的做法是：在拨打120急救电话的同时，保持患儿呼吸道畅通、周围空气流通，避免误吸，在确保患儿安全的情况下，静静地"看"婴幼儿抽搐。"看"什么呢？看患儿抽搐时的意识状态、眼睛、面色、四肢动作、抽搐持续时间等，并做好记录，以便向医生正确反馈。

2.脑电图检查

脑电图是帮助了解大脑功能状态的重要方法，也是鉴别热性惊厥与癫痫的重要检查手段。热性惊厥患儿脑电图为正常脑电波，而癫痫患儿的脑电图可见棘波、尖波、棘慢波、尖慢波、多棘慢波等。

3.影像学检查

一般不作为常规检查，但在了解颅脑发育、排除颅脑病变等情况时，可以进行颅脑 MRI 等检查。

（五）预后

热性惊厥的预后大多良好，极少部分会继发癫痫。单纯型热性惊厥有1%～1.5%会发生癫痫，复杂型热性惊厥有 4%～15% 会发生癫痫。

四、热性惊厥的临床处置

热性惊厥的治疗主要包括：控制惊厥、对症治疗、病因治疗。

（一）控制惊厥

遵医嘱给予药物止惊。

（二）对症治疗

发作时适当吸氧，发热时及时给予退热药物，同时采用物理降温措施。

（三）病因治疗

应及时查找发热病因，针对病因进行治疗。

五、热性惊厥的护理

（一）保持呼吸道通畅

惊厥发作后，使患儿保持平卧。如果出现呕吐，则采用侧卧位。解开衣领，清除口、鼻、咽分泌物和呕吐物，避免误吸。必要时给予吸氧，用吸引器清理呼吸道。

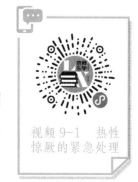

视频 9-1　热性惊厥的紧急处理

（二）确保周围环境安全，避免二次伤害

使患儿处于相对安全的环境，移开周围的桌椅等物品，避免可能的意外伤害。不要强行按压肢体，往口腔填塞物品或者强行撬开口腔，以免给患儿带来二次伤害。

（三）科普相关知识，并做好相关记录

给家长科普相关知识，如惊厥发作时的科学护理措施、惊厥的诱发因素、治疗措施、预后等，减轻家长的焦虑。同时，注意观察和记录患儿生命体征、意识状况、面色、发作表现、持续时间等，以利于医生下一步的评估和治疗。

案　例

果果怎么了？

小太阳幼儿园里，小班的小朋友们正跟着瑶瑶老师唱《两只老虎》，开心极了。突然，果果倒在地上，翻白眼、脸色发紫，胳膊和腿还不停抖动。小朋友们不知道果果怎么了，都围过来看果果。

瑶瑶老师作为一名有责任心的幼教工作者，对每个小朋友的身体状况都了然于心。她清楚地记得，果果妈妈在果果的入园登记表上写了"既往有高热惊厥病史"。在一片慌乱的情况下，瑶瑶老师沉着冷静，一边分派其他老师疏散围观的小朋友，挪开周围的桌椅板凳，呼叫保健医，拨打120和家长电话，一边让果果处于侧卧位，解开她的衣领，把果果嘴角流下来的分泌物擦干，避免误吸。瑶瑶老师摸了摸果果背部，发现她身上很热。3分钟后，果果终于停止抽搐了。瑶瑶老师轻轻安抚着她。在急救车到来后，瑶瑶老师把果果的抽搐表现、持续时间等情况告知急救人员，协助医生判断病情。

高热惊厥是婴幼儿常见的一种危害健康的疾病，在遇到婴幼儿惊厥发作时，幼儿园教师一定要保持镇静，让患儿保持侧卧，移开周围物品，清除口、鼻、咽分泌物，不要强行按压肢体，往口腔填塞物品或者强行撬开口腔，以免给患儿带来二次伤害。同时，注意观察和记录患儿生命体征、意识状况、面色、发作时的表现、持续的时间等，以利于医生下一步的评估和治疗。

六、热性惊厥的预防

（一）治疗原发病

积极治疗引起发热的原发疾病，及时给予物理降温措施，适时应用退热药物。

（二）预防性治疗

对于热性惊厥频繁复发或出现过惊厥持续状态的婴幼儿，可以在医生的指导下

给予口服止惊药物等预防性治疗措施。

第二节 癫痫

一、癫痫的概念

癫痫是指大脑神经元异常过度放电引起的脑部慢性疾病，因异常放电影响的功能区的不同，临床上可表现为意识、运动、感觉、精神或自主神经功能障碍。

全球患病率为 0.5% ~ 1.0%，我国累计患病率为 0.4% ~ 0.7%。

二、癫痫的病因

癫痫的病因包括遗传、脑发育畸形、脑炎、中毒、外伤等，常在发热、过度换气、缺乏睡眠、饥饿、疲劳、预防接种等诱发因素下发作。

三、癫痫的临床表现

（一）症状

可表现为意识丧失，四肢或单侧肢体出现抽动，口吐泡沫，或突然头下垂、双肩下垂、屈髋、屈膝或跌倒，或点头、伸臂、弯腰、踢腿等。

（二）体征

一般无神经系统阳性体征，少部分可有脑膜刺激征和阳性病理征。

> **小贴士**
>
> 癫痫发作一定会抽搐吗？答案是否定的。癫痫发作由于影响的大脑功能区的不同，表现也不尽相同。癫痫发作也可以表现为：①意识障碍，如意识模糊，对外界声音、动作等反应下降。②感觉异常，局部皮肤发麻、针扎感，部分出现头痛，眼前闪光或发黑；发作性幻嗅、幻视、幻听等。③发作性精神行为异常。④自主神经功能障碍，如过度兴奋、调节异常等。

（三）辅助检查

1.实验室检查

一般可进行血常规，血生化，尿、粪常规检查。对于遗传代谢性疾病，可以给予染色体、基因、血尿氨基酸等检查。

2.脑电图检查

脑电图是癫痫诊断的最重要检查手段。对于癫痫发作者，应给予脑电图检查，必要时给予动态脑电图或视频脑电图检查。

3.影像学检查

颅脑影像学检查，如头颅 MRI，可以协助明确病因。

（四）预后

癫痫大多数可以通过规范化治疗得以控制，但仍有 30% 左右的婴幼儿对药物和手术反应差，需要多种手段综合治疗。

四、癫痫的临床处置

有些癫痫具有明确的病因，可以针对病因积极治疗，继而可以控制或减少癫痫发作，如颅内肿瘤、一些可以治疗的代谢性疾病等。

通常情况下，遵医嘱应用抗癫痫药物是控制癫痫的最主要手段。其应用的主要原则是：明确诊断后尽早用药；根据发作类型选用合适的抗癫痫药物；为避免多药联合的不良反应和药物毒性，尽量采用单一用药；必要时联合用药；用药采用个体化原则，药量从最小剂量开始，直到达到有效血药浓度或癫痫控制；坚持长期用药，停药需合理评估，并逐渐科学减量；定期复查血、尿常规，肝肾功能等，注意不良反应。

对于一些药物治疗无效、发作频繁的患儿，经过全面评估，可以考虑手术治疗，如病灶切除术、病变半球切除术等。

癫痫持续状态可能危及生命，属于儿科急症，需要尽快送医进行急救处理。

五、癫痫的护理

（一）癫痫发作的护理

发作时选择相对安全的环境，保持患儿呼吸道通畅，避免误吸，及时给予止惊药物应用。不要强行按压肢体，往口腔填塞物品或者强行撬开口腔，以免给患儿带来二次伤害。

（二）生活护理

帮助患儿建立良好的生活规律和习惯，避免过饱、饥饿、熬夜、便秘、感冒等。生活学习环境保持安静、舒适、光线适宜、空气新鲜。

（三）健康教育

教育家长树立战胜疾病的信心，积极配合医生治疗。通过多种方式教授家长癫痫发作时的护理措施，使家长了解癫痫治疗措施、预后等，尽力做好配合。生活中，尽量消除诱发癫痫发作的刺激性因素，避免癫痫发作。同时，提前做好癫痫发作时的各种应对措施，以尽可能减少癫痫发作带给患儿的危害。

六、癫痫的预防

（一）治疗原发病

积极治疗原发疾病，避免继发性癫痫的发生。

（二）规范化抗癫痫治疗

抗癫痫药物是癫痫治疗的主要手段，应遵照医嘱科学用药，避免随意调整剂量或停药。做好定期监测血药浓度、血液检查、脑电图检查等，对治疗做出科学评判。

（三）避免诱因

癫痫发作多存在一些诱发因素，应根据患儿发作情况，尽力避免诱发癫痫的因素，减少癫痫发作。

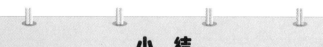

小　结

　　热性惊厥是婴幼儿常见的神经系统疾病之一，由于发病急骤，往往给家长、老师、护理员带来惊吓和恐惧。急性惊厥发作时，需及时止惊、保持呼吸道通畅、科学护理，避免二次伤害，并及时送医。热性惊厥大多数预后良好，随着年龄增长，热性惊厥自然消失。但有少部分复杂型热性惊厥可能会转变为癫痫，需要长期治疗。日常生活中，应做好患儿的健康管理，做好体温监测，了解既往热性惊厥病史、家族史等。

　　癫痫发作形式多种多样，可表现为意识、运动、感觉异常，精神障碍，自主神经障碍等。日常生活中需要坚定信心，坚持服药。避免惊吓、疲劳、感冒等诱发癫痫发作。家长和老师需要掌握患儿的发病特点，掌握癫痫发作时的急救措施，做到忙而不乱，科学救治。

关键术语

婴幼儿　　热性惊厥　　癫痫

思考与练习

1. 为什么婴幼儿容易发生热性惊厥？婴幼儿热性惊厥常见的临床表现有哪些？

2. 婴幼儿急性惊厥发作有哪些护理方法？

3. 怎样预防婴幼儿热性惊厥复发？

4. 婴幼儿癫痫发作有哪些护理方法？

5. 怎样预防癫痫婴幼儿的癫痫发作？

建议的活动

1.请设计婴幼儿惊厥发作科学处理的健康橱窗，对家长进行健康教育。

2.情景演练：小强在幼儿园活动中突然倒地，呼喊不应，口唇青紫，四肢强直抖动。如果你是小强的老师，你考虑小强可能发生了什么问题？应该如何处理？

3.情景演练：患有癫痫的萍萍，近日在幼儿园上课时经常出现眼神呆滞、手中的画笔掉落的情形。如果你是萍萍的老师，你考虑萍萍可能发生了什么问题？应该如何处理？

拓 展 阅 读

1.赵柳：《小儿热性惊厥怎么办》，载《饮食科学》，2020（12）。小儿热性惊厥是一种常见的小儿疾病，一旦发病会导致老师和家长恐慌、手足无措。本文以生动的语言详细介绍了小儿热性惊厥的急救方法。

2.廖文学：《儿童癫痫疾病的急救知识》，载《康颐》，2020（2）。癫痫病是一种慢性脑部疾病，主要是受到多种因素刺激，导致患者脑神经元出现反复异常放电，进而导致患者的中枢神经系统功能出现失常，患者多为儿童。该病症还被称为"羊癫疯"或者"羊角风"。本文介绍了儿童发生癫痫疾病时的急救措施。

第十章
发育行为疾病预防与护理

学习目标

☆熟练掌握发育行为常见疾病的正确护理方法。

☆了解发育行为常见疾病的临床表现。

☆了解发育行为相关疾病的病因和处置方法。

思维导图

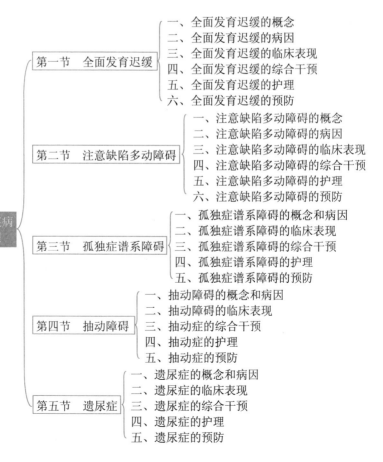

第一节　全面发育迟缓
- 一、全面发育迟缓的概念
- 二、全面发育迟缓的病因
- 三、全面发育迟缓的临床表现
- 四、全面发育迟缓的综合干预
- 五、全面发育迟缓的护理
- 六、全面发育迟缓的预防

第二节　注意缺陷多动障碍
- 一、注意缺陷多动障碍的概念
- 二、注意缺陷多动障碍的病因
- 三、注意缺陷多动障碍的临床表现
- 四、注意缺陷多动障碍的综合干预
- 五、注意缺陷多动障碍的护理
- 六、注意缺陷多动障碍的预防

第十章　发育行为疾病预防与护理

第三节　孤独症谱系障碍
- 一、孤独症谱系障碍的概念和病因
- 二、孤独症谱系障碍的临床表现
- 三、孤独症谱系障碍的综合干预
- 四、孤独症谱系障碍的护理
- 五、孤独症谱系障碍的预防

第四节　抽动障碍
- 一、抽动障碍的概念和病因
- 二、抽动障碍的临床表现
- 三、抽动症的综合干预
- 四、抽动症的护理
- 五、抽动症的预防

第五节　遗尿症
- 一、遗尿症的概念和病因
- 二、遗尿症的临床表现
- 三、遗尿症的综合干预
- 四、遗尿症的护理
- 五、遗尿症的预防

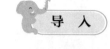 **导　入**

挤眉弄眼的豪豪

一天，大班的小朋友们在上课，大家跟老师一起学习《悯农》，正读背得起劲，几个小朋友突然窃窃私语起来。老师一看，大家的焦点——豪豪，正在挤眉弄眼做鬼脸，还时不时清嗓子。老师有点儿生气了："豪豪，你干什么呢！"豪豪委屈地说："老师，我真的不是故意的。"豪豪到底怎么了？为什么会控制不住地做鬼脸呢？

第一节　全面发育迟缓

一、全面发育迟缓的概念

全面发育迟缓又称智力障碍，是指发育阶段出现的障碍，包括智力和适应功能缺陷，是目前我国导致儿童残疾的首要原因。

二、全面发育迟缓的病因

全面发育迟缓病因复杂，是环境、遗传等多种因素综合作用的结果。出生前、产时和出生后各种影响脑发育的因素，均可导致全面发育迟缓。

（一）产前因素

多见于胎儿染色体异常、基因遗传病、线粒体基因突变等，或母亲在孕期接触有毒、有害理化因素，孕期感染或孕期患有高血压、心脏病、糖尿病、严重贫血等严重躯体疾病，孕期情绪长期焦虑、抑郁或遭受急性精神创伤等，都可能对胎儿中枢神经系统发育产生不良影响。

（二）产时因素

常见于异常分娩，比如早产、羊水早破、胎位不正、第二产程延长、脐带绕颈、产伤；或产时出现新生儿窒息、缺氧、感染、颅脑损伤等。

（三）产后因素

常见于中枢神经系统严重感染、严重颅脑外伤、脑缺氧、甲状腺功能减退、中毒性脑病等；在婴幼儿阶段与社会严重隔离，缺乏正常的交流与社会互动，也会造成发育迟缓。

三、全面发育迟缓的临床表现

（一）症状

按照严重程度，一般将全面发育迟缓分为轻度、中度、重度、极重四级。

1.轻度

占 75% ~ 80%，智商一般在 50 ~ 69，适应性行为轻度缺陷。语言发育较好，抽象性词汇掌握少，分析能力差，上学后可学会一定的阅读、书写及计算技能，学习成绩差。

2.中度

约占 12%，智商一般在 35 ~ 49，适应性行为中度缺陷，在婴幼儿期言语和运动发育即明显落后于正常。虽然能够掌握简单生活用语，但词汇贫乏，记忆力、理解力、抽象概括能力很差。

3.重度

约占 8%，智商一般在 20 ~ 34，适应性行为重度缺陷，言语极少，记忆力、理解力、抽象概括能力极差，动作笨拙。

4.极重

占 1% ~ 5%，智商一般低于 20，适应性行为极度缺陷，很晚才会走路，部分儿童终身不能行走；无言语或偶有简单词。记忆力、理解力等较重度更差，不能分辨亲疏，不知躲避危险，情感反应原始。

（二）体征

由于疾病轻重程度不同、共患病不同，并无统一、典型的体征，部分特殊的综合征如唐氏综合征、普拉德 - 威利（Prader-Willi）综合征等可有特殊面容或体征。

（三）神经心理评估与实验室检查

智力测验工具常用的是韦氏智力量表、Gesell 发育量表或 0 ~ 6 岁小儿神经心理发育量表。社会适应能力评定采用的是中国标准化的婴儿—初中生社会生活能力检查量表。

智力障碍或全面发育迟缓：建议进行基础的遗传代谢病筛查。语言发育落后：建议常规进行听力筛查；必要时进行头颅 MRI 检查，以排除脑结构异常或者髓鞘发育异常；进行基因检测，以明确遗传学因素。

（四）预后

不同严重程度的全面发育迟缓婴幼儿预后不同，一些轻度发育迟缓婴幼儿通过适当的支持性措施，5 岁之前可能进步至正常功能范围而不再符合智力障碍的诊断标准。轻度智力障碍者在儿童青少年期可学会一般的个人生活技能，生活可自理，并可学会一般家务劳动；中度智力障碍者成年后不能完全独立生活，但可学会自理简单生活，在监护下可从事简单的体力劳动；重度智力障碍者经反复训练可学会部分简单自理技能，如自己进食和简单卫生习惯；极重度智力障碍者社会适应能力极差，完全缺乏生活自理能力。

四、全面发育迟缓的综合干预

全面发育迟缓的治疗原则是早期发现、早期诊断、查明原因、尽早干预。进行康复训练、特殊教育训练、心理治疗等综合措施改善功能，并针对病因、并发症积极治疗。

五、全面发育迟缓的护理

（一）生活护理

日常生活中，注意保暖，避免受凉，积极接种疫苗，预防感染。根据病情协助料理个人生活，如穿衣、饮食、睡眠等。营养均衡，荤素搭配，避免刺激性食物。如果存在生长发育迟缓的情况，可以在医生指导下补充维生素 D、赖氨基酸等营养药物。在睡眠方面，注意创造安静舒适的睡眠环境，制定适宜睡眠时间。

（二）安全护理

居室布置应安全、简单、整洁。室内严禁存放危险物品，如药品、器械、易燃物、锐利物等。注意预防烫伤、电击伤、坠落伤等意外伤害。如果存在肢体运动障碍，应注意预防摔伤。

（三）心理护理

对于全面发育迟缓的婴幼儿，老师和家长要有爱心、耐心和责任心，切勿歧视打骂。保持婴幼儿乐观的心情和心态，避免精神压力太大或受到刺激、惊吓等，以免症状加重。尽量做到少批评，少惩罚，多鼓励，多表扬。

（四）培养生活自理能力

婴幼儿处于生长发育期，智力还在发展过程中。应注意在日常生活中坚持不懈地教育和训练全面发育迟缓的婴幼儿，培养日常生活中一些必备的技能，如洗脸、吃饭、穿衣、如厕等，使其逐渐适应周围环境。

六、全面发育迟缓的预防

（一）三级预防

1981 年联合国儿童基金会提出智力障碍三级预防的概念，即将预防、治疗和服务结合。一级预防：做好婚前检查，开展医学遗传学咨询，普及优生优育，加强孕前管理，预防遗传性疾病的发生。二级预防：症状前诊断和预防功能残疾，对于可疑婴幼儿，注意消除不利因素，定期随访，早期干预。三级预防：对于智力已经落后的婴幼儿，积极进行训练，尽可能帮助其独立生活。

（二）定期体检

家长及老师定期带婴幼儿做健康体检，进行神经心理发育评估，以便早期发现异常；了解发育迟缓相关知识，丰富养育环境，消除生活中的相关不利因素。医疗机构定期随访和评估，必要时采取专业早期干预措施。

（三）多方协作促进婴幼儿早期发展

在0～6岁儿童早期发展的关键时期，为婴幼儿创造良好的养育照护环境可以有效促进其早期发展，积极防治全面发育迟缓。在医院层面，为家长提供婴幼儿定期保健与心理支持、营养和生长发育指导、回应性照料等。在社区（村）层面，建立早期发展活动中心，组织小组活动和家访等多种途径提供帮助，尤其注意婴幼儿保护（包括非暴力管教及社会救助等）。在家庭层面，给婴幼儿创设丰富的视听环境，注重亲子交流。

第二节 注意缺陷多动障碍

一、注意缺陷多动障碍的概念

注意缺陷多动障碍（attention deficit hyperactivity disorder，ADHD）是一种常见的慢性神经发育障碍，起病于儿童期，影响可延续至成年期，其主要特征是与发育水平不相称的注意缺陷和（或）多动冲动。我国儿童和青少年 ADHD 总体患病率为 6.26%，60%～80% 可持续至青少年期，50.9% 持续为成人 ADHD，约 65% 的患儿存在一种或多种共患病。ADHD 不仅对学习功能造成损害，还存在其他多方面和涉及生命全周期的损害。

二、注意缺陷多动障碍的病因

ADHD 病因和发病机制尚不完全清楚，目前认为遗传因素、神经生物因素、社会心理因素是 ADHD 发病的主要原因。其中，遗传因素是 ADHD 发病的主要原因之一，如果 ADHD 儿童到成人期仍有 ADHD，其子女患 ADHD 的可能超过 50%。

三、注意缺陷多动障碍的临床表现

（一）症状和体征

ADHD 的症状包括注意缺陷和（或）多动冲动症状，体格检查一般无阳性体征。

1.注意缺陷症状

符合下述注意缺陷症状中至少6项，持续至少6个月，达到适应不良的程度，并与发育水平不相称。注意缺陷症状包括：①在学习、工作或其他活动中，常常不注意细节，容易出现粗心所致的错误。②在学习或游戏活动时，常常难以保持注意力。③注意力不集中，说话时常常心不在焉，似听非听。④往往不能按照指示完成作业、日常家务或工作（不是由于对抗行为或未能理解）。⑤经常难以完成有条理、有顺序的任务或其他活动。⑥不喜欢、不愿意从事那些需要精力持久的事情（如作业或家务），常常设法逃避。⑦常常丢失学习、活动所必需的物品（如玩具、课本、铅笔、书或工具等）。⑧很容易受外界刺激而分心。⑨在日常活动中常常丢三落四。

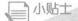

小贴士

ADHD 在幼儿期即可表现出来，在幼儿园期间以多动、冲动症状为主，常见表现为多动、插话、打扰其他人上课、不喜欢排队等。如不能及时识别并进行行为管理，症状会随着年龄增长持续存在。但是，入小学后，症状逐渐表现为以注意缺陷为主，注意力持续时间短，自我管理能力差，影响学习成绩和亲子关系。因此，老师和家长应密切配合，掌握 ADHD 相关知识，做好早期识别、早期干预工作。

2.多动、冲动症状

符合下述多动、冲动症状中至少6项，持续至少6个月，达到适应不良的程度，并与发育水平不相称。多动、冲动症状包括：①常常手脚动个不停，或在座位上扭来扭去。②在教室或其他要求坐好的场合，常常擅自离开座位。③常常在不适当的场合过分地奔来奔去或爬上爬下。④往往不能安静地游戏或参加业余活动。⑤常常一刻不停地活动，好像有个马达在驱动他（她）。⑥常常话多。⑦常常别人问话未完即抢着回答。⑧在活动中常常不能耐心地排队等待轮换上场。⑨常常打断或干扰他人（如别人讲话时插嘴或干扰其他儿童游戏）。

（二）神经心理评估与实验室检查

可进行智力测验，与发育迟缓相鉴别。同时，可进行多动症评估量表、注意力测试等检查。必要时进行影像学检查，脑电图，血液、尿液等辅助检查，以排除其他疾病。

（三）预后

ADHD的预后与症状的严重程度、类型、共患病情况、治疗和家庭环境密切相关。经综合治疗后，一般预后较为乐观。如不治疗，部分儿童的症状持续到青少年期和成年期，严重影响其学习、生活质量。

四、注意缺陷多动障碍的综合干预

一旦发现儿童有相关症状，应及时就诊，给予规范治疗、规范管理，全面缓解ADHD核心症状，改善功能损害，提高生活质量。目前ADHD采用心理支持、行为矫正和药物治疗的综合干预。对于4～5岁的学龄前期儿童建议以行为治疗为主，重症儿童如行为治疗无效，可考虑药物治疗；6岁以上学龄期儿童建议首选药物治疗，推荐药物治疗和行为治疗的联合疗法。药物治疗应当由医生根据情况进行评估后，根据个体化原则逐渐调整用药。

五、注意缺陷多动障碍的护理

（一）父母、教师培训

父母、教师应积极参加有关ADHD的相关知识培训，掌握、理解和接受ADHD相关知识。要认识到ADHD是一种疾病，而不是"孩子不听话、孩子不爱学习"，也不是"父母管教不严"。积极与儿童进行良好的沟通，注意家庭教育方法，学习行为管理、情绪调控、学习干预等基本内容，避免一味批评和指责。

（二）医教家相结合

医生、教师、家长应共同参与，"家庭、学校、医院"三者联合，形成闭环式管理，以便老师、家长能够及时反馈治疗信息给医生参考。成功的学校和家庭干预可以降低不良行为发生率，提高学习效率。

学校和家庭的环境、作业安排也是治疗计划的组成部分。家庭及教室应整洁有序，清除桌面上分散注意力的物品。安排作业时，根据能力将作业划分成小块，然后分时段完成，中间适当休息，及时鼓励。

（三）纠正不良行为，培养良好行为习惯

降低不良行为发生率的方法包括：消退法、惩罚法。消退法是指某一行为反复出现时，若这个行为得不到关注，这种行为的发生率就会降低，这种方法对于减少发脾气行为尤其有效。一般适用于矫正哭哭啼啼和烦躁噘嘴、板脸、大声哭叫、无理取闹、憋气、发脾气、多动等问题行为。惩罚可以采取取消某种权利的方式，如不能看电视。也可以采用隔离法，在不良行为发生后，立即将其置于一个单调、乏味的地方，直到达到规定时间，才可离开。

提高良好行为发生率的方法包括：正强化法、代币法。正强化法就是当某种希望的行为出现时，立即给予一种奖励，使这种行为以后出现的概率增加。代币法指用有一定"价值"的代币来强化所期望的目标行为。代币可以是纸券、小红花等。

第十章·发育行为疾病预防与护理

（四）社会技能训练

进行社会技能训练，如举办"整理书包比赛""制定时间表"等活动。教会幼儿与同伴相处的技能，改善与同伴的关系。

六、注意缺陷多动障碍的预防

（一）创造和谐的家庭环境

ADHD 的预防首先在于为幼儿创造和谐的家庭环境，避免过度指责和批评，保证良好的学习环境，正确培养行为习惯，制订生活和学习计划，提高指令依从性，养成良好的卫生、饮食和学习习惯。

（二）早期干预

对于在婴幼儿期、学龄期就有注意力分散、冲动、多动的儿童，或有高危因素的儿童，要定期随访观察，积极进行行为矫正，并进行提高注意力的训练。

第三节　孤独症谱系障碍

一、孤独症谱系障碍的概念和病因

孤独症谱系障碍（autism spectrum disorder，ASD）是一组以社交沟通障碍、兴趣或活动范围狭窄以及重复刻板行为为主要特征的神经发育性障碍。目前病因虽尚未完全明确，但已证实与父母教养方式无关。多数学者认为生物学因素（主要是遗传因素）在 ASD 的发病中起着重要作用。

二、孤独症谱系障碍的临床表现

（一）症状

ASD 的主要症状是社会交往障碍、语言障碍、兴趣狭隘和重复刻板行为，ASD 社交不足行为和部分刻板行为在早期即可出现，早期筛查可以发现这些异常。

1. 社会交往障碍

社会交往障碍是 ASD 的核心症状，根据病情轻重存在程度差异。常表现为喜欢独自玩耍，与他人的交流较少或缺乏交流技巧。比如，呼名反应差，目光对视少，对父母的呼唤声充耳不闻；缺乏共同注意；缺乏恰当的肢体动作，如很少用点头表示同意或用摇头表示拒绝；无法对感兴趣的东西提出请求，不会用手指指物；等等。

2. 语言障碍

根据病情轻重存在不同程度的语言障碍，这也是大多数 ASD 幼儿就诊的主要原因。表现为语言发育延迟，或正常语言出现后言语的倒退，或语言缺乏交流性质，多为难以听懂、重复、无意义的语言，不能进行有意义的对话。

3. 狭隘的兴趣和重复刻板行为

狭隘的兴趣和重复刻板行为是指对多数婴幼儿喜爱的活动和东西不感兴趣，但对某些特别的物品或活动表现出超乎寻常的兴趣，并因此做出重复刻板的行为或刻板的动作，经常不恰当地使用物品。比如，反复转圈，将汽车或积木排列成一排，持续旋转物品，反复嗅或舔某种玩具，特别依赖某种玩具如车轮或其他圆形物体，反复观看某一段电视广告或天气预报等。

4. 智力和感知觉异常

大部分 ASD 幼儿智力落后，存在感知觉异常，对声音较为敏感，表现出对声音的恐惧或喜好；触觉敏感，不喜欢被人拥抱；本体觉异常，喜欢长时间旋转、转圈，喜欢长时间坐车或摇晃；或是对某些视觉图像恐惧，喜欢斜眼或用特殊方式注视某些物品等。

（二）ASD 的早期预警征象

"儿童心理行为发育问题预警征象筛查表"是我国 0～3 岁儿童心理行为发育问题的早期筛查工具。预警征象可由专业人员、父母、其他代养人、老师等任何人提出。某一年龄段任何一条预警征象阳性，均提示有发育偏异的可能。（见表 10-1）

表 10-1　ASD 早期预警征象

年龄	预警征象
3 个月	对很大声音没有反应，不注视人脸，不追移动的人或物品，逗引时不发音或不会笑
6 个月	发音少，不会笑出声，没有眼神交流
9 个月	听到声音无应答，不能咿呀发声，不能区分生熟人
12 个月	呼名无反应，不黏人，大人走开也不哭闹，不会伸开双臂求抱，不会用手指指物、给他人展示东西、招手等，被亲人拥抱时没有高兴的感觉，甚至拒绝肢体接触
16 个月	没有语言
18 个月	总喜欢自己玩某个玩具，对周围环境不在意
2 岁	不会"过家家"等想象游戏，无有意义的语言，行为刻板单一
2 岁 6 个月	不会说 2～3 字的短语，不会示意大小便
3 岁	不能与其他儿童交流、游戏，不会说自己名字
任何年龄	言语、社交能力方面的退化

（三）神经心理评估与实验室检查

用于初筛的常用量表有修订的幼儿孤独症量表 A 部分（CHAT-23-A）和改良版幼儿孤独症筛查 （M-CHAT-R），儿童任何年龄段如出现任何一条预警征象、筛查量表阳性、语言功能或社交技能倒退，都应及时至医院进行 ASD 专业评估。因大部分 ASD 幼儿存在语言落后、智力落后，故还需同步进行语言评估、智力评估等。

如果追溯 ASD 病因，建议进行基础的遗传代谢病筛查；必要时进行头颅 MRI 检查，以排除脑结构异常或者髓鞘发育异常；进行基因检测，以明确遗传学因素。

（四）预后

ASD 的预后取决于病情的严重程度、智力发育水平、教育和干预的时机以及干预程度。智力水平越高、干预的年龄越小、训练强度越高，效果越好。不予治疗的话多数预后较差。

三、孤独症谱系障碍的综合干预

ASD 的干预以特殊教育训练为主，精神药物治疗为辅。教育训练的目的在于改善核心症状，促进社会交往能力、言语和非言语能力的发展，减少刻板重复行为，力争在成年后具有独立学习、工作和生活的能力。根据个体情况，将行为矫正、特殊教育训练、结构化教学、丹佛早期干预、地板时光等相应课程训练与药物治疗等手段结合起来形成综合干预治疗。

四、孤独症谱系障碍的护理

（一）安全护理

提供安全环境，去除危险物品，指导幼儿用正确的方式表达内心和躯体的不适，避免出现伤人以及自伤的行为。

（二）饮食护理

自闭症幼儿行为刻板单一，抗拒接纳新事物，所以往往存在挑食、偏食的现象。可以通过相关环境的布置以及创设故事或游戏情境等，让幼儿对该食物产生认知、缩短距离感并尝试信任、愿意接纳。可以从幼儿熟悉和喜爱的食物入手，把喜欢的食物和不喜欢的食物掺杂在其他食物中，或者以其喜欢吃的东西作为奖励强化物。如果确实不能接受一些食物，可以用具有相同营养的其他食物替代，不必强求接受。

（三）睡眠护理

制订合理的作息计划。帮助幼儿理解睡眠的生理过程，建立良好的睡眠卫生习惯，如饮食要有规律，睡前尽量不吃东西，不饮用含有兴奋剂成分的饮料或者服用药物；不看带有刺激性的电视、电影节目；睡前不参加剧烈的体育活动；等等。创造一个安静、舒适的睡眠环境，睡前通风，控制室内温湿度，对床垫、枕头等引起的不适及时予以解决。

（四）特殊护理

1. 正确应对重复刻板行为

当幼儿出现重复刻板行为时，应做到转移注意力，进行引导，为其找到替代行为，并在幼儿做替代行为时，给予鼓励和强化。可以采用的替代行为有：把幼儿原本乱动的手放在桌子上、大腿上，或者双手互相握住；让幼儿手里拿一些物品，占据他的注意力，比如铅笔、玩具。需要注意的是，替代行为必须是幼儿感兴趣的行为，否则不容易成功。

2. 促进语言发育

可以和幼儿玩轮流的游戏，从玩玩具开始，用简单的方法教会幼儿轮流，一来一回地对话。也可以利用幼儿喜欢的情景练习打招呼，比如见到可爱的狗，教他说"小狗你好"，同时运用非语言交流的手段，比如手势。幼儿做什么我们就说什么，当幼儿表达不出来时，要代替他说出来。在幼儿说出任何有意义的声音时，及时强化。根据幼儿目前的语言能力，使用"加一"原则，即教幼儿说话时，可以使用比幼儿目前所用的句子稍微复杂一些的表达方式。例如，喝果汁时，可以根据幼儿的能力水平，教他描述"果汁，喝果汁，喝苹果汁"等，一步一步提升难度。

3. 眼神训练

在婴儿几个月大时，就可以开始做眼神训练。具体方法如下：用有声音的玩具吸引婴儿，让其用眼神去追随这个玩具。或者做鬼脸来引起婴儿的注意，让婴儿觉得脸部是有趣的。

对于幼儿，可以使用强化物与他做游戏，吸引他的注意。比如，老师拿着强化物（孩子喜欢，但是日常生活中不易得到的玩具或食品等），背对幼儿，等他主动来看老师，只要有一个简单的眼神接触，就把强化物给他。这样幼儿就会知道，原来与人眼神接触这个行为是好的，是可以满足自己需求的。

4. 结构化教学

明确划分各种活动区域，在游戏区、工作区、点心区都设出明确的界限，使幼儿明确每个区域的功能。

作息时间也需要进行结构化，时间表让他们知道接下来该到哪去，该做什么，对于那些不愿离开的幼儿，也可让他们知道接下来的活动更有趣。可以选择用视觉图卡来表示作息时间，如工作时间画上桌子、吃饭时间画上餐具等。

在教学中，要根据孤独症儿童的能力，适当安排一定的训练内容，尽量采用简单明确的指令，内容要符合目前发育水平。

5.融合教育

在孤独症的护理中，融合教育是非常重要的一方面。融合教育主张自闭症等有特殊需要的儿童真正地和其他正常发展的同伴一起参加学前教育、基础教育和高等教育，最大限度地发挥有特殊需要儿童的潜能。融合教育不是单纯地指某种特殊教育安置形式和策略，而是一种普通教育与特殊教育的水乳交融、相互促进。

在实施融合教育的过程中，需将自闭症儿童按比例安排在普通班级中，普通教师与特殊教师要彼此合作，共同教育学生。鼓励家长参与，教育机构与家长合作无间，创造出共赢的成果。

五、孤独症谱系障碍的预防

多数孤独症病因不明，目前缺乏有效的特异性预防方法。有研究者指出可以通过产前检出基因异常进行预防，目前尚处于研究阶段。

第四节 抽动障碍

一、抽动障碍的概念和病因

抽动障碍是指以单一或多部位肌肉运动性抽动和（或）发声性抽动为特征的神经精神疾病，常伴有其他心理行为障碍，如注意力缺陷多动障碍、强迫障碍、学习困难等。抽动障碍的病因目前尚未明确，可能与神经生物学因素、遗传因素、免疫因素、疲劳、压力、焦虑等有关。

二、抽动障碍的临床表现

（一）症状

表现为一种不自主、无目的、快速、刻板的肌肉收缩。从面部逐步发展到头、颈、肩部肌肉、躯干和上、下肢。抽动可以从一种形式转变为另一种形式，或出现新的抽动形式。抽动症状时好时坏，可暂时或长期自然缓解，也可因某些诱因而加重或减轻。在需要专注力、从事精细动作、睡眠时，抽动减轻或消失。焦虑、压力、激动、惊吓、疲劳时抽动会加重。还可以出现发声性抽动，反复发出类似动物的叫声、哼声、清嗓声等，甚至出现不自主骂人。

（二）辅助检查

视情况选择血常规、血沉、铜蓝蛋白、脑电图、头颅 MRI 等检查，并进行耶鲁量表等方面的评估。

（三）预后

抽动症预后尚可，至成年仅约 20% 的患者持续具有中度或重度抽动障碍。若早期没有治疗，后期可能会并发多种行为障碍，即共患病，包括注意缺陷多动障碍、学习困难、强迫障碍、睡眠障碍、情绪障碍、自伤行为、品行障碍、暴怒发作等。其中共患多动症最常见。抽动症的共患病越多，病情越严重。可因抽动症状或共患病而影响生活质量。预后与是否合并共患病、是否有精神或神经疾病家族史及抽动严重程度等危险因素有关。

三、抽动症的综合干预

如发现幼儿有眨眼、皱眉、耸肩、清嗓子等可疑抽动的症状时，应考虑到抽动症的可能，早期就诊。消除抽动的诱因，进行心理疏导，为幼儿提供良好的生活环境。同时，根据情况口服药物，并给予心理行为治疗。

四、抽动症的护理

（一）消除诱因

年幼儿的诱因通常是看紧张的电视节目、玩游戏、耳闻目睹害怕的事物；年长儿常因遭受意外、家庭冲突、压力太大而产生抽动。因此，寻找诱因并消除诱因至关重要。如各种矛盾的调整，父母、祖（外祖）父母对幼儿的过度要求和强制所造成的精神矛盾和紧张情绪必须予以解决。如有幼儿园因素，应与老师联系协同解决。对属于无法解决的因素，则应给予支持性心理治疗，帮助分析精神诱因，找出正确对待的办法。

（二）习惯逆转训练

与幼儿一起分析抽动的害处，并找出与发作次数有关的因素，然后让幼儿对着镜子做各种抽动动作，以更好地认识自己的问题。也可配合进行松弛训练。比如眨眼的幼儿，慢慢将眼睛闭上，保持 5 秒再慢慢睁开，面部抽动的幼儿，慢慢地展开一个笑容，停 5 秒，再慢慢复原。

（三）心理转移法

抽动发作时，不要勉强控制，最好采用转移法，如发现幼儿抽动明显时，可让他帮你把报纸递过来或做些轻松的事，通过肢体有目的的活动逐渐减轻和缓解抽动症状。

（四）日常生活

1.病情方面

老师和家长不在幼儿面前讨论病情，不要过多提醒抽动的问题，不盯着幼儿观察或拍照，不在幼儿身后指指点点评论病情，更不要去呵斥幼儿。

2. 情绪方面

保持幼儿心情愉悦，不给施加过大压力，不粗暴教育。擅于发现优点，多鼓励、多表扬，尽量给幼儿创造一个舒适的生活环境，避免过度紧张。

3. 饮食方面

均衡营养，食物丰富、清淡、易消化，不挑食、不偏食，避免食用辛辣刺激的食物，多食蔬菜、水果，控制零食的摄入。

4. 睡眠方面

晚上9：30之前上床睡觉，睡觉前不做过于兴奋、过于刺激的游戏，保证充足睡眠。

5. 运动方面

适当进行体育锻炼，增强体质、提高免疫力。

6. 居室环境

居室环境要安静，不能有噪声，噪声会影响大脑神经系统生理功能，可使人疲倦、情绪紧张不安。

案 例

挤眉弄眼的豪豪

豪豪现在是幼儿园大班的一名小朋友。别看他才6岁，但现在已经认识很多字，还会珠心算、画画、跆拳道，爸爸还准备再给他报一个钢琴班让他培养音乐细胞、开发智力呢。

一天，平平老师正在上课，有几个小朋友突然在下面窃窃私语，还时不时笑着看豪豪。平平老师一看，豪豪在那里挤眉弄眼，而且还不时清嗓子。上课的时候怎么能做怪样子呢？平平老师立刻制止豪豪："不许再这样逗大家了！"豪豪委屈地说："老师，我也不想这样，可是不知道怎么回事，总是控制不住啊。"在接下来的一天里，平平老师仔细观察了豪豪，她发现午睡的时候，豪豪挤眉弄眼清嗓子的症状没有了。可是，一到上课的时候或者回答问题的时候，症状就又出来了。会不会是抽动症呢？最近豪豪有什么压力吗？

当豪豪爸爸来接豪豪的时候，平平老师给他说明了豪豪的情况，建议家长不要给豪豪太大的压力。可是豪豪爸爸说："现在竞争压力那么大，怎么能不努力呢？多报几个兴趣班，就能多学几门技艺，还能帮助开发智力，对以后学习成绩也好啊。"说完，就带着闷闷不乐的豪豪去上兴趣班了。

一个月后，豪豪的症状更严重了，而且还出现了不自主踢腿、骂人的症状，豪豪爸爸着急了。平平老师趁机给他做思想工作：要合理安排豪豪的生活，不要给他过多压力，注意亲子关系，更不要因为抽动症呵斥豪豪。平时注意饮食，适当运动，保证睡眠时间。另外，建议豪豪爸爸带豪豪去医院进行评估，避免症状加重。这下，豪豪爸爸不敢大意了，说一定会尽快带豪豪去医院检查。

　　这个案例给了我们一个提醒：老师和家长都要掌握幼儿相关行为管理方法，早期识别抽动症等常见发育行为疾病，并早期干预，以免症状加重，影响幼儿正常生活。

五、抽动症的预防

　　日常生活中，注意饮食营养均衡，避免摄入添加剂过多的不健康食品。规律生活，保证充足睡眠。白天多进行踢球、跳绳、游戏等活动，释放天性和压力。家长要合理管教幼儿，避免粗暴教育，尤其避免动辄打骂的教育方式。

第五节　遗尿症

一、遗尿症的概念和病因

　　遗尿症又称非器质性遗尿症或功能性遗尿症，最常见的是单症状性夜遗尿。儿童夜遗尿是指年龄≥5岁，平均每周至少2次夜间不自主排尿，并持续3个月以上，但无明显的器质性病因。5岁以内婴幼儿偶有遗尿属于生理范围。

　　遗尿症的发病机制十分复杂，涉及中枢神经系统（若干神经递质和受体）、生理节律（睡眠和排尿）、膀胱功能紊乱以及遗传等多种因素。

二、遗尿症的临床表现

（一）症状

　　5岁以上（含5岁）的幼儿，仍不能自主地排尿而尿湿了裤子或床铺，平均每周至少2次夜间不自主排尿，并持续3个月以上。

（二）辅助检查

　　根据情况化验尿常规，排除泌尿系统感染、糖尿病，了解两次尿液标本（白天及夜间尿）的尿比重。查泌尿系统彩超了解膀胱容量及排尿后残余尿量，排除泌尿系统畸形。必要时查腰骶部X射线摄片或腰骶部MRI，排除脊髓栓系综合征。

（三）预后

儿童夜遗尿虽然每年有15%的概率可以自然痊愈，但约0.5%～2%的遗尿症状可持续至成年期。鉴于此种情况，夜遗尿一经确诊需尽早进行治疗，切勿采取"观望"态度。

三、遗尿症的综合干预

根据情况给予行为治疗，调整生活方式、生活习惯、排尿习惯。通过行为治疗，逐渐扩大膀胱容量，增加白天尿量，减少夜间尿量。必要时给予去氨加压素等药物治疗，正确使用遗尿报警器。

四、遗尿症的护理

（一）改变认知

遗尿并不是幼儿的过错，老师和家长不应就此对其进行责罚，也要教导周围人不要嘲笑遗尿幼儿。

（二）生活护理

不让幼儿吃冰食。建立规律作息时间，鼓励幼儿白天正常饮水，保证每日饮水量。避免让幼儿食用含茶碱、咖啡因的食物或饮料。晚餐宜早，且宜清淡，少盐少油，饭后不宜剧烈活动或过度兴奋。引导幼儿尽早睡眠，睡前2～3小时应不再进食，睡前2小时禁止饮水及食用粥、汤、牛奶、水果、果汁等含水分较多的食物。

（三）奖励机制

为幼儿树立战胜遗尿的信心，不断强化正性行为和治疗动机。不应责备幼儿，应该多一些鼓励，减轻幼儿对疾病的心理负担，让其积极参与到治疗过程中。

（四）养成良好的排尿、排便习惯

让幼儿养成日间规律排尿（每日4～7次）、睡前排尿的好习惯。同时，建议幼儿多食用纤维素丰富的食物，每日定时排便，预防便秘。

（五）记录排尿日记

老师和家长共同认真记录"排尿日记"，记录24小时内幼儿饮水、尿量等情况，协助医生诊治。

五、遗尿症的预防

从小培养幼儿规律作息的习惯，鼓励白天正常饮水，保证每日饮水量，避免睡前2～3小时进食或大量喝水的不良习惯，勤排尿，不要憋尿。不要给1岁以内的婴儿把尿。幼儿1.5～2岁时，如能听懂简单指令，纸尿裤能保持至少2小时干燥，会用姿势、表情或语言表达自己意愿，可以为其准备儿童马桶，引导其自主排尿。

小 结

全面发育迟缓是指发育阶段出现的障碍，包括智力和适应功能缺陷，是目前我国导致儿童残疾的首要原因。全面发育迟缓是环境、遗传等多种因素综合作用的结果。在日常生活中注意安全护理、饮食护理、培养生活自理能力，最关键在于做好三级预防，促进婴幼儿早期发展，带婴幼儿定期健康体检，进行神经心理发育评估，以便早期发现异常，早期干预。

注意缺陷多动障碍的主要特征是与发育水平不相称的注意缺陷和（或）多动冲动。一旦发现幼儿有相关症状，应及时就诊，给予规范治疗、规范管理，全面缓解 ADHD 核心症状，改善功能损害，提高生活质量。在生活中，父母、教师应积极参加相关培训，医教家相结合，纠正幼儿不良行为，培养良好行为习惯。

孤独症谱系障碍简称孤独症，早期发现、早期干预的话训练效果好。日常生活中，应注重融合教育，正确应对幼儿重复刻板行为，注意眼神训练，进行结构化教学，促进语言发育。

抽动障碍若早期没有治疗，后期可能会并发多种行为障碍，包括注意缺陷多动障碍、学习困难、强迫障碍、睡眠障碍等。在护理方面，应消除抽动发生的诱因，使用习惯逆转训练和心理转移法，保持幼儿心情愉悦，不给幼儿施加过大压力，不粗暴教育，尽量创造一个舒适放松的养育环境。

遗尿症主要指非器质性遗尿症。应注意帮助幼儿建立良好生活习惯，预防遗尿。

第十章

发育行为疾病预防与护理

关键术语

全面发育迟缓	智力障碍	三级预防
注意缺陷多动障碍	消退法	行为矫正
孤独症谱系障碍	社会交往障碍	语言障碍
儿童发育	筛查	融合教育
结构化教学	抽动障碍	习惯逆转训练
遗尿症	遗尿报警器	生活护理指导

思考与练习

1. 孤独症、智力和语言障碍等发育行为疾病给家庭和社会带来了沉重的精神负担和经济负担，我国教育部与联合国儿童基金会联合发布《0—6岁儿童发展的里程碑》，帮助社会了解婴幼儿身心是否健康发展。对于3岁左右的幼儿，请判断以下情况是否异常：①听不懂别人说话；②不能说3～4字的句子；③不能独立读故事书。

2. 全面发育迟缓的病因有哪些？如何做好预防工作？

3. 如何识别注意缺陷多动障碍幼儿？日常怎样管理注意缺陷多动障碍幼儿？

4. 孤独症谱系障碍的早期预警征象有哪些？怎样进行结构化教学？

5. 抽动障碍的症状有哪些？如何护理抽动障碍幼儿？

建议的活动

1. 花花是一个全面发育迟缓的3岁幼儿，请模拟在幼儿园对花花的日常护理。

2. 岚岚今年5岁，平时喜欢插话、抢话，不喜欢排队，上课时常常坐不住，打扰其他小朋友，请问岚岚可能是什么情况？请模拟纠正其不良行为，培养其良好行为习惯。

3. 请设计一份针对孤独症幼儿的结构化教学方案。

拓展阅读

1. 田玉瑛：《家庭教育中的"自然惩罚法"和"扇贝效应"》，载《早期教育（家庭版）》，2017（6）。如何奖励与惩罚幼儿是每个老师都会遇到的问题，其实奖励与惩罚是有科学方法的，本文提出的"自然惩罚法"和"扇贝效应"值得大家一试。

2. 杨小艳、王素卿、曹春红：《西安地区儿童早期发展管理对婴儿生长及发育商的影响分析》，载《中国妇幼健康研究》，2017（9）。本文探讨了儿童早期发展管理对婴儿发育商的影响，得出结论：婴儿五大能区的发育与环境刺激关系密切，儿童早期发展管理具有长远和积极的意义。

3. 徐志国、吴亚英：《儿童行为观察：关注每一个、每一天》，载《早期教育（教师版）》，2016（2）。我国《幼儿园教师专业标准（试行）》《3—6岁儿童学习与发展指南》等文件的颁布对幼儿园教师的观察能力提出明确信号：明确观察、了解儿童是幼儿园教师的最主要的专业能力。本文提出的"关注每一个、每一天"的教育思想，延伸了观察的理论基础，深化了其内涵与价值，值得借鉴。

第十一章
皮肤科疾病预防与护理

∨
∨ ∨
∨ ∨
∨ ∨
∨ ∨
∨

 学习目标

☆熟练掌握皮肤科常见疾病的日常预防及正确护理方法。

☆了解皮肤科常见疾病的临床表现。

☆了解皮肤科相关疾病的病因和治疗。

思维导图

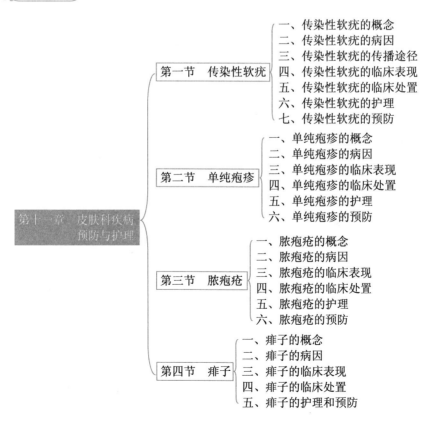

第十一章　皮肤科疾病预防与护理

第一节　传染性软疣
一、传染性软疣的概念
二、传染性软疣的病因
三、传染性软疣的传播途径
四、传染性软疣的临床表现
五、传染性软疣的临床处置
六、传染性软疣的护理
七、传染性软疣的预防

第二节　单纯疱疹
一、单纯疱疹的概念
二、单纯疱疹的病因
三、单纯疱疹的临床表现
四、单纯疱疹的临床处置
五、单纯疱疹的护理
六、单纯疱疹的预防

第三节　脓疱疮
一、脓疱疮的概念
二、脓疱疮的病因
三、脓疱疮的临床表现
四、脓疱疮的临床处置
五、脓疱疮的护理
六、脓疱疮的预防

第四节　疥子
一、疥子的概念
二、疥子的病因
三、疥子的临床表现
四、疥子的临床处置
五、疥子的护理和预防

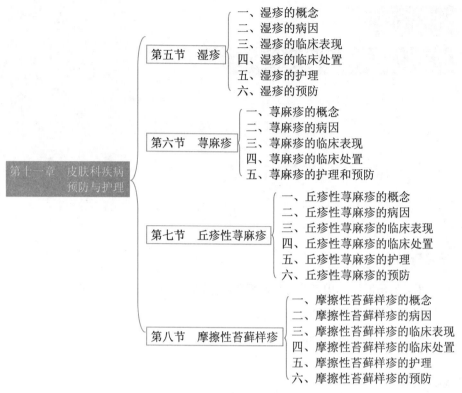

 导　入

冰冰得了"黄水疮"

幼儿园晨检时，老师发现冰冰嘴巴周围有一些黄豆大的水疱，还有点儿黄水渗出，就告诉来送冰冰的爸爸，冰冰可能得了"黄水疮"，医学上叫"脓疱疮"，有很强的传染性，需要立刻到医院就诊。脓疱疮是什么原因导致的？有什么特点？婴幼儿有哪些常见的皮肤科疾病，又该怎样护理和预防呢？

第一节　传染性软疣

一、传染性软疣的概念

传染性软疣俗称"水瘊子"，是一种由传染性软疣病毒（MCV）感染所致的常见良性病毒性传染病，以皮肤出现散在丘疹、顶端凹陷并能挤出乳酪样软疣小体为临床特征，主要经过皮肤直接接触、自身接种等传播。严重时可以出现败血症，患慢性湿疹合并继发性免疫缺陷病时，皮损出现较多且严重。

传染性软疣在免疫功能低下时容易发生，因此，要注重提升婴幼儿的免疫力。关于提升免疫力的方法，很多家长存在错误的认识，如吃药、吃保健品、输静脉丙种球蛋白等。其实，提升免疫功能最可靠的方法是：有病及时就医，饮食营养均衡，户外活动锻炼身体，穿着适宜不过厚，规律生活不熬夜。

二、传染性软疣的病因

　　引起本病的传染性软疣病毒是属于痘病毒科的一种 DNA 病毒。传染性软疣病毒有亲表皮特性，可通过性接触及非性接触两种途径在人类之间传播，并可通过自身接种而增多加重。

三、传染性软疣的传播途径

（一）经皮肤直接接触

　　经皮肤直接接触传播是主要传播途径，尤其是皮肤处于潮湿、有破损情况下更容易发生。

（二）间接传播

　　公共设施传播，如浴室、游泳池、运动设备或毛巾等传播。

（三）自身接种

　　患传染性软疣的婴幼儿搔抓皮疹，自身接种而扩延。

四、传染性软疣的临床表现

（一）症状和体征

　　传染性软疣初起皮损为光亮、珍珠白色、半球形丘疹，以后在 6～12 周内逐渐增大至 5～10mm，中心微凹脐窝，表面有蜡样光泽，直径小于 1mm 的皮疹用放大镜才能发现。挑破顶端后，可挤出白色乳酪样物质，称为软疣小体。皮损数目不等，或少数散在，或多个簇集，一般互不融合。传染性软疣不引起自觉症状，或是只有轻微的痒感。

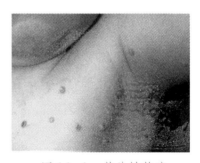

图 11-1　传染性软疣

（二）辅助检查

　　医生会通过小手术取下病变，在显微镜下进行分析。

（三）预后

　　传染性软疣目前可治愈，经过有效且规范的治疗，能够减轻甚至消除皮损症状，并且避免后遗症的发生。

五、传染性软疣的临床处置

疣体夹除术是本病最简单有效的治疗方法，可在无菌条件下用齿镊或弯曲血管钳将软疣夹破，挤出其内容物，然后外用碘酊等以防细菌感染。冷冻治疗对去除皮损也有效。对于较小的皮损，可用苯酚、三氯醋酸或 5% ～ 20% 水杨酸制剂进行点涂治疗。

六、传染性软疣的护理

（一）术后护理

注意避免辛辣刺激性食物。外治除疣后，若局部出血、渗液，应进行包扎，不要与水接触，外涂抗生素药膏或中药外洗湿敷避免继发细菌感染。

（二）局部护理

避免患儿搔抓皮肤，以防病毒自身接种而致皮疹扩散。勿滥用激素类外用药物，以免感染扩散。

（三）注意卫生

患儿衣物应煮沸消毒。护理者和患儿都要注意手卫生，避免疾病持续难愈。

七、传染性软疣的预防

（一）提高免疫力

培养运动习惯，提高免疫力，争取每周至少5天、每天30分钟以上的中等量运动。

（二）避免接触患者

在生活中，注意避免婴幼儿与传染性软疣患者直接接触，减少间接感染的机会。不要去公共浴池。

（三）注意个人卫生

培养婴幼儿养成良好卫生习惯，勤洗手，勤换衣物，不与他人共用清洁用品。洗澡时注意不要过度搓洗，以免导致婴幼儿皮肤角质层的防护能力下降，由此引致传染性软疣的发生。

第二节　单纯疱疹

一、单纯疱疹的概念

单纯疱疹是感染单纯疱疹病毒（HSV）而引起的皮肤黏膜处出现散在水疱，可伴有瘙痒、疼痛、灼烧感等症状的一种常见皮肤病，多见于年龄幼小和免疫力低下的人群。

二、单纯疱疹的病因

单纯疱疹主要是接触单纯疱疹病人或单纯疱疹病毒的携带者后，病毒侵入人体，当机体因受凉、感冒等情况出现免疫力低下时，病毒活跃，导致单纯疱疹的发生。HSV-1型主要侵犯腰部以上的部位，如面部，以口腔和嘴唇最为多见，可通过空气、接触传播造成感染。HSV-2型主要侵犯腰部以下的部位，机体免疫力低下时主要通过接触传播侵入人体，引起单纯疱疹，可见于生殖器和肛门周围。

三、单纯疱疹的临床表现

（一）症状和体征

单纯疱疹的症状主要表现为皮肤黏膜处散在的水疱，少数患者会出现发热、肌肉酸痛等症状。当病毒极度活跃，身体免疫力不足以抵抗时，病毒可通过血液播散到全身各处，造成全身感染，引起脑炎等严重并发症。

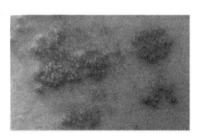

图 11-2　单纯疱疹

初发型单纯疱疹开始时皮肤黏膜出现疼痛、灼烧感，后期皮肤黏膜出现聚集性的水疱，主要出现在口周、生殖器部位，伴有疼痛、瘙痒，一段时间后水疱可自行破溃、结痂。

复发型单纯疱疹皮肤黏膜出现水疱，水疱数量较少，水疱较小，存在时间较短，后期出现水疱的糜烂、结痂，一周左右可缓解，可伴随或者不伴随发热、肌肉酸痛、头痛、喉咙痛等不适。

（二）辅助检查

可在病变处刮取少量组织在显微镜下观察，或进行病毒培养鉴定、血清病毒抗体检测等。

（三）预后

单纯疱疹治疗周期短、治疗效果良好，但极易复发。

四、单纯疱疹的临床处置

单纯疱疹需要根据病情的严重程度决定治疗方案，病情较轻时可局部涂抹抗病毒药物治疗，严重时需口服抗病毒药物治疗。

（一）局部用药

局部涂抹阿昔洛韦软膏，适用于病情较轻的患儿。新霉素软膏、莫匹罗星软膏等可以用于预防或治疗继发的细菌感染。另外，局部有渗出时可以给予康复新液湿敷。

（二）系统用药

全身抗病毒一般选择阿昔洛韦片或盐酸伐昔洛韦片，适用于病情严重的患儿。

五、单纯疱疹的护理

（一）饮食

保持良好饮食习惯，避免摄入辛辣刺激性食物，多食新鲜水果和蔬菜，补充水分，保证充足休息，可以减轻疾病的症状。

（二）注意个人卫生

注意个人卫生，勤洗手，剪短指甲，发病期间避免与他人混用毛巾等私人物品，避免分享食物，衣物煮沸或暴晒消毒。避免与其他人身体接触，以免传染他人。

（三）皮肤护理

避免搔抓、摩擦及肥皂、热水烫洗皮肤。可在临睡前将患儿双手稍加约束或戴手套，避免挠抓皮肤。为患儿选择柔软的全棉内衣。衣服、被单污染后立即更换，保持皮肤清洁。若皮损处出现红肿疼痛，可使用湿冷的敷料覆盖于皮损处，有助于缓解肿痛。唇部疱疹结痂后待其自然脱落，切勿撕扯。嘴唇过于干燥可能会引发疼痛，可使用润唇膏来进行缓解。

（四）眼部护理

教育患儿不要揉眼睛，以免导致角膜疱疹。单纯疱疹是感染性失明的常见病因，应加强对患儿的眼部护理。分泌物较多时用生理盐水冲洗结膜，以防发生粘连。白天定时滴眼药水，夜间用眼膏。

六、单纯疱疹的预防

（一）提高抵抗力

培养锻炼身体的习惯，多进行户外活动，气候变化及时增减衣物，提高机体抵抗力。

（二）饮食

饮食清淡易消化，避免过食肥厚、油腻类食物，多食新鲜蔬菜、水果，避免共用餐具。

（三）衣物

内衣应柔软、宽松，防止摩擦，避免化纤类贴身衣物。平时婴幼儿的衣物应勤洗勤晒。不和他人共用毛巾。

（四）皮肤

保持皮肤清洁干燥，洁具不混用，不用搓澡巾搓澡，避免损伤皮肤，影响皮肤屏障功能。

（五）避免复发

避免诱发病毒复发的因素，如感冒、皮肤创伤等。不要和疱疹患者有亲密接触。有单纯疱疹患病史的婴幼儿，出现疼痛等症状时应及时就医，警惕复发。

第三节　脓疱疮

一、脓疱疮的概念

脓疱疮是由金黄色葡萄球菌和（或）乙型溶血性链球菌感染引起的一种急性皮肤化脓性炎症，又名"传染性脓疱病"，俗称"黄水疮"。常在夏秋汗多闷热的天气发病，好发于婴幼儿的暴露部位，通过直接接触患者的破损皮肤和伤口感染，

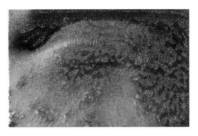

图 11-3　脓疱疮

或通过接触患者的生活用品、污染物，如床单、毛巾、木梳、玩具等被感染。

二、脓疱疮的病因

脓疱疮以金黄色葡萄球菌感染为主，占 50%～70%，其次是乙型溶血性链球菌感染，或两者混合感染。婴幼儿皮肤娇嫩，皮脂分泌量少，化脓菌容易侵入。温度较高、出汗较多和皮肤浸渍可促进细菌在局部繁殖。瘙痒性皮肤病患儿的搔抓以及皮肤的创伤可破坏皮肤屏障，有利于细菌侵入。

三、脓疱疮的临床表现

（一）症状和体征

病变多发生在面部、口唇四周、鼻孔周围、四肢、躯干等部位，主要表现为小丘疹、水疱、脓疱、结痂等，口周可见放射状裂纹。同时，可伴随瘙痒、淋巴结肿大，严重者合并高热等全身中毒症状。

（二）辅助检查

血、尿常规，C反应蛋白、抗链球菌溶血素"O"试验，细菌培养和药敏试验等。

> 📝 **小贴士**
>
> 脓疱疮往往急性发病，而且传染性极强。一旦发现或怀疑婴幼儿脓疱疮，一定要立即隔离，及时就医。否则容易经密切接触或间接接触患儿的用品感染，在人多密集的托幼机构造成暴发流行。

（三）预后

多数脓疱疮经局部治疗后可痊愈，但少数情况下可发生并发症，多与链球菌感染相关的脓疱疮有关，易并发肾小球肾炎、败血症、肺炎、脑膜炎等。症状较轻类型的脓疱疮愈合后不留瘢痕，深脓疱疮愈合后可留瘢痕。

四、脓疱疮的临床处置

病情较轻、没有并发症者以外用药物治疗为主，皮损泛发或病情严重的可辅以系统药物治疗，治疗周期在 10 天左右。

（一）外用药物治疗

脓疱未破者可外用 10% 炉甘石洗剂，脓疱较大时应抽取疱液。脓疱破溃者可用 1∶5000 高锰酸钾液或 0.5% 新霉素溶液清洗、湿敷，再外用莫匹罗星软膏等。

（二）系统药物治疗

皮损泛发、全身症状较重者使用，可选择金黄色葡萄球菌敏感的抗生素，如头孢唑林钠、头孢他啶、头孢哌酮等，必要时依据药敏试验选择用药。同时应注意水电解质平衡，必要时可输注血浆或人血丙种免疫球蛋白。

五、脓疱疮的护理

（一）隔离

脓疱疮具有高度传染性，患儿的衣物应煮沸消毒。护理过程中要注意隔离防范，防止传染给他人，按照医嘱对患儿进行科学有效的护理。

（二）饮食

合理均衡分配各种营养物质，合理控制总热量，合理餐次分配，忌食辛辣温热食物，慎食肥甘油腻之品。

（三）卫生

勤剪指甲，勤洗澡，保持皮肤清洁。注意卫生，保持衣物、床单及一切与皮肤接触物的清洁及舒适。

（四）定期复诊

注意定期至医院复诊，如果出现药物过敏反应、持续高热、精神萎靡、头痛、血尿等其他症状，应及时复诊。

六、脓疱疮的预防

（一）预防感染

增强婴幼儿的抵抗力，避免过度疲累。保持个人清洁卫生。避免接触脓疱疮患者的物品。夏天做好防蚊工作，避免蚊虫叮咬。

（二）定期检查

在闷热多汗的季节，注意定期给婴幼儿体检。一旦发现脓疱疮患儿，应立即隔离，注意消毒，尽早治疗。

第四节　痱子

一、痱子的概念

痱子是由于环境中气温高、湿度大，出汗过多、不易蒸发而引发的一种表浅性、炎症性皮肤病。该病夏季高发，以丘疹、丘疱疹或水疱为主要表现，可以不痛不痒，也可以有瘙痒、轻度烧灼或刺痛感。治疗以外用药为主，天气转凉以后痱子可迅速自愈。

二、痱子的病因

痱子是在高温、闷热的环境下，大量汗液不易蒸发，使得表皮角质层浸渍肿胀，导致汗管变窄或阻塞，汗液排出不畅甚至受阻，最终导致汗管破裂、汗液溢出到周围组织而引发的外泌汗腺疾病。婴幼儿皮肤比较薄嫩，各个功能器官发育不完善，所以更容易出现痱子。

三、痱子的临床表现

（一）症状和体征

痱子表现为皮肤上出现针尖至针头大小的密集分布的丘疹、丘疱疹、水疱或脓丘疱疹，可无症状，也可伴有瘙痒、灼热感。少数深痱皮损泛发时，可出现头晕、头痛、发热等全身症状。

（二）辅助检查

怀疑脓痱时，可对脓液进行细菌培养。

> **小贴士**
>
> 　　冬天一定不会出痱子吗？不然。"有一种冷叫家长觉得你冷。"部分家长总是担心孩子冷，害怕冻着，给孩子穿得里三层外三层。婴幼儿活动量大，新陈代谢快，很容易出汗，如果穿着过厚，汗液不易蒸发，冬天也会出现捂出来的痱子。

（三）预后

经去除病因、药物治疗等，多数可在 3～7 天内治愈，但可复发。深痱可能导致汗腺持续损害并导致大面积无汗、代偿性多汗等并发症。

四、痱子的临床处置

首要方法是去除病因，即注意通风散热，减少出汗，保持皮肤清洁干爽，部分痱子可自行消退。对于皮疹较多、瘙痒症状明显的婴幼儿，给予相应的外用药物和口服药物进行对症治疗。

（一）外用药

以清凉、收敛、止痒为原则，可使用炉甘石洗剂、痱子粉。瘙痒明显时，可外用糖皮质激素药膏，如丁酸氢化可的松乳膏、糠酸莫米松乳膏等。若考虑合并感染，可以外用抗生素药膏，如红霉素软膏、夫西地酸乳膏等。

（二）口服药物

瘙痒明显时，可口服抗组胺药，如氯雷他定、西替利嗪等，合并感染较严重时，可口服抗生素治疗。

五、痱子的护理和预防

（一）温度适宜

避免在高温天气下剧烈活动，保持婴幼儿居住环境温度适宜。

（二）衣着宽松透气

平时给婴幼儿穿宽松透气的衣服，应选择吸水性好、透气好的纯棉衣物。衣物被汗液浸湿后应及时更换。睡觉时应注意翻身，避免穿着或包裹太多。

（三）皮肤护理

出汗后及时洗澡，保持皮肤清洁干燥，洗澡时水温不宜过冷或者过热。勤剪指甲，保持双手干净，以免因痱子瘙痒而搔抓皮肤引发细菌感染。

（四）托幼机构的注意事项

在托幼机构中，由于人员密集，更应注意痱子的护理和预防。夏季，注意室内开空调，定期通风，维持室内凉爽。在安排户外活动时，注意避开上午 11 点到下午 3 点之间的高温时段。如室外日光强烈，可适当使用遮阳设备。冬季，因幼儿衣着较厚，室内温度注意不宜过高，以减少出汗量，注意提醒幼儿在活动前适当减少部分衣物，出汗后及时擦干。

第五节　湿疹

一、湿疹的概念

湿疹是一种常见的由多种内外因素引起的表皮及真皮浅层的炎症性皮肤病。其特点为自觉剧烈瘙

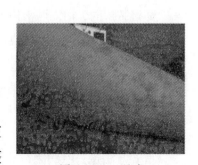

图 11-4　湿疹

痒，皮损多形性，常对称分布，有渗出倾向，慢性病程，易反复发作。

二、湿疹的病因

（一）内因

内分泌代谢性疾病、血液循环淤阻障碍、慢性感染、精神神经因素等。

（二）外因

食物，吸入物，动物皮毛，生活环境因素，化学物质接触，以及搔抓、刺激，皮肤干燥，过度频繁洗澡等。

三、湿疹的临床表现

（一）症状和体征

湿疹可发生于任何部位，常对称分布，多见于头面部、耳后、手、足、四肢屈侧、阴囊等处。严重时扩展至全身。其表现是：绵延不断，此起彼落，自体散播，甚至可遍及全身。根据皮损特点，可分为急性、亚急性和慢性湿疹。三者并无明显界限，可以相互转变。

1.急性、亚急性湿疹

急性湿疹的临床表现为多形性损害，初期为红斑，自觉灼热、瘙痒。继之在红斑上出现散在或密集的丘疹或小水疱，搔抓或摩擦之后，搔破而形成糜烂、渗液面。日久或治疗后急性炎症减轻，皮损干燥、结痂，鳞屑，进入亚急性期。

2.慢性湿疹

慢性湿疹由急性、亚急性湿疹反复发作演变而来，或是开始时即呈现慢性炎症，常以局限于某一相同部位经久治不愈为特点，表现为皮肤逐渐增厚，皮纹加深、浸润，色素沉着等，主要症状是剧烈瘙痒。

（二）辅助检查

血常规可见嗜酸性粒细胞增多。变应原试验有助于寻找可能的致敏原。真菌检查可鉴别浅部真菌病。疥虫检查可协助排除疥疮。必要时可进行皮肤组织病理学检查和皮损细菌培养。

（三）预后

本病常为慢性疾病，很难彻底治愈。但通过积极治疗和日常合理预防，一般不影响正常生活。

四、湿疹的临床处置

主要治疗方法是寻找和消除病因、控制症状、减少复发。

（一）一般治疗

遵医嘱给予生活护理，避免诱发或加重因素。药物治疗包括局部治疗和系统治疗。

（二）全身治疗

西药以止痒抗过敏为主，可选用抗组胺类药物和钙剂。含皮质激素的药物外搽湿疹，其疗效是肯定的，对轻症或范围小的湿疹可以选择。对面积大的湿疹或反复发作的湿疹，如果频繁、大量或长期使用含皮质激素的药物，会有全身或局部副作用，所以应尽量避免较长时间或短期大剂量外用皮质激素类药物。

（三）外治药方

根据皮损形态特点，选用适当的剂型和药物。急性期：无渗液或渗出不多者可用氧化锌油，渗出多者可用3%硼酸溶液湿敷；亚急性期：选用糖皮质激素乳剂、糊剂，为防止和控制继发性感染，可加用抗生素类药物；慢性期：选用软膏、硬膏、涂膜剂。

含皮质激素药物对皮肤局部较突出的副作用是导致激素依赖性皮炎。激素依赖性皮炎指长期或大剂量使用含皮质激素外用药后，湿疹病情可以迅速好转，但一旦停药后，在一两天内用药部位（特别是面部）可发生赤红、触痛、瘙痒、裂口、脱屑，以致发生脓疱，湿疹加重；当重新使用激素药物后，病情很快好转或消失，如再停药，反跳性皮炎再发，而且比以前更严重。同时，局部长期使用激素可能会引起皮肤萎缩、多毛，诱发感染等。

五、湿疹的护理

（一）避免致病因素

寻找病因，避免接触过敏原。禁食酒类及易过敏、辛辣刺激性食物，避免过度疲劳和精神过度紧张。

（二）皮肤护理

注意皮肤卫生，适当洗浴，不要过频给湿疹患儿洗澡。洗澡时以淋浴为佳，不用热水烫洗或过度清洁皮肤。不给患儿使用刺激性强的沐浴用品，洗澡后及时擦干并涂抹外用润肤剂。

当患处瘙痒时，可涂抹止痒药物来缓解，切不可让患儿抓挠患处皮肤，以免感染。

（三）衣物

尽量给患儿穿纯棉、宽松、透气的衣物，少穿、不穿人造纤维或毛料等制成的衣服，以免加重过敏症状。

（四）温湿度

过热和过干的环境都可能导致湿疹病情的反复。因此，要保证室内空气流通，夏季保持室内凉爽，冬季使用空调或暖气时使用加湿器维持室内湿度。

（五）正确使用药物

不乱用刺激性较强的药物，积极治疗全身性疾患。遵照医嘱合理使用外用激素软膏。部分家长担心激素的副作用，购买市场上不合格的所谓"纯中药"制剂，反而使婴幼儿摄入过多激素，产生较大副作用。

六、湿疹的预防

湿疹无特效预防方法，主要通过避免各种可疑致敏、致病因素，加强生活管理进行预防。

第六节　荨麻疹

一、荨麻疹的概念

荨麻疹俗称"风疹块"，是一种常见的皮肤疾病，是由于皮肤、黏膜小血管扩张及渗透性增加而出现的一种局限性水肿反应，一般不会持续出现超过 24 小时，但会反复发生新的皮疹。主要是出现皮肤发红，伴随或不伴随肿胀。

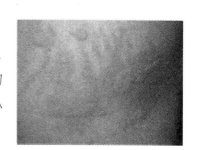

图 11-5　荨麻疹

二、荨麻疹的病因

荨麻疹的病因非常复杂，常见原因主要分为内源性因素和外源性因素两大类，具体如下。

（一）食物因素

动物性蛋白，如鱼、虾、蟹、贝壳类、蛋类等，植物如蕈类、草莓、番茄等，以及腐败食物、某些食品添加剂等都可引起荨麻疹。

（二）感染因素

各种病毒感染（如病毒性上呼吸道感染，肝炎病毒、柯萨奇病毒感染等）、细菌感染（如金黄色葡萄球菌所致的败血症、扁桃体炎、慢性中耳炎、幽门螺杆菌感染等），以及真菌、寄生虫感染均是荨麻疹的发病因素。

（三）药物因素

常见的有青霉素、各种疫苗、磺胺类药物等。有些药物为组胺释放物（如阿司匹林、吗啡、可待因、奎宁、阿托品等），可引起过敏症状；还有的致敏原是药物添加剂中的赋形剂、防腐剂、抗氧化剂（如山梨醇、苯丙烯酸等）。

（四）呼吸道吸入物及皮肤接触物

常见的呼吸道吸入物有花粉、动物皮屑、粉尘、尘螨、真菌的孢子及一些挥发性化学品等，皮肤接触物有某些植物、动物毛发、昆虫叮蜇、毒毛虫刺激等。

（五）物理因素

如摩擦、压力、冷、热、日光照射等。

（六）其他

如情绪波动、精神紧张、抑郁等。系统性疾病如自身免疫性甲状腺炎、风湿热、类风湿性关节炎、系统性红斑狼疮等。

三、荨麻疹的临床表现

（一）症状和体征

基本损害为皮肤出现风团，常先有皮肤瘙痒，随即出现风团。风团的大小和形态不一，发作时间不定。持续数分钟至数小时，少数可延长至数天后消退，不留痕迹。

> **小贴士**
>
> 急性荨麻疹属于皮肤科急症，轻者可仅表现为皮肤红色风团，重者危及生命，所以需及时就医。重症荨麻疹的表现是：血压下降，导致晕厥、意识丧失、突然倒地；喉头部位水肿，出现气促、呼吸困难，甚至窒息。

荨麻疹的典型表现是迅速出现的风团，局部常发痒或有麻刺感。风团扁平发红，或是苍白的水肿性斑块，边缘有红晕。有时风团呈环形，几个相邻的环状损害可以融合成地图状，偶有风团形成水疱、大疱，水疱周围常有红晕，易发生于儿童。风团消失后，皮肤恢复正常。风团的大小及数目不定，可出现在任何部位的皮肤，如出现于唇部、眼睑，可使患处显著肿胀，而舌、口腔或咽喉等黏膜处都可累及。严重者可出现呼吸困难、过敏性休克等。

（二）辅助检查

可检查血常规、C反应蛋白、病毒、寄生虫、过敏原等。

（三）预后

荨麻疹预后良好，消退后一般不留痕迹，绝大多数可彻底治愈。急性荨麻疹累及呼吸道者有窒息危险，应及时就医。

四、荨麻疹的临床处置

（一）去除病因

对每位患荨麻疹的婴幼儿都应力求找到引起发作的原因，并加以避免。感染引起者，应积极治疗感染病灶。药物引起者，应停用过敏药物。食物过敏引起者，找出过敏食物后，避免食用。寒冷性荨麻疹患儿应注意保暖，乙酰胆碱性荨麻疹患儿应减少运动、出汗及情绪波动，接触性荨麻疹患儿应减少接触的机会，等等。

（二）急症治疗

病情严重，伴发过敏性休克或喉头水肿的患儿需立即抢救。给予吸氧，心电监护，根据病情使用肾上腺素、糖皮质激素、多巴胺、氨茶碱等抢救药物。

（三）药物治疗

一般首选镇静作用较轻的药物，如西替利嗪或氯雷他定。同时可配合使用维生素C及钙剂。伴腹痛者可给予止痛解痉药物（如山莨菪碱、阿托品等）；脓毒血症或败血症引起者应立即使用抗生素控制感染，并处理感染病灶。此外，还可使用外用药物。夏季可选用止痒液、炉甘石洗剂等，冬季则选用有止痒作用的乳剂（如苯海拉明霜）；对日光性荨麻疹还可局部使用遮光剂。

五、荨麻疹的护理和预防

（一）饮食

特定饮食是荨麻疹最常见的诱发因素之一。因此，务必留意患儿每次发病与所进食食物种类之间的关系，一旦明确引起发病的食物，以后应避免再吃。如无法确定诱发荨麻疹的食物，则需尽量避免进食最常见的诱发食物，包括贝壳类、鸡蛋、牛奶、坚果、番茄、草莓、巧克力等。由于各种食品添加剂常成为荨麻疹的诱发因素，因此还需避免进食含食品添加剂的加工食物。

（二）环境

保持居室清洁，注意勤通风，勤晾晒被褥，规律作息，保持心情愉悦。

（三）密切观察病情

如果在护理过程中发现患儿呼吸困难、喘息，自述喉咙紧、胸闷等，应立即送医，以免窒息导致生命危险。

（四）规律使用药物

对于反复发作的慢性荨麻疹患儿，应注意规律使用药物，避免随意停药导致病情复发。

抓耳挠腮的"小猴子"

许老师正在带着小朋友们上手工课，却发现糖糖小朋友一会儿挠挠自己的脸，一会儿挠挠自己的肚子，好像一只抓耳挠腮的"小猴子"。旁边的小朋友看到了，都在偷偷地笑。许老师制止了小朋友们，然后关心地问："糖糖，你怎么啦？"糖糖仍然时不时地挠着身上，难受地说："老师，我身上好痒。"

身上痒？许老师掀开糖糖的衣服一看，哎呀！糖糖身上出了好多红色的风团，也就是俗话说的红色痒疙瘩。是荨麻疹！急性荨麻疹可轻可重，严重的荨麻疹甚至会导致昏迷、窒息和生命危险。想到这里，许老师立刻向园长汇报情况并带糖糖尽快就医，同时联系了糖糖的妈妈去医院会合。

去医院的路上，糖糖身上的红色痒疙瘩越来越多，许老师直接带她去了儿科急诊。经医生诊断，糖糖得的是急性荨麻疹，需要肌注抗过敏药物和外用止痒的炉甘石洗剂。用药后，糖糖身上的红色痒疙瘩慢慢消退了，感觉舒服多了。

经询问糖糖妈妈，许老师得知糖糖是第一次得荨麻疹，可能跟早上出门时吃了以前从没吃过的一种零食有关。许老师告诉糖糖妈妈，以后应避免再给糖糖吃这种零食，平时也要注意观察糖糖吃其他食物后有没有出现荨麻疹的症状。最近几天要避免给糖糖吃鸡蛋、牛奶、鱼虾、坚果等容易过敏的食物。许老师还提醒糖糖妈妈，不要给糖糖穿化纤类贴身衣物，家里要保持清洁，注意勤通风，勤晾晒被褥，培养糖糖规律作息的习惯。另外，如果发现荨麻疹复发，一定要及时送医，以免窒息导致生命危险。

第七节　丘疹性荨麻疹

一、丘疹性荨麻疹的概念

丘疹性荨麻疹是一种因昆虫叮咬而出现的以纺锤形红色丘疱疹或风团为主要特征的迟发型变态反应疾病，春秋季发生较多。皮疹多发于躯干、四肢伸侧，群集或散在，为绿豆至花生米大小略带纺锤形的红色风团样损害。皮损红肿显著，并见大疱，患者常有剧痒而影响睡眠，搔抓可引起继发感染。

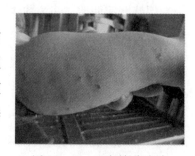

图 11-6　丘疹性荨麻疹

二、丘疹性荨麻疹的病因

丘疹性荨麻疹主要是蚊虫叮咬导致的，若变换生活环境，不久即愈或停止发病，表明环境中有某些致敏物，因而有所谓"水土不服"的说法。人蚤、犬蚤、猫蚤、虱、蚊、蠓、蚋、螨，特别是跳蚤的叮咬是主要的病因。

三、丘疹性荨麻疹的临床表现

（一）症状和体征

丘疹性荨麻疹以红色纺锤形丘疱疹或风团为主要特征，常有剧痒，一般无全身症状。表现为皮肤暴露部位或衣物开口处突然发生的豌豆到指头大小的风团性红斑，中央有针头到豆大的丘疹。中期风团性红斑逐渐消退，而丘疹可继续存在1～2周。皮损的数目不定，三五成群或零星散布。丘疹顶端可有水疱、脓疱或结痂，另有一些含清亮液体的大疱，有的为出血性水疱或风团，因而风团、丘疹和大疱可同时存在。经过2～3天或1～2周后，皮疹即消失，可遗留暂时的色素沉着。搔抓会引起表皮糜烂、血痂，导致局部皮肤肥厚、粗糙。

（二）辅助检查

可进行变应原皮内试验，伴有发热、皮肤肿胀的患儿，可能需要进行血常规检查。

（三）预后

本病有自愈性，皮疹经1～2周消退，留下暂时性色素沉着，但有新疹可陆续发生，使病程迁延较久。

四、丘疹性荨麻疹的临床处置

由于丘疹性荨麻疹的病因和发病机制已明确，临床中主要采取病因治疗、抗过敏治疗，必要时采取抗感染治疗。

（一）病因治疗

消除昆虫。如猫、狗身上的蚤，以及人蚤、臭虫等，在室内床铺、家具、草垫、墙角等处喷洒杀虫药。

（二）抗过敏治疗

可口服苯海拉明、氯苯那敏等抗过敏药物。如皮损没有溃破可联合外用药物治疗，如炉甘石洗剂。也可使用糖皮质激素药膏，如丁酸氢化可的松软膏。

五、丘疹性荨麻疹的护理

（一）饮食

患儿可多吃蔬菜、水果类等富含维生素和纤维素的食物，如大白菜，其含有丰富的维生素 C，可增加机体对感染的抵抗力，对皮肤有好处。葡萄含有钙、钾、磷、铁等以及多种维生素，富含多种人体必需氨基酸，亦可食用。谨慎食用鱼、虾、蟹及其他海产品等容易引起过敏的食物。牛奶和鸡蛋在食物过敏中占有重要的地位，对这两种食物过敏的人数较多且多数病情严重。

（二）环境和卫生

注意患儿身体及周围环境卫生，夏季做好驱蚊虫工作。培养患儿健康心态，常备抗过敏药物。为患儿勤剪指甲、勤洗手，避免患儿接触野生流浪动物和过度搔抓皮肤。注意卫生，患儿贴身的衣服一定要经常换洗，患处一定要避免强烈光线的照射。

（三）心理护理

皮肤剧烈瘙痒，会导致患儿烦躁哭闹。注意合理安排日常生活，多安慰患儿，使其心情舒畅，配合治疗。

（四）病情观察

在护理过程中，注意观察患处皮肤是否化脓、有臭味，如果有以上表现，提示可能合并细菌感染，需及时带患儿复诊。

六、丘疹性荨麻疹的预防

（一）消除过敏原

避免食用过敏食物。消除昆虫，如猫狗身上的跳蚤、臭虫等。

（二）注意防护

带婴幼儿进行野外活动时，注意穿长袖并扎紧袖口裤管。被蜂蜇伤后立即拔出毒刺，挤出毒液，再用水冲洗，局部冰敷或冷湿敷。

第八节 摩擦性苔藓样疹

一、摩擦性苔藓样疹的概念

摩擦性苔藓样疹是由暂时性外伤（多为摩擦）引起的以手背部、肘部散在小丘疹，呈轻度苔藓样改变为特征的疾病，是婴幼儿在春夏及初秋季节的一种多发性疾病。

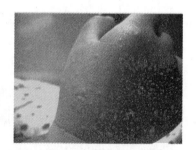

图 11-7　摩擦性苔藓样疹

二、摩擦性苔藓样疹的病因

摩擦性苔藓样疹的病因主要为接触物的摩擦刺激，如与沙土、玩具等摩擦物质频繁接触而导致发病，此外，该病还可能与日晒和病毒感染有关，个体特异体质也是不应忽视的因素。本病好发于 3～12 岁男孩。

三、摩擦性苔藓样疹的临床表现

（一）症状和体征

表现为苔藓样小丘疹，常见于摩擦和暴露部位，如手背、前臂，有时见于指节、肘、膝等处，可见直径 1～3mm、多角形或圆形小丘疹，细密成群，但不融合，平顶或圆顶，覆有少许细糠秕样鳞屑，时有苔藓样变，伴瘙痒。一般为淡肤色，较重者可淡红色，部分患者自觉瘙痒。

（二）辅助检查

医生可能会进行皮肤镜检查，观察皮损部位情况。

（三）预后

本病具有自愈倾向，部分皮损可自行消退；部分皮损经过治疗后，预后良好，但可能会出现复发的情况。

> **小贴士**
>
> 摩擦性苔藓样疹又称沙土性皮炎，是一种对外界刺激的非特异性皮肤反应。目前病因不清，但已发现在病前常有与某些物品接触或摩擦的病史，如经常在玩泥土、肥皂泡沫或受毛毯刺激后发病。很多托幼机构设置有户外沙土区，这符合幼儿爱玩的天性，也能促进幼儿手部感觉、触觉的发育，但应注意合理安排玩沙土的时长。同时，告知家长洗衣服时不要让孩子长时间玩肥皂或洗衣粉水等。

四、摩擦性苔藓样疹的临床处置

主要采取药物治疗，一般 2～4 周可痊愈，但日常仍需要注意避免过度摩擦刺激，否则可能复发。症状较重者可口服抗过敏药物，皮损局限、症状较轻者可外涂炉甘石洗剂，其中所含炉甘石和氧化锌具有收敛、保护作用，也有较弱的防腐作用。涂抹时应注意皮肤是否有破损，如皮肤有破损则不能使用。也可外涂肾上腺皮质激素类药物，如氢化可的松乳膏，可以有效抑制皮肤局部过度的免疫力。但注意此类药膏不宜长期使用，并同时避免全身大面积使用，只适合针对性使用。

五、摩擦性苔藓样疹的护理

（一）心理护理

患儿因为瘙痒可能会出现烦躁、焦虑等情况，可以通过讲故事、做游戏等来转移注意力。同时多鼓励患儿正确面对疾病，积极配合治疗。

（二）用药护理

在使用抗组胺药物时，患儿可能出现口干、头痛、嗜睡等不良反应，若症状较重，应及时带患儿就医。

157

第十一章 · 皮肤科疾病预防与护理

使用激素类药物时，注意遵照医嘱合理使用，避免病情反复或严重副作用。

（三）生活护理

规律作息，适当锻炼，增强体质。避免搔抓，以免继发感染。日常生活中避免过多接触摩擦性刺激物品。患处不宜用热水或肥皂水清洗，禁用刺激性强的外用药物。室内按时通风，保持空气新鲜。衣被宜柔软，宜穿着宽松棉织内衣，保持床铺清洁干燥。

六、摩擦性苔藓样疹的预防

注意教育婴幼儿做好皮肤清洁卫生工作。夏季避免暴晒。既往有摩擦性苔藓样疹的婴幼儿尽量避免接触沙土，以减少皮肤摩擦。

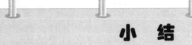

小 结

传染性软疣、单纯疱疹、脓疱疮都是传染性皮肤病，病原体各不相同，在针对病因处理的同时，应注意隔离和护理患儿。保持患儿皮肤清洁，避免搔抓皮肤，教育患儿不要用脏手揉眼睛，衣物应煮沸消毒。护理者和患儿都要注意手卫生。日常生活中，注意提高婴幼儿的免疫力，避免与皮肤病人直接接触，引导婴幼儿养成良好卫生习惯。

生活中注意保持室温适宜，空气流通，给婴幼儿穿柔软透气的棉质衣物，出汗后及时洗澡，保持皮肤清洁干燥。夏季避免暴晒，尽量避免接触沙土，以减少皮肤摩擦，从而预防痱子、沙土性皮炎等皮肤疾病。

荨麻疹、丘疹性荨麻疹本质上都属于过敏，注意去除病因，合理使用药物。如发现婴幼儿出现呼吸困难、喘息，自述喉咙紧、胸闷等，应立即就医，以免窒息导致生命危险。照顾婴幼儿时注意避免食用致敏食物；消除昆虫，如猫狗身上的跳蚤、臭虫等；带婴幼儿进行野外活动时做好防护。

关键术语

传染性软疣　　单纯疱疹　　脓疱疮　　痱子　　湿疹　　荨麻疹

丘疹性荨麻疹　　摩擦性苔藓样疹

1. 传染性软疣的传播途径有哪些？

2. 患单纯疱疹时，为什么不让婴幼儿触摸眼部？

3. 脓疱疮的临床表现和护理方法是什么？

4. 如何预防痱子？

5. 湿疹的护理方法有哪些？

6. 荨麻疹的诱因是什么？怎么识别严重荨麻疹？

7. 怎么指导家长护理婴幼儿摩擦性苔藓样疹？

建议的活动

1. 洗手对预防多种皮肤疾病至关重要，请设计一个与"七步洗手法"有关的教育活动，帮助幼儿认识洗手的重要性。

2. 在夏季制作一期健康橱窗或者开展一次家长健康讲座，指导家长痱子的预防和护理方法。

3. 情景演练：小涛在幼儿园吃桃子后，胳膊、身上、腿上出现了很多红色皮疹，还一直吵着身上痒，如果你是小涛的老师，你考虑小涛可能得了什么皮肤病？如何护理和预防？

4. 情景演练：烁烁在玩沙子后手上出现了很多圆形小丘疹，细密成群，如果你是烁烁的老师，你考虑烁烁可能得了什么皮肤病？如何跟烁烁家长沟通？

拓展阅读

1. 刘励：《蚊子叮怎么成了脓疱疮》，载《家庭医药》，2018（8）。本文以通俗易懂的语言描述了脓疱疮的发生原因、表现和预防方法。

2. 君阳：《婴幼儿湿疹、痱子有何区别》，载《我和宝贝》，2020（6）。湿疹与痱子从形态上有时难以区分，本文以生动的语言分类介绍了二者不同的病因、发病机制和日常护理、预防方法。

3. 陆奇权：《关于荨麻疹的八个误解》，载《生活与健康》，2020（11）。荨麻疹往往呈一块块凸起的风团，来无影去无踪，瘙痒难耐。对于荨麻疹，人们对它有很多误解，本文帮荨麻疹卸下背了很久的那些"锅"。

4. 胡秀玲：《摩擦性苔藓样疹会有多严重？该怎么办？》，载《时尚育儿》，2019（4）。婴幼儿喜欢在沙滩、泥土以及毛毯等表面粗糙的物体上爬行，这有引起摩擦性苔藓样疹的可能。本文系统介绍了摩擦性苔藓样疹的预防和护理方法，值得一看。

第十一章·皮肤科疾病预防与护理

第十二章
口腔科疾病预防与护理

☆熟练掌握龋病的日常预防工作及正确护理方法。

☆能预防和早期发现龋病及口腔不良习惯，给予正确护理，纠正婴幼儿口腔不良习惯，并对家长进行预防和护理指导。

思维导图

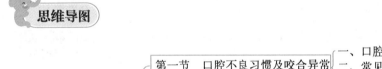

第十二章　口腔科疾病预防与护理

第一节　口腔不良习惯及咬合异常
一、口腔不良习惯的概念和危害
二、常见口腔不良习惯
三、咬合异常

第二节　龋病
一、龋病的概念
二、龋病的病因
三、龋病的临床表现
四、龋病的临床处置
五、龋病的护理
六、龋病的预防

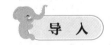

牙齿里长了小黑洞

圆圆，女孩，5岁，口腔内多颗牙齿发黑，个别牙齿出现明显牙体缺损。平时进食较慢，喜欢吃软食。今天午睡起床后圆圆开始哭闹，说自己的一颗牙齿很痛，老师看到该牙齿有个深黑洞，洞内有大量食物残渣。那么，问题来了：圆圆的牙齿出现了什么问题？如何指导家长预防此种情况发生？

第一节 口腔不良习惯及咬合异常

一、口腔不良习惯的概念和危害

婴幼儿有多种口腔习惯，有些是天生的，如吮吸习惯；有些则是由于客观原因后天发生的，如鼻呼吸困难导致的口呼吸。随着时间的推移，一些口腔习惯会对婴幼儿的咬合、上下颌、面部生长发育产生不利的影响，我们把这些会对人体产生不利影响的口腔习惯称作口腔不良习惯。

口腔不良习惯如果持续时间长，发生频繁，就会破坏口腔环境的平衡状态，引起咬合、上下颌、面部的畸形，影响外观。不良习惯的纠正越早越好，持续时间越长的不良习惯造成的错𬌗畸形程度往往越重，也通常更为顽固，矫治过程也就更复杂。

二、常见口腔不良习惯

（一）吮指习惯

吮指习惯是婴儿在生命的最初几个月获得的行为，1岁以后这种习惯通常会逐渐自行消失。如果1岁以后持续存在，则会造成心理依赖，出现前牙开𬌗、牙弓狭、上前牙前突、开唇露齿，甚至会造成后牙反𬌗。

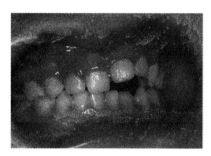

图 12-1 吮指习惯造成的前牙开𬌗

1.吮指习惯的检查

如果婴幼儿出现上前牙前突及开𬌗，应注意观察或询问家长有无吮指习惯，检查口腔时常会发现与手指形状相符合的前牙开𬌗。

2.吮指习惯的纠正与阻断

（1）1岁以后如果发现吮指习惯，建议家长多陪伴，用玩耍、做游戏等方式转移注意力，使幼儿逐步脱离吮指习惯。

（2）对于3～4岁的幼儿，需要向家长及幼儿强调口腔不良习惯的危害，建立纠正不良习惯的决心，调动幼儿自身积极性配合纠正。切记不要责骂、威胁或惩罚幼儿，不使用睡前手指贴胶布、戴手套、涂抹苦甲水等惩罚性方法。

（3）3～4岁以后有明显错𬌗畸形的幼儿，单纯使用行为管理无法纠正时，可采用克服不良习惯的矫治器进行阻断性治疗。

（二）口呼吸习惯

口呼吸是由于鼻气道阻塞或鼻气道阻力增大而长期部分或全部采用经口呼吸。

导致鼻气道阻塞或鼻气道阻力增大的原因常见为腺样体和（或）扁桃体肥大、慢性鼻炎、鼻窦炎等鼻咽部疾病。

乳牙期明确的口呼吸习惯不仅会造成面部发育的异常，而且会因为夜间缺氧等问题导致幼儿生长发育、听力及免疫功能等各个方面受到严重影响，出现身高增长减慢、听力下降等问题，因此需要引起足够重视。

1. 口呼吸习惯的检查

嘴唇较干，张口睡觉，开唇露齿，提示要关注呼吸习惯。如伴有打鼾、夜间磨牙、尿床、生长发育迟缓等，需进行多导睡眠监测，判断是否为睡眠呼吸障碍。

> **小贴士**
>
> 对于乳牙期儿童而言，引起严重口呼吸习惯的最常见原因是腺样体和（或）扁桃体肿大。肿大程度因人而异，严重者甚至可以将鼻呼吸道完全堵塞，部分幼儿会出现"腺样体面容"，包括开唇露齿、上唇外翻、唇短厚、上前牙前突、上腭高拱、上颌牙弓狭窄、下颌后下旋转及长面畸形。

2. 口呼吸习惯的纠正与阻断

（1）坚持母乳喂养有利于帮助婴儿建立鼻呼吸。

（2）指导家长定期观察婴幼儿张口呼吸情况，观察其鼻子堵塞情况，以及睡觉的姿势、打鼾的情况。

（3）如果家长发现婴幼儿有口呼吸习惯，建议至耳鼻喉科就诊明确病因，积极治疗，及时切除肿大的腺样体和（或）扁桃体。

（三）唇习惯

唇习惯包括咬下唇、吮吸下唇、下唇兜上唇等，以吮吸下唇最为常见，吮吸下唇会对上下前牙产生异常的压力，使上牙向外倾斜，下牙向内倾斜，阻碍下颌牙弓的向前发育，形成前牙深覆盖。

1. 唇习惯的检查

嘴唇较干，下唇有咬痕，要关注是否存在唇习惯。

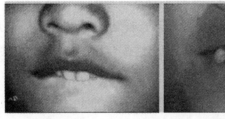

图 12-2　不良唇习惯及颌面畸形

2. 唇习惯的纠正与阻断

对于唇习惯未造成明显错殆畸形的婴幼儿，建议通过行为治疗帮助其建立信心。

发现婴幼儿不良习惯后应及时提醒，使用正强化来帮助纠正，当婴幼儿做得好时及时给予表扬和鼓励。对于已造成明显错殆畸形的幼儿，往往需要矫治器进行治疗与阻断。

三、咬合异常

（一）乳牙期前牙反殆

1.乳前牙反殆的表现

乳前牙反殆俗称"地包天"，是幼儿乳牙列常见的牙颌畸形，表现为下切牙的切缘接近或位于上切牙的切缘的前方。

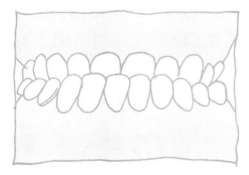

图 12-3　反殆牙列

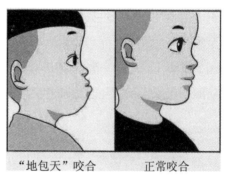

"地包天"咬合　　　　正常咬合

图 12-4　"地包天"侧面观

2.乳牙期前牙反殆的治疗

（1）乳牙期早期矫治前牙反殆，一般选择在4岁左右进行，此时幼儿配合度较好，乳前牙牙根尚处于稳定期。

（2）乳牙期反殆矫治疗程一般小于半年，可在最短的时间内纠正不良因素，促进上下颌骨正常生长。

（二）乳牙期前牙开殆

1.乳牙期前牙开殆的表现

当乳前牙正在萌出或已经萌出时，因为口腔不良习惯的存在，如吐舌、吮指、咬唇、咬物等，牙及牙槽骨的垂直向生长及发育受到干扰，正中位咬合时不能与对颌牙发生接触而出现间隙，表现为前牙开殆。

2.乳牙期前牙开殆的治疗

（1）在乳牙列初期2～4岁，去除阻力（纠正不良习

小贴士

乳前牙反殆的治疗原则是：应尽早矫治，一般在3～5岁进行。太早治疗幼儿难配合；太晚（6～7岁）治疗，乳切牙替换，乳牙根已吸收，不便于治疗，这时应观察，暂不矫治。

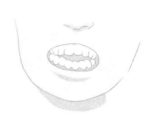

图 12-5　前牙开殆牙列

惯）后，开始常常能够自行解除。

（2）幼儿4岁以后，在去除阻力后前牙不能自行调整时，根据面部突度、唇齿关系、面型长短等情况综合设计，进行矫正治疗。

第二节　龋病

一、龋病的概念

龋病，俗称"虫牙""蛀牙"，是一种在细菌感染等多种因素作用下，牙体硬组织发生慢性、进行性破坏的疾病。如果没有及时治疗，可引发牙髓炎、根尖周炎甚至颌骨炎症等并发症。龋病影响婴幼儿进食，进而影响消化、吸收功能和生长发育。我国3岁幼儿的患龋率高达50.8%，也就是说，一半的幼儿在入园时会有龋齿。因此，龋病应引起家长和幼儿园教师的高度重视。

二、龋病的病因

只有在细菌、饮食、宿主、时间的共同作用下才能形成龋洞。

细菌为龋病发生的主要因素；进食含糖（特别是蔗糖）较多的食物，细菌利用糖代谢产生的有机酸可造成釉质脱矿，从而导致龋病的发生；牙齿排列不整齐、拥挤（不易清洁），会增加龋病的发生风险；龋病的发展是一个较为缓慢的过程，从菌斑形成到牙齿脱矿再到龋洞形成的全过程均需要一定的时间。

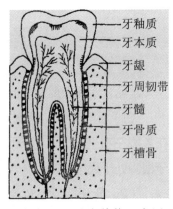

牙釉质
牙本质
牙龈
牙周韧带
牙髓
牙骨质
牙槽骨

图12-6　牙齿结构示意图

三、龋病的临床表现

健康的牙齿表面应该是完整、光滑、有光泽的。龋病表现为牙釉质、牙本质和牙骨质颜色、形态和质地的改变。

龋病的基本发病过程是：口腔微生物黏附在牙表面形成牙菌斑生物膜。继而口腔微生物在牙菌斑生物膜微生态环境中利用糖类食物代谢产酸，并长期堆积在牙表面引起脱矿，形成龋损。

发病早期，可能会出现白色斑块或黄褐色斑点，此时尚无牙体缺损，一般无自觉症状。随着破坏的深入，牙体缺损形成龋洞，龋洞一旦形成则不能自行恢复。

随着龋洞的加深，患儿会出现冷、热、酸、甜刺激痛，伴有牙髓炎时，会出现剧烈疼痛及肿胀，甚至还可引发根尖周炎、颌骨炎症等一系列并发症，最终可能导致牙齿丧失。

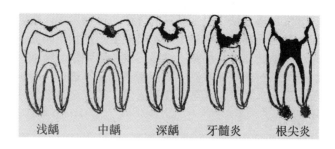

图12-7　龋病的发展过程示意图

牙齿实质性的缺损，在检查时可以看到或探到龋洞，在探诊时，洞底比正常牙组织软，X射线摄片可以发现病变部位的密度比周围正常组织明显降低。

当进食冷、热、甜、酸的食物时，牙齿有酸痛感并发现有龋洞，应及时就医，一般预后良好。如不及时进行治疗，其病程发展将一直延续，进一步对牙齿健康造成严重的伤害。

四、龋病的临床处置

龋病治疗的目的是终止龋损的发展，恢复牙的形态与功能。可以根据情况选用涂氟再矿化治疗、预防性树脂充填、充填修复治疗、金属预成冠修复等方法。

五、龋病的护理

龋病为慢性感染性疾病，在非发作期一般没有异常表现，幼儿可以正常入园。日常护理应做到以下几点。

（一）饮食管理

在生活中，注意合理安排进餐时间，避免频繁进食，每次进餐控制在30分钟以内。另外，当龋齿发生疼痛时，应尽量避免摄入冷、热、酸、甜食物，以减少刺激。

（二）口腔护理

注意饭后漱口，不会漱口的婴幼儿应在饭后适当喝水，冲刷牙面食物残渣。如有食物残渣塞在牙缝或龋洞内引起疼痛，可用牙线轻轻剔除，注意不要太深入。

（三）及时治疗浅龋

幼儿园教师只要发现幼儿口腔内有龋齿，就应告知家长，家长应及时带幼儿到医院诊治。

　　低龄儿童（6岁以下）龋病的特点：①发病早，乳牙刚萌出不久就可能患龋；②幼儿进食频次多，食物多黏软，致龋齿多发，一旦患龋，很快波及多个牙齿，多个牙面患龋；③发展速度快，发生龋坏的牙齿，迅速发展，短期内就可发展到牙髓炎、根尖周炎甚至面部间隙的感染；④早期主观症状不明显，容易被家长忽视拖延治疗。越小的幼儿，进食的频次越多，食物越细软，睡眠时间越长，口腔自洁作用越差。如果家长无规律喂养、不控制夜奶及不进行口腔护理，幼儿一旦发生龋齿，发展速度会非常快，甚至形成猖獗龋，造成全口多数牙齿变黑、片状脱落，仅留有残根。

六、龋病的预防

　　龋病重在预防。随着生活条件的改善，人们的饮食结构也在变化。食品的精细化、含糖食品的增多等都会导致龋病发病率的增加。婴幼儿口腔保健工作要尽早开始。

（一）培养良好的饮食习惯

1.规律饮食

　　部分人存在认识上的误区，认为只要不吃糖，牙齿就不会坏，其实不然，龋齿的发生与过频进食和进餐时间过长有密切关系。每次进食后口腔内会残留大量食物残渣，使口腔内的pH值迅速降低，也就是我们俗称的"酸性升高"。当酸性达到一定临界点，牙体组织中的矿物质就会流失，牙齿受到腐蚀。

　　培养婴幼儿良好的饮食习惯，首先要规律饮食，即每天三餐两点，三次正餐，两次零食，零食建议选择水果、坚果及鲜奶，含糖零食每天不超过2次。不建议在非进餐时间频繁摄入食物，或单次进餐时间过长。

2.健康饮食

　　生活中要给婴幼儿提供健康饮食。婴幼儿的食物种类应多样化，水果、蔬菜和坚果避免切碎研磨后进食，要充分发挥牙齿的功能进行切割、咀嚼。婴幼儿喜欢的含糖零食尽量配合正餐吃。

3.水的选择

　　白开水是婴幼儿最好的饮品，婴幼儿喝水应以白开水为主。果汁比水果的含糖量更高，要尽量控制婴幼儿摄入果汁的量。部分家长为了让婴幼儿喝水，在水里添加糖、菊花晶等，容易让婴幼儿养成喝甜水的习惯，应注意避免这种做法。另外，纯果汁、钙水、秋梨水等不能代替白开水，可乐、雪碧等含糖饮料应尽量减少摄入。

（二）口腔卫生习惯

　　建立良好的口腔卫生习惯。

　　3～6岁刷牙方法（圆弧法）：①刷外侧牙面时，上下牙应闭合，将刷毛放置在上颌牙上，以很轻的压力从上颌牙龈刷到下颌牙龈，做圆弧形颤动，即在牙面上转圈。每个部位反复6～8次。②刷后牙的内侧面时需往返颤动。③刷上下前牙内侧面时，刷头要竖起来刷。④磨牙的咬合面要来回刷。⑤以一定顺序确保每个部位、每个牙面都刷到。每次刷牙3分钟。

　　对于1岁以内未出牙的婴儿，应每天睡前用纱布蘸温水为其清洁牙龈及舌苔。

　　对于1岁以内已经出牙的婴儿，应用纱布擦拭或者指套牙刷为其清洁牙齿。

　　对于1岁以上的幼儿，应做到坚持让其每天至少刷牙2次，每次进食后用清水漱口。3～6岁幼儿应选用刷毛稍硬、刷头小的牙刷，选用含氟儿童牙膏，每次使用量为0.5克，约豌豆粒大小，由老师或家长帮助挤出牙膏放在牙刷上。教幼儿刷牙要循序渐进，"圆弧法"简单易学，是幼儿容易掌握的刷牙方法。3～6岁幼儿手部协调动作还不完善，还不能很好地完成刷牙动作，为保证刷牙的效果，家长应每晚帮助幼儿刷牙。

　　对于牙刷无法清洁到的牙齿邻面，应使用幼儿牙线帮助清洁。

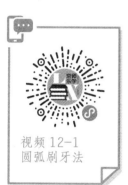

视频12-1
圆弧刷牙法

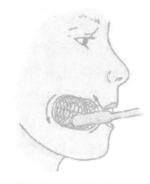

图12-8　圆弧刷牙法

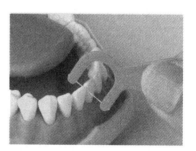

图12-9　牙线清洁牙齿邻面

视频12-2
牙线使用方法

（三）定期进行口腔检查

　　婴幼儿应至少每半年进行一次口腔检查，以便早期发现龋病，及时治疗，并接受专业预防与控制龋病的措施。

　　牙线的使用方法：将牙线放在两牙之间，前后移动，拉锯式慢慢滑入牙间隙即牙缝中，使牙线在相邻牙之间。先把牙线紧贴其中一颗牙的牙面。由牙面最贴近牙龈的地方开始，向牙冠方向拉动牙线，清洁该牙面，重复数次。然后，把牙线贴近另一牙面，由牙面最贴近牙龈的地方向牙冠方向拉动牙线，清洁牙面，重复数次。按次序清洁每一个牙缝，清洁完后用清水漱口。

（四）专业性预防措施

1.专业性局部用氟

氟化物与口腔健康密切相关，近 40 年来世界范围内先进国家乳牙龋及恒牙龋患病率大幅度下降的原因之一，就是氟化物的广泛应用。氟在自然界中广泛分布，人体可以从饮水、食物中摄入氟，适量氟对于维持人体的生理功能具有非常重要的作用。

专业局部用氟是采用不同方法将高浓度氟化物直接用于牙表面，目的是抑制牙表面的溶解脱矿和促进再矿化，以提高牙齿的抗龋能力。临床上常用的专业氟产品为含氟涂料，是一种加入了氟化物的有机溶液，将其涂布于牙齿表面，可预防龋病。

2.预防性窝沟封闭

幼儿可在 3～4 岁（乳磨牙）、6～7 岁（第一恒磨牙）、11～13 岁（第二恒磨牙）这几个年龄段进行窝沟封闭，将易于产生龋病的牙齿咬合面、颊舌面窝沟点隙封闭，起到屏障作用，使牙齿免受食物和细菌的侵蚀，从而防止龋病的发生。此法为儿童、青少年预防龋齿的有效方法。

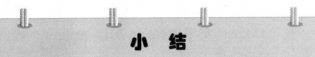

小 结

    龋病发生过程缓慢，早期不易察觉。牙齿缺损和疼痛使咀嚼减少，会影响婴幼儿的消化吸收功能，还会阻碍婴幼儿的牙颌正常发育，造成颌面畸形。另外，龋病会带来牙髓炎、根尖周炎、颌骨炎症、牙齿缺损等多种并发症。所以，发现龋齿要尽快治疗。日常生活中，龋病重在预防。应培养婴幼儿良好的饮食习惯和口腔卫生习惯，做到早晚刷牙、饭后漱口，定期进行口腔检查。婴幼儿期是养成良好行为习惯的最佳时期，如果能在这一时期养成良好的口腔卫生习惯，会使婴幼儿受益终身。

关键术语

不良习惯　咬合异常　龋病　健康饮食　口腔清洁　圆弧刷牙法

思考与练习

1.为了保证牙齿健康，我国多部委联合签署，确定每年的 9 月 20 日是"全国爱牙日"。此项举措在推动国民养成良好口腔卫生习惯方面起到了重要作用，世界卫生组织也极力赞扬，并向发展中国家推广。请判断以下婴幼儿口腔保健措施是否正确，并说明理由：①从出牙就开始给婴儿刷牙；②给幼儿使用不含氟牙膏；③幼儿定期涂氟、窝沟封闭；④等幼儿会漱口后开始让其使用牙膏。

2.婴幼儿的口腔不良习惯会对颌面发育造成什么危害？

3.怎样有效阻断婴幼儿的口腔不良习惯？

4.为什么乳牙容易患龋？

5.龋病的临床表现有哪些？

6.怎么帮助婴幼儿在日常生活中预防龋病？

建议的活动

1.组织一次 "牙齿健康，从娃娃抓起" 讨论会，了解婴幼儿患龋情况，探讨如何开展婴幼儿口腔保健工作。

2.设计一节口腔健康教育科普课程，内容包括认识乳牙、了解乳牙的重要性、合理安排幼儿饮食、日常如何做好幼儿口腔清洁等。

3.观看幼儿刷牙及牙线使用视频，面对镜子在自己口腔内练习幼儿"圆弧刷牙法"及牙线的使用方法，要求做到熟练掌握。

拓展阅读

邹静、瞿星、张琼：《宝宝爱牙牙——孩子牙齿保健那些事儿》，成都，四川大学出版社，2020。乳牙健康是恒牙健康的基石，这本通俗易懂的科普书含有系统的、权威的、国际主流的幼儿口腔健康知识，能够帮助解决幼儿的各种口腔健康问题。

第十二章·口腔科疾病预防与护理

第十三章
眼科疾病预防与护理

学习目标

☆熟练掌握常见眼部疾病的日常预防及正确护理方法。

☆了解常见眼部疾病的临床表现。

☆了解常见眼部相关疾病的病因和处置方法。

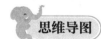

思维导图

第一节　睑板腺炎及睑板腺囊肿
- 一、睑板腺炎及睑板腺囊肿的概念
- 二、睑板腺炎及睑板腺囊肿的病因
- 三、睑板腺炎及睑板腺囊肿的临床表现
- 四、睑板腺炎及睑板腺囊肿的临床处置
- 五、睑板腺炎及睑板腺囊肿的护理
- 六、睑板腺炎及睑板腺囊肿的预防

第二节　结膜炎
- 一、结膜炎的概念
- 二、结膜炎的病因
- 三、结膜炎的临床表现
- 四、结膜炎的临床处置
- 五、结膜炎的护理
- 六、结膜炎的预防

第十三章　眼科疾病预防与护理

第三节　屈光不正
- 一、屈光不正的概念和病因
- 二、屈光不正的临床表现
- 三、屈光不正的临床处置
- 四、屈光不正的护理
- 五、屈光不正的预防

第四节　斜视与弱视
- 一、斜视与弱视的概念
- 二、斜视与弱视的病因
- 三、斜视与弱视的临床表现
- 四、斜视与弱视的临床处置
- 五、斜视与弱视的护理
- 六、斜视与弱视的预防

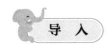

眼皮里长了个小疙瘩

今天，老师组织集体教学活动的时候，发现小涛总是揉眼睛，还说眼睛痒，于是，老师赶紧给小涛检查眼睛，结果发现他上眼皮里长了个"小疙瘩"。到医院检查后，医生说小涛得了睑板腺囊肿，如果不及时治疗，可能会逐渐变大，压迫眼球，导致视力下降！到底什么是睑板腺囊肿？该怎样护理和预防婴幼儿眼部疾病呢？

第一节　睑板腺炎及睑板腺囊肿

一、睑板腺炎及睑板腺囊肿的概念

睑板腺炎是化脓性细菌侵入眼睑腺体而引起的一种急性炎症，通常称为麦粒肿。睑板腺囊肿是睑板腺特发性无菌性慢性肉芽肿性炎症，通常称为霰粒肿。

二、睑板腺炎及睑板腺囊肿的病因

睑板腺炎大多数是因葡萄球菌，特别是金黄色葡萄球菌感染眼睑腺体而引起；睑板腺囊肿是因慢性结膜炎或睑缘炎而致睑板腺出口阻塞，腺体的分泌物储留在睑板内，对周围组织产生慢性刺激而引起。

眼睑位于体表，易受微生物、沙尘和化学物质的侵袭，发生炎症反应；眼睑各种腺体的开口多位于睑缘和睫毛的毛囊根部，易发生细菌感染。婴幼儿由于眼睑皮肤薄，皮下组织疏松，炎症时眼睑充血水肿等反应较成人显著。

三、睑板腺炎及睑板腺囊肿的临床表现

（一）症状和体征

睑板腺炎的临床表现包括眼睑红、肿、热、痛等。

外睑腺炎即外麦粒肿，也叫睑缘疖。外睑腺炎的炎症主要位于睫毛根部的睑缘处，开始时红肿范围较弥散，触诊时可发现明显压痛的硬结，可伴有同侧耳前淋巴结肿大和压痛。内睑腺炎被局限于睑板腺内，肿胀比较局限；疼痛明显；病变处有硬结，触之压痛；

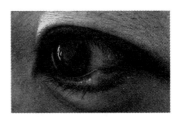

图13-1　睑板腺炎

睑结膜面局限性充血、肿胀。睑结膜面形成黄色脓点，向结膜囊内破溃，少数患者可向皮肤面破溃。破溃后炎症明显减轻，逐渐消退。

睑板腺囊肿的临床表现：眼睑皮下圆形肿块，可单个发生，也可几个交替出现。上眼睑居多。通常病程进展缓慢，小的囊肿经仔细触摸才能发现，大的可以使皮肤隆起，甚至压迫眼球，导致视力下降。睑板腺囊肿一般没有疼痛症状，肿块也无明显压痛。

📋 小贴士

当婴幼儿患了睑板腺炎时，如果脓肿尚未形成，则不宜切开，更不能挤压排脓，否则会使感染扩散，导致眼睑蜂窝织炎，甚至海绵窦脓毒血栓或败血症而危及生命。一旦发生感染扩散，应尽早就医，全身足量使用抗生素，同时密切观察病情。

（二）辅助检查

常规检查包括血常规、C 反应蛋白等。

（三）预后

婴幼儿睑板腺炎若能得到及时处理，常预后良好。如不及时治疗则会产生多种并发症。

四、睑板腺炎及睑板腺囊肿的临床处置

早期睑板腺炎应给予局部热敷，每次 10～15 分钟，每日 3～4 次，以促进眼睑血液循环，缓解症状。同时，每日用抗生素滴眼剂 4～6 次。对于反复发作及伴有全身反应者可遵医嘱口服抗生素类药物，以便控制感染。

应当注意的是，当炎症尚未完全局限、脓肿尚未完全形成时，炎性病变较硬实，不宜过早切开，更不可挤压，以免炎症扩散，导致眼睑蜂窝织炎及败血症甚至更严重的后果。当脓肿形成后，应切开排脓，外睑缘炎的切口应在皮肤面，切口与睑缘平行，使其与眼睑皮纹相一致，以尽量减少瘢痕。内睑腺炎的切口常在睑结膜面，切口与睑缘垂直，以免过多伤及睑板腺管。

五、睑板腺炎及睑板腺囊肿的护理

（一）联系家长，及时送医

及时联系家长，向家长讲解本疾病的相关知识，让家长尽快带患儿就医。

（二）安抚患儿

尽量安慰患儿，用讲故事、玩玩具等方式转移其对疼痛的注意力，缓解紧张情绪。

（三）避免自行挤压排脓

自行挤压排脓会使眼部感染扩散，症状加重，甚至导致败血症危及生命。因此，在护理过程中切忌自行挤压排脓。

（四）症状护理

早期睑板腺炎应给予局部热敷，同时遵照医嘱合理使用滴眼液、眼膏等药物。护理者要注意自身卫生，在使用滴眼液、药膏前，一定要清洗手部，避免手部细菌

污染药物。加强患儿眼部清洁卫生，勤洗脸。

（五）严密观察病情变化

注意观察患儿精神状态、体温，局部有无红、肿、热、痛等情况。如果出现高热、精神差、局部脓性分泌物较多等情况，一定要及时就医。

案　例

"眼肿"的宝宝

今天，老师发现小班的宝宝小朋友右眼皮有些红肿，眼皮有点儿抬不起来（睁眼稍困难），还总用小手揉眼睛。

宝宝的眼睛出问题了吗？老师心里有些犯嘀咕了，她仔细观察着宝宝的一举一动。宝宝能正常看书、做游戏、吃饭，但不太爱喝水，还不爱洗手，时不时揉一下眼睛。于是，老师问宝宝："你的眼睛不舒服吗？"宝宝说："眼睛痒。"经过仔细观察和对比，老师发现宝宝的右眼皮比早上来时红肿更明显了。于是，老师洗干净手后，哄着宝宝，征得宝宝的勉强同意后，用手轻轻摸了一下宝宝的右眼皮，问宝宝疼不疼，宝宝点了点头，老师心中有了答案，宝宝可能是得了睑板腺炎，也就是俗称的"麦粒肿"。

于是，老师立刻让宝宝洗干净手，并告诉宝宝不要揉眼睛，要多喝水。同时电话联系了宝宝妈妈，让她尽快带宝宝到医院排查。

到眼科检查后，医生说宝宝确实得了睑板腺炎。因为发现得及时，不需要吃药或打针，只要热敷和滴一些抗生素眼液就可以了，同时要注意多喝水，忌辛辣刺激饮食，尤其要注意用眼卫生，绝对不能再用脏手揉眼睛了。

很快，宝宝眼睛的红肿就消退了，又回到了幼儿园。老师告诉宝宝，平时一定要多喝水，多吃蔬菜和水果，并交代宝宝妈妈：睑板腺炎和细菌感染有关，平时一定要让孩子注意用眼卫生，营养均衡，不吃辛辣刺激性食物，预防睑板腺炎再次发生。

六、睑板腺炎及睑板腺囊肿的预防

（一）饮食

适量饮水，同时注意营养均衡，肉类、蔬菜、蛋类、谷物等合理搭配。避免食用辛辣刺激食物。

（二）卫生

洗脸毛巾个人专用，经常清洁毛巾。注意眼部卫生，每天洗脸，清洁眼睑及睑缘。

幼儿园教师可以在洗手池边贴上"七步洗手法"示意图，教导幼儿勤用肥皂或洗手液洗手，不用脏手揉眼。

一、结膜炎的概念

结膜与外界环境的多种理化因素和微生物相接触，正常情况下，眼表存在特异性和非特异性防护机制，使其具有一定的预防感染和局限感染的能力。这些防御能力减弱或外界致病因素增强时，就会引起结膜组织的炎症发生，即结膜炎。

二、结膜炎的病因

结膜炎是眼科最常见的疾病之一，其致病原因可分为微生物性和非微生物性两大类。最常见的是微生物感染，致病微生物包括细菌、病毒或衣原体，偶见真菌、立克次体和寄生虫感染。物理性刺激和化学性损伤也可引起结膜炎，还有部分结膜炎是由免疫性疾病导致的。

婴幼儿最常发生的是细菌性结膜炎和衣原体性结膜炎，前者俗称"红眼病"，多发于春秋季节，是季节性传染病。后者以沙眼最为常见。结膜炎的主要传播途径是接触传染，往往通过接触患者的眼部分泌物、与红眼病患者握手、用脏手揉眼睛等方式传染。

三、结膜炎的临床表现

（一）症状

结膜充血和分泌物增多是各种结膜炎的共同特点，炎症可分为单眼或双眼，同时或先后发病。患眼有异物感、烧灼感，眼睑沉重，眼部分泌物增多，当病变累及角膜时，可出现畏光流泪和不同程度的视力下降。

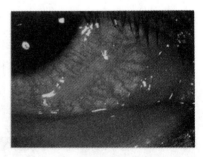

图 13-2　结膜充血

（二）体征

结膜充血、水肿、分泌物增多、结膜下出血、耳前淋巴结肿大、假性上睑下垂等。

（三）辅助检查

可进行结膜刮片染色，初步确定病原菌的种类和结膜的炎症反应特点。另外，

> **小贴士**
>
> 　　儿童结膜炎有多种，包括细菌性结膜炎、病毒性结膜炎、衣原体性结膜炎、免疫性结膜炎等，临床症状有类似之处，但也有各自不同的特点，一定注意不是所有的结膜炎都一定会同时有眼红、眼痒、流泪等症状。部分患儿仅有眼部分泌物增多，或频繁揉眼，或自觉眼涩、眼内异物。另外，不是所有的结膜炎都必须滴抗生素滴眼液，一定要分清结膜炎的种类和病因，方可针对性用药。

还可进行眼部分泌物的细菌培养和药敏实验，进行病原学的诊断，指导治疗。

（四）预后

结膜炎如能早期及时治疗，预后良好。多数类型的结膜炎治愈后不会遗留并发症，少数可因并发角膜炎症而损害视力。严重或慢性的结膜炎症可发生永久性改变，如结膜瘢痕导致睑球粘连、眼睑变形或继发干眼。

四、结膜炎的临床处置

结膜炎一经确诊，应尽快进行治疗。针对病因治疗，局部给药为主。对于严重的结膜炎，需要结合全身用药治疗。

当结膜囊分泌物较多时，可用无刺激性的冲洗液冲洗，以清除结膜囊内的分泌物。操作时应注意让患儿头偏向患侧，避免冲洗液流入健侧眼睛引起交叉感染。另外，使用抗细菌或抗病毒滴眼剂滴眼，睡前涂眼膏。

五、结膜炎的护理

（一）联系家长，及时送医，必要时隔离

如不及时处理结膜炎，会造成严重后果，因此一定要及时通知家长，向家长讲解疾病的相关知识，让家长尽快带患儿就医。对患传染性结膜炎的婴幼儿，应采取一定的隔离措施，避免交叉感染。

（二）合理用药

结膜炎的病因有多种，明确病因前不要随意使用消炎药，以免掩盖病情，延误诊治。就诊后遵照医嘱合理使用滴眼液和眼膏。

（三）注意眼卫生和手卫生

教导幼儿注意自身卫生，勤洗手、洗脸。如果是单侧眼睛感染，注意保护健侧眼睛，避免健侧眼睛也发生感染。在护理患儿眼部前后，护理者都要注意自身手卫生，避免交叉感染。

（四）避免遮盖患眼

患眼被遮盖后，眼部分泌物不易排出，会集存于结膜囊内。而且，遮盖后结膜

第十三章 · 眼科疾病预防与护理

囊温度升高，更利于细菌繁殖，加重症状。所以，结膜炎时切勿遮盖患眼。

案 例

"眼红"的玲玲

一天，青青老师发现玲玲两眼发红，眼角沾有不少黄色的"眼屎"，还时不时用小手揉眼睛，说眼睛痒。玲玲的眼睛为什么发红，分泌物多呢？青青老师结合结膜炎的典型症状，认为结膜炎的可能性大。两只眼睛都红，应该是相互传染的。

青青老师立刻让玲玲把手洗干净，并告诉她不要用手揉眼睛，同时叮嘱其他小朋友也要勤洗手、不揉眼。然后赶紧联系玲玲妈妈，告诉她玲玲的眼睛可能有炎症，需要尽快到医院检查。玲玲妈妈到幼儿园前，青青老师一直在保健室陪着玲玲，防止她用手揉眼睛，还细心地用棉签帮玲玲擦干净眼角的黄色分泌物。经医生确诊，玲玲果真得了急性结膜炎，医生还建议她在家中治疗，以防传染。

本案例中，青青老师及时发现玲玲的眼睛发红，考虑到结膜炎的可能，并立刻把玲玲带到保健室，做好卫生工作，及时联系家长将她带至医院就诊，有效预防了急性结膜炎的传播。日常生活中，要注意教育家长和幼儿养成良好个人卫生以及用眼卫生习惯，尽量减少和避免结膜炎的发生。

六、结膜炎的预防

结膜炎多是接触传染，故提倡用流动水勤洗手、洗脸。毛巾、手帕等物品要与他人分开，并经常清洗消毒。避免随意揉眼。护理者在接触患儿前后必须洗手消毒，预防交叉感染。日常生活中，注意卫生宣传，提高预防结膜炎的健康意识。

第三节 屈光不正

一、屈光不正的概念和病因

屈光不正是指当眼处于非调节状态（静息状态）时，外界的平行光线经眼的屈光系统后，不能在视网膜黄斑中心凹聚集，故不能产生清晰像。屈光不正包括近视、远视、散光三种，是光学和解剖因素的交互结果，并受遗传和环境因素的影响。

近视：儿童的眼球和视力是逐步发育成熟的。新生儿出生时，眼球尚未发育成熟，处于远视状态，随着生长发育，眼球逐渐增长，眼睛的远视屈光度数逐渐趋向正视，

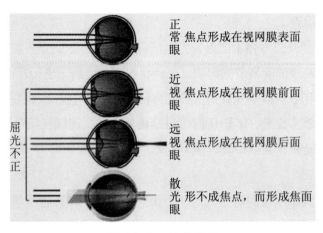

正常眼 焦点形成在视网膜表面

近视眼 焦点形成在视网膜前面

屈光不正

远视眼 焦点形成在视网膜后面

散光眼 形不成焦点，而形成焦面

图 13-3　屈光不正

称为正视化。如果在相应年龄没有远视储备，或者远视储备低于正常值，就意味着正视化过快，继续发展会形成近视。近距离用眼是引起近视的重要环境因素之一。近距离阅读、书写较多、过早接触手机和电脑等电子产品、户外时间不足等，都会导致近视的患病率增加。此外，现代生活精制食物较多，使食物更易吸收和血糖迅速升高，引起血液胰岛素增加，也增加了近视的发病率。

远视：各种病因导致眼球的眼轴相对较短，或眼球屈光成分的屈光力下降。病因可以是生理性的，如婴幼儿远视；也可以是病理性的，如一些疾病可以通过影响眼轴长度和眼球屈光力两个因素而导致远视。

散光：来源于角膜和晶状体曲率不对称，各屈光成分于眼轴上的不对称排列，屈光指数的改变以及眼轴长度变化，等等。低度的散光可能来源于不同的解剖因素，高度的散光则主要来源于角膜曲率的异常。

二、屈光不正的临床表现

（一）症状

屈光不正的典型症状是视物模糊、眼疲劳、眼酸、眼胀、斜视和眼底改变。此外，还有夜间视力差、飞蚊症、漂浮物、闪光感等症状。随着近距离阅读需求量增大，特别在 10 岁左右时，阅读量增加，阅读字体变小，近视幼儿出现视物不清，远视幼儿出现眼酸、头痛。散光容易产生视疲劳，容易眯眼视物，有时还会出现视物变形、重影和头痛等症状。

> 📄 **小贴士**
>
> 环境因素对近视的影响非常大，其中影响最大的就是近距离用眼，所以幼儿在阅读时应该保持正确的姿势，注意"一拳、一尺、一寸"的适当距离。同时，注意持续读写的时间不能太长。幼儿读写时的环境照明要适当，指导幼儿常做眼保健操。另外，注意保证白天户外活动时间，一般一天 2 小时左右，阳光和运动都有利于眼睛的健康发育。

（二）辅助检查

婴幼儿的眼睛调节力强于成人，为了精确检查出实际屈光度数，验光前必须使用强效睫状肌麻痹剂消除调节的影响，在睫状肌充分麻痹下进行视网膜检影验光。

内斜视儿童和 6 岁以下儿童初次验光宜使用 1.0% 阿托品眼膏或眼用凝胶，每天 2 或 3 次，连续 3 ～ 5 天。年幼儿童可每晚使用 1 次，连续使用 7 天，若使用 1.0% 阿托品眼用凝胶验光，当日早晨再使用 1 次。

（三）预后

屈光不正如能早期及时矫正，可预防和治疗弱视，减缓近视增长。部分家长担心配镜影响美观或无法摘镜，往往延误配镜，反而造成近视度数增长过快，甚至带来视网膜脱离、白内障、致盲等各种并发症。

三、屈光不正的临床处置

一旦发现或怀疑婴幼儿视力不佳，应尽快到医院进行验光，如需矫正，请遵照医嘱配镜，避免影响婴幼儿视觉发育或近视度数增长过快。

四、屈光不正的护理

（一）心理护理

幼儿配镜后往往容易产生心理负担，或因为生活不便拒绝戴眼镜。因此，一定要注意幼儿心理护理，用故事、绘本、卡通人物等能接受的方式让幼儿逐渐接受戴眼镜，并认识到保护视力的重要性。

（二）定期复查屈光

在戴镜期间，如不注意用眼卫生，可能导致屈光不正继续发展甚至加重。因此，需注意定期至医院就诊，复查屈光，适时调整治疗方案。

（三）生活护理

教导婴幼儿减少甜食的摄入频率和摄入量，提供宽敞明亮的学习和生活环境，减少持续近距离用眼时间，教幼儿学会做眼保健操。日常生活中多带婴幼儿进行户外活动。

案　例

"眯眼"的东东

6 岁的东东是幼儿园大班的孩子。苗苗老师发现东东最近上课时总是眯着眼睛，还不自觉地老往黑板上凑，一眼没盯住，瞧，他又歪着小脑袋，眯着眼睛轻轻把自己的板凳往前挪了挪。苗苗老师问："东东，你的眼睛有什么不舒服吗？"东东说：

"没什么不舒服，只是觉得眯着眼睛看黑板更清楚。"

为什么东东会将眼睛眯成缝看东西呢？苗苗老师及时把东东的座位调到了第一排，并告诉东东不要歪着头，更不能眯眼睛。东东坐在了第一排，果真不再歪着脑袋，眯着眼睛了。

放学后苗苗老师找到东东妈妈，询问东东是否在家经常看电视、玩手机或玩电脑游戏。东东妈妈说："因为工作忙，无暇照顾和陪伴孩子，东东最近半年居家多半时间就是玩手机、看电视，有时候会一动不动地连续看几小时动画片。"得知这个情况后，苗苗老师建议东东妈妈带他去医院检查视力。后来，苗苗老师得知东东果真近视了，需要佩戴眼镜。如果不及早发现及时干预，不仅会影响东东的学习，还会导致近视度数上升更快。

生活中，要定期给婴幼儿检查视力。一旦发现婴幼儿有揉眼、眯眼、歪头视物等情况，要尽快到医院就诊。否则，会导致视力下降更快，甚至带来严重并发症。

五、屈光不正的预防

（一）营养均衡

科学规律进餐，注意营养均衡。多吃富含维生素 A、维生素 B_1、维生素 B_2 的食物，减少甜食的摄入。

（二）注意用眼卫生

教育幼儿养成正确的读写姿势，眼与书本之间应保持 30cm 左右的距离。不要看字号太小或字迹模糊的书报，写字时注意不要写得太小。避免长时间不间断地近距离用眼，学习 45 分钟，休息 5～10 分钟，闭眼或向远处眺望数分钟或做眼保健操，防止眼睛过度疲劳。同时，注意环境照明良好，不能过亮或过暗，光线应从左前方射来，以免手的阴影妨碍视线。

教育幼儿改正不合理的用眼习惯，如趴在桌上、歪头看书或写字，躺在床上看书，吃饭时看书，在强光下或暗淡的路灯、月光下看书，以及在开动的车上及走路时看书等，这些不良习惯都会使眼睛过度疲劳，降低视觉敏锐度。不让婴幼儿过早接触手机、平板、电脑等电子产品，使用电子产品时注意控制时长和距离。

（三）户外活动

充分接触阳光能有效保护视力。尽量保证婴幼儿每天 2 小时以上的白天户外活动，接触自然光，可以促进视力发育，同时有效降低近视的发生率，控制近视增长速度。

第十三章 · 眼科疾病预防与护理

（四）定期检测屈光

预防近视提倡一个"早"字，婴幼儿近视早期，视力下降不明显，无自主症状，达到一定程度才会出现视物不清、眯眼、歪头等。此外，婴幼儿表达能力有限，往往等家长发现孩子近视时，近视度数可能已经达到 200 ～ 300 度。远视和散光大都是先天因素导致，婴幼儿视觉发育受限，无视力下降过程，很少会主动告知老师和家长。因此一定注意每年给婴幼儿定期检查视力。

根据我国国情，建议早期为幼儿建立屈光档案，至少半年复查一次屈光。如发现屈光或视力异常，或日常生活中出现歪头、低头、眯眼看东西，走路常常跌倒，总拿不到东西，喜欢离得很近看东西等情况，一定要及时就医。

第四节　斜视与弱视

一、斜视与弱视的概念

斜视是指一眼注视时，另一眼视轴偏离平行的异常眼位。

弱视是视觉发育期内，由于异常视觉经验引起的单眼或双眼最佳矫正视力低于正常，眼部检查无器质性病变。最佳矫正视力低于正常或两只眼的视力相差两行以上则可诊断为弱视。一般情况下，最佳矫正视力 ≤ 0.8 可诊断弱视。但是，婴幼儿处于视觉发育期，视力发育尚未达到成人水平，根据我国以人群为基础的流行病研究，我

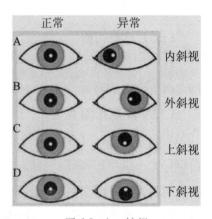

图 13-4　斜视

国 3 ～ 5 岁儿童正常视力参考值下限为 0.5，6 ～ 7 岁为 0.7。

二、斜视与弱视的病因

（一）斜视的病因

斜视的病因复杂，常见于以下原因：先天性神经肌肉发育不良，眼外肌天生缺少或畸形；染色体变异基因疾病，如唐氏综合征；家族或父母中有人患斜视；生产过程中异常，如难产、宫内窒息；屈光异常，如远视、近视、散光等。

（二）弱视的病因

斜视，屈光不正，屈光参差，妊娠期应用某些药物或患风疹，新生儿早产、低体重、

缺氧史，发育迟缓，先天性青光眼等，均是弱视产生的原因。虽然弱视是一种发育性眼病，不涉及遗传的问题，但是弱视的发病原因具有遗传倾向，如斜视、先天性白内障、高度远视和高度近视等。

三、斜视与弱视的临床表现

（一）症状和体征

斜视表现为：一只眼注视目标时，另一只眼出现偏斜；眼球转动时出现不同程度受限或正常；将单一目标看成两个影像，头晕、恶心，婴幼儿常会自动闭上一只眼睛以减少复视的干扰，部分斜视婴幼儿常采用偏头侧脸等一些特殊的头位来克服视物时的不适；畏光，强光下习惯性眯着或闭着一只眼；易出现视疲劳，视物不能持久，害怕注视尖锐物体或密集排列的相同物体；合并屈光不正、弱视时视物模糊，视力低下。

弱视表现为：视力低下；立体视觉降低；对比敏感度降低；调节功能异常；等等。

（二）辅助检查

根据情况，可选择视力、屈光度、眼位、眼底、色觉、立体视觉、MRI 和 CT 等检查。

（三）预后

斜视：出生后早期发生的内斜视，1.5～2岁以内矫正预后较好。年龄越大，双眼视觉功能异常，恢复越困难。外斜视多为间歇性，有时正常，有时斜视，即使在年龄较大时，手术也有恢复双眼视觉功能的机会。绝大多数斜视通过手术使眼球正位后能长期保持。但影响眼球位置的因素有很多，也很复杂，因此个别患儿由于术前双眼视功能受到破坏，术后没有很快恢复，术后眼球正位不能维持而出现斜视复发。

 小贴士

婴幼儿斜视可影响双眼视功能，形成弱视。部分斜视幼儿尤其是眼睛上下偏斜者，会习惯侧脸视物，日久可能影响面颈部、脊柱的发育。而弱视如果不能早期发现，或部分家长对弱视的危害认识不深，抵触戴眼镜，不愿配合治疗，会导致患儿失去较好的视力和立体视觉，不仅对日常生活造成不便，还会使成年后求学求职等受到限制。

弱视：先天性白内障所致的形觉剥夺性弱视预后最差，屈光不正性及斜视性弱视预后很好，对治疗有良好反应。屈光参差性弱视的预后介于斜视性及形觉剥夺性之间。此外，伴有单侧高度远视的弱视较伴有单侧高度近视的预后更为不利。

四、斜视与弱视的临床处置

斜视和弱视一经确诊，应尽快开始治疗。

斜视合并明显屈光不正，如远视，首先应配镜矫正远视等屈光不正。若斜视未及时发现和治疗，已经形成弱视，应首先矫正弱视，待两眼视力平衡后，再运用非手术或手术的方法矫正斜视。

治疗弱视的基本策略为精确的配镜和对优势眼的遮盖。应注意早发现、早治疗。否则年龄超过视觉发育的敏感期，弱视治疗将变得非常困难。弱视的疗效与治疗时机有关，发病越早，治疗越晚，疗效越差。

五、斜视与弱视的护理

（一）心理护理

斜视影响外观，斜视幼儿可能会被同龄人嘲笑，影响心理发育。而在弱视治疗过程中，常常以遮盖疗法作为首选治疗方法。但是，遮盖治疗带来的日常生活不便和影响外观等，会给幼儿带来心理负担，使幼儿对治疗产生逆反心理，不愿配合治疗，降低治疗的依从性，影响最终的治疗效果。如果治疗效果不理想，则会进一步加重心理负担，形成恶性循环。因此在治疗中，斜视与弱视幼儿的心理护理应受到关注。

在生活中，老师和家长要注意创造良好的治疗环境，减轻幼儿的自卑心理和紧张情绪，鼓励其增强治愈的信心，提高弱视的治疗依从性。正确引导幼儿和周围小伙伴对眼镜和遮盖的认识，避免幼儿因戴镜和遮盖受到取笑，从而抵触治疗。

（二）避免外伤

斜视婴幼儿大部分不能形成有效的立体视觉，对于空间的深度、物体的远近判断有一定难度，在生活上应避免剧烈运动，注意所处环境的周围情况，避免跌倒或撞伤。

（三）注意用眼卫生

遵医嘱正确使用眼药水，做好手卫生和用眼卫生，避免脏手揉眼睛，避免斜眼、偏头视物。

（四）定期复诊

在矫正斜视和弱视期间，一定要定期至医院复诊，切不可自行随意停止治疗，更不能过早摘镜，以免影响治疗效果。因为在视觉发育成熟之前停止治疗，会造成弱视复发，造成终身遗憾。

（案　例）

"海盗船长"

最近，萌萌老师发现小涛的眼睛有点儿像"斗鸡眼"，看东西还喜欢眯眼，往前凑。于是，她建议家长带着小涛去医院进一步检查眼睛。

到眼科进行了详细检查后，结果显示：小涛是斜视，两只眼度数还不一样。一侧眼睛矫正视力正常，另一侧眼睛视力低。于是，医生嘱咐小涛配戴眼镜配合遮盖健眼进行弱视治疗。小涛戴上眼镜上学，一只眼还遮上了眼罩，小朋友们看了都哈哈大笑，对小涛指指点点，小涛气得把眼镜都扔了。萌萌老师见状，赶紧过来安慰小涛，向小朋友们解释了眼镜的作用和重要性，然后问："小涛戴上眼罩，像不像勇敢而聪明的海盗船长啊？"小朋友们齐声说"像"。小涛也自豪地戴回了眼镜。经过一段时间的戴镜治疗，小涛的视力提升了，眼睛也不斜视了。

萌萌老师及时发现小涛的眼睛异常，让他的斜弱视得到及时治疗，避免了终身遗憾；同时，做好安抚幼儿工作，引导小朋友们正确认识和对待眼镜，使小涛能积极配合治疗。萌萌老师为我们做出了良好示范。

六、斜视与弱视的预防

（一）关注婴幼儿眼部发育和变化

在婴儿期，可使用红球或黑白卡、彩色卡向不同方向移动，锻炼婴儿追视和眼肌协调能力。有些先天性因素无法预防，家长要关注婴幼儿的眼睛发育和变化，注意观察有无"斗鸡眼"、偏头或侧脸视物、畏光等症状，做好眼部护理。

（二）注意用眼卫生

注意手卫生和用眼卫生。灯光照明适当。要看图片、字迹清楚的书籍，不要躺着看书，减少长时间近距离用眼时间。

（三）早期筛查

有基础疾病者需积极治疗，有助于早发现、早治疗，改善预后和治疗效果。如果家族中有斜视和弱视患者，特别是直系亲属有斜弱视，更应该关注儿童视力。即使外观上没有斜视，也要从婴幼儿期开始让眼科医生定期检查，排查远视或散光。

弱视是儿童常见眼病，患病率约为3%。这是一个严重的公共健康问题，也是影响民族素质的重要问题。弱视仅发生在视觉尚未发育成熟的婴幼儿期，早期筛查能够发现婴幼儿眼球屈光间质混浊、屈光异常、斜视以及其他影响视觉发育的眼病。及时处理，不仅能够获得良好的治疗效果，也能缩短疗程，节省治疗费用。目前认为弱视筛查的最佳年龄是3～6岁。根据我国的国情，幼儿入园前应当进行视力筛查和眼部检查，建立完整的屈光档案。

第十三章 · 眼科疾病预防与护理

小　结

　　睑板腺炎和结膜炎的主要病因是感染，发现后应及时就诊。平时要注意卫生，避免传染健眼。日常生活中应指导幼儿勤洗手，不用脏手或衣服揉眼。毛巾、手帕等物品与他人分开，并经常清洗消毒。对患传染性结膜炎的婴幼儿要采取一定的隔离措施。

　　屈光不正是视力缺陷的主要因素，婴幼儿屈光不正发生率在逐年上升。正视化过快可导致近视过早发生。应尽早为婴幼儿建立屈光档案，关注屈光状态的进展，预防和矫正屈光不正。平时，教育幼儿养成正确的读写姿势。避免长时间不间断地近距离用眼和过早接触电子产品。注意环境照明良好，不能过亮或过暗。另外，让婴幼儿充分接触阳光，尽量保证每天 2 小时以上的白天户外活动，可有效降低近视的发生率，控制近视增长速度。

　　斜视和弱视影响视力和立体视觉的发育，应尽早发现、尽早治疗。弱视的治疗效果与年龄密切相关，年龄越小，治疗效果越好。弱视眼的视力达到正常水平之后，为了巩固治疗效果和防止弱视复发，注意不要过早摘镜，更不能在视觉发育成熟之前停止治疗。

关键术语

婴幼儿　　睑板腺炎及睑板腺囊肿　　眼痛　　热敷　　眼睑蜂窝织炎
结膜炎　　屈光不正　　斜视　　弱视

思考与练习

　　1. 目前，婴幼儿眼部疾病越来越引起国家和社会的重视。2021 年 6 月，国家卫生健康委印发《0～6 岁儿童眼保健及视力检查服务规范（试行）》，提出根据不同年龄段正常儿童眼及视觉发育特点，要求为 0～6 岁儿童提供 13 次眼保健和视力检查服务。结合本节内容，请你说一说：目前大部分托幼机构实施的每年一次的视力检查，是否可行？托幼机构应该采取什么样的视力保健措施？

　　2. 婴幼儿睑板腺炎和睑板腺囊肿的常见临床表现有哪些？

　　3. 如不及时治疗，睑板腺炎和睑板腺囊肿会造成什么危害？婴幼儿睑板腺炎和睑板腺囊肿有哪些护理方法？

4. 怎样在日常生活中预防结膜炎？

5. 婴幼儿容易发生屈光不正的原因、常见临床表现和危害是什么？目前，儿童近视率逐年上升，怎么在日常生活中预防近视？

6. 弱视的治疗要点是什么？护理方法有哪些？

建议的活动

1. 制作睑板腺炎及睑板腺囊肿的健康教育宣传版画，并进行宣教活动。

2. 情景演练：鹏鹏在幼儿园突然眼睛红，眼屎多，频繁揉眼。如果你是鹏鹏的老师，你考虑鹏鹏可能发生了什么问题？应该如何处理？

3. 设计一次近视预防措施的科普宣讲。

4. 情景演练：亮亮因为弱视戴上了眼镜，一只眼睛被遮住，其他小朋友都对他指指点点，取笑他，如果你是亮亮的老师，你会如何处理？

拓展阅读

1. 项道满：《眼皮上长了东西怎么办》，载《教育导刊》，2007（12）。孩子眼皮上长的东西，通常一种是麦粒肿，另一种是霰粒肿，本文系统总结了其临床表现、发病原因等。

2. 赵乐然、陈丽：《婴幼儿的沙眼衣原体感染》，载《中国医学文摘》，2016（3）。本文以专业的语言介绍了婴幼儿的沙眼的临床表现，有利于在沙眼时给予正确的处理并预防沙眼。

3. 符竹筠、刘虎：《2017年美国眼科学会弱视临床指南解读》，载《中华实验眼科杂志》，2019（7）。本文有助于扩展视野，了解弱视的诊断、预防及治疗方法。

第十四章
耳鼻喉科疾病预防与护理

学习目标

☆熟练掌握耳鼻喉科常见疾病的预防及护理。

☆了解耳鼻喉科常见疾病的临床表现。

☆了解耳鼻喉科常见疾病的病因和处置方法。

思维导图

第十四章　耳鼻喉科疾病预防与护理

第一节　鼻炎
一、鼻炎的概念
二、鼻炎的病因
三、鼻炎的临床表现
四、鼻炎的临床处置
五、鼻炎的护理
六、鼻炎的预防

第二节　鼻窦炎
一、鼻窦炎的概念
二、鼻窦炎的病因
三、鼻窦炎的临床表现
四、鼻窦炎的临床处置
五、鼻窦炎的护理
六、鼻窦炎的预防

第三节　腺样体肥大
一、腺样体肥大的概念
二、腺样体肥大的病因
三、腺样体肥大的临床表现
四、腺样体肥大的临床处置
五、腺样体肥大的护理
六、腺样体肥大的预防

第四节　鼻出血
一、鼻出血的概念
二、鼻出血的病因
三、鼻出血的临床表现
四、鼻出血的临床处置
五、鼻出血的护理
六、鼻出血的预防

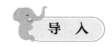

导　入

流鼻血了，怎么办？！

小明有一个坏习惯，那就是爱挖鼻孔，经常趁人不注意就偷偷挖鼻孔，还用"一指弹"神功把鼻屎弹出去。老师和家长经常因为这个坏习惯批评他，他却总是不当回事。直到有一天，正在上课时，小明突然哭了起来，小朋友们一看，两条红色的"毛毛虫"从小明的鼻孔里出来了，怎么办？！

第一节　鼻炎

一、鼻炎的概念

鼻炎是指由感染、过敏等因素引起的鼻黏膜炎症，最常见的是过敏性鼻炎。婴幼儿时期机体各器官的形态发育和生理功能不完善，抵抗力和对外界适应力较差，因此更容易引发鼻炎。

二、鼻炎的病因

过敏性鼻炎主要是机体接触过敏原，如尘螨、动物皮屑、毛发、鸡蛋、牛奶等，引发的变态反应性疾病，具有一定的遗传性。感染性鼻炎主要是由病毒或细菌感染引起的鼻黏膜炎症性改变。非过敏性非感染性鼻炎主要见于精神紧张、焦虑、环境温度变化、内分泌功能紊乱、药物摄入、刺激性气体及食物等。

三、鼻炎的临床表现

（一）症状

典型症状主要为鼻塞、流涕、鼻痒、打喷嚏，此外，不同病因还导致不同的症状。

1.过敏性鼻炎

鼻塞、流清涕、喷嚏、鼻痒、黑眼圈、鼻部皱褶等。

2.感染性鼻炎

鼻分泌物可从黏液性转为脓性，可有发热、全身不适等症状，与上呼吸道感染类似。

3.非过敏性非感染性鼻炎

鼻部症状与过敏性鼻炎类似，但病史、体征、实验室检查等缺乏过敏反应的证据。

4.伴随症状

由于鼻腔与眼、鼻窦、中耳、咽喉部及下呼吸道相连，常伴有鼻音、慢性咳嗽、张口呼吸、夜间打鼾等症状，过敏性鼻炎还伴有眼痒、眼结膜充血等眼部症状。

（二）体征

鼻黏膜充血红肿、鼻窦压痛、可发现黑眼圈、鼻部皮肤皱纹、反复揉搓鼻子等阳性体征。

（三）实验室检查

一般会检查过敏原、血常规等。

（四）预后

过敏性鼻炎目前尚无法根治，其治疗目标是达到并维持临床控制。其他类型鼻炎经规范治疗后大多数预后良好，如果婴幼儿出现精神萎靡、嗜睡或者面色苍白、烦躁不安，应提高警惕，及时就医。

四、鼻炎的临床处置

（一）回避过敏原

如果因接触尘螨、宠物、蟑螂、花粉、霉菌等引起过敏性鼻炎，需要采取措施避免接触过敏原，如保持家具整洁、勤洗晒被褥、不养宠物等。

（二）药物治疗

根据不同病因采用抗感染、抗过敏治疗。

（三）免疫治疗

以反复和逐渐增加过敏原剂量的方式注射特异性过敏原，增强对过敏原的耐受能力。

五、鼻炎的护理

（一）在园护理

1.协助喂药，解除患儿与过敏原的接触。

2.注意鼻腔清洁：经常用生理盐水为患儿清洗鼻腔，教育患儿打喷嚏时用纸巾遮鼻，有分泌物时应及时擦去。

3.饮食：给予清淡饮食，避免辛辣刺激、生冷油腻食物。

（二）居家护理

1.及时就医，明确诊断。

2.清除家中能引起过敏的因素，如猫、狗、烟草、油烟味等。

3.在花粉季节或灰尘较多的季节，关闭房间窗户，尽量不让患儿外出或外出佩戴口罩。

六、鼻炎的预防

（一）增强免疫力

改善营养状况和环境卫生、加强体育锻炼等，增强婴幼儿体质，减少呼吸道感染。

（二）注意护理

避免接触各种过敏原，尽可能避开可疑或已明确的过敏原。对冷空气过敏的婴幼儿，冬天尽量少外出；必须外出时需做好保暖措施。避免去人员密集、通风不畅的公共场所。

第二节　鼻窦炎

一、鼻窦炎的概念

鼻窦炎是鼻窦黏膜的急性或慢性炎症。鼻窦一般2岁左右开始发育，由于幼儿年龄小、抵抗力弱，容易受病毒或者细菌的侵犯，上呼吸道感染后常继发鼻窦炎。

二、鼻窦炎的病因

幼儿自身抗病能力及对外界的适应能力均较差，易患上呼吸道感染和急性传染病（如麻疹、百日咳、猩红热和流行性感冒等），感染后易继发鼻窦炎。在生理结构方面，鼻窦窦口相对较大，细菌、病毒易经窦口侵入鼻窦。而且，幼儿鼻腔及鼻道狭窄，通气和引流不通畅，病原体容易在局部繁殖，造成感染。此外，先天性免疫机能不全或特应性体质，如哮喘、过敏性鼻炎等会并发鼻窦炎。在不清洁水中游泳或跳水，鼻腔异物、鼻部外伤等都可能继发鼻窦炎。

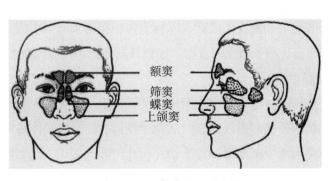

图 14-1　鼻窦区示意图

三、鼻窦炎的临床表现

（一）症状

1.急性鼻窦炎

有鼻塞、流黄脓涕，伴发热、脱水、精神萎靡或烦躁不安、呼吸急促、拒食等表现。同时可伴有咽痛、咳嗽，也可伴发急性中耳炎、鼻出血等，较大幼儿可能诉说头痛或一侧面颊疼痛。

2.慢性鼻窦炎

主要表现为间歇性或经常性鼻塞，流黏液性或黏脓性鼻涕，重者可表现有精神萎靡、食欲不振、体重下降或低热。可能伴有腺样体肥大、慢性中耳炎等疾病。由于长期鼻阻塞和张口呼吸，影响颌面部发育，严重者甚至影响智力发育。

（二）体征

检查鼻腔可见鼻黏膜肿胀，有大量黏脓性鼻涕。按压鼻窦区时出现疼痛。严重的鼻窦炎还可能导致邻近组织器官感染和颅内感染等严重并发症。因此，除详细检查鼻和鼻窦外，还应注意临近脏器的病变及早发现，查看有无眼眶红肿、头痛、意识改变等体征。

（三）实验室检查

在医院，医生往往会用鼻镜检查鼻腔，必要时会进行 X 射线摄片、CT 扫描检查。

（四）预后

急性鼻窦炎大多数可以通过合理的药物治疗在短期内痊愈，个别情况下会转为慢性鼻窦炎。慢性鼻窦炎在药物、手术治疗下大多数可以治愈，少数会出现反复发作。

四、鼻窦炎的临床处置

（一）急性鼻窦炎

应及早全身应用足量抗生素以控制感染，必要时给予抗过敏反应的药物。鼻腔局部应用鼻黏膜收缩剂和糖皮质激素，以利于鼻腔和鼻窦通气引流。此外，需注意休息，给予营养丰富、易于消化的食物。如有并发症者，则应同时治疗。

（二）慢性鼻窦炎

在一般治疗的同时，还可考虑给予鼻窦负压置换法，吸引鼻腔内分泌物，促进鼻窦引流，利用负压使药液进入鼻窦以达到治疗目的。过敏性体质者可结合抗变态反应疗法。对于患慢性上颌窦炎的较大幼儿，亦可考虑采用上颌窦穿刺冲洗，冲洗毕后可向窦腔内注入抗生素溶液。幼儿鼻窦炎经适当治疗后大多可以康复，一般不采取手术治疗。

五、鼻窦炎的护理

如果幼儿配合，可以每天用生理盐水冲洗鼻腔。要教会幼儿正确的擤鼻涕方法，身体前倾，按住一侧鼻腔，慢慢擤鼻涕。避免双侧同时擤或者用力擤等错误方式，以免导致中耳炎、鼓膜破裂、听力受损等情况。此外，教导幼儿经常锻炼身体，增强抵抗力，适当增减衣物。患病时保证充分休息，有利于疾病的早日恢复。

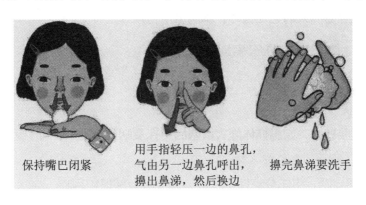

保持嘴巴闭紧

用手指轻压一边的鼻孔，气由另一边鼻孔呼出，擤出鼻涕，然后换边

擤完鼻涕要洗手

图 14-2　擤鼻涕的正确方法

六、鼻窦炎的预防

平时，早晨用冷水洗脸，可以有效增强鼻腔黏膜的抗病能力。鼻腔分泌物多时，可用生理盐水滴鼻剂或喷雾剂清洁鼻腔。教会幼儿正确的擤鼻涕方法，避免挖鼻孔等不良习惯。

在感冒流行期间，外出戴口罩，避免公众集会，尽量少去公共场所。如幼儿患病，应注意及时治疗，当扁桃体炎反复发作时应彻底治疗。

第三节　腺样体肥大

一、腺样体肥大的概念

腺样体也叫咽扁桃体，位于鼻咽部顶部与咽后壁处，属于淋巴组织。腺样体和扁桃体一样，出生后随着年龄的增长而逐渐长大，2～6岁时为增殖旺盛的时期，10岁以后逐渐萎缩。腺样体

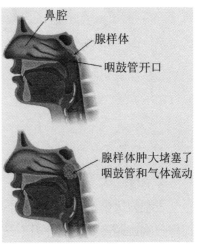

鼻腔
腺样体
咽鼓管开口

腺样体肿大堵塞了咽鼓管和气体流动

图 14-3　腺样体肥大示意

肥大系腺样体因炎症反复刺激而发生病理性增生，从而引起鼻塞、张口呼吸的症状，尤其以夜间为重，出现打鼾、睡眠不安。仰卧时呼吸道阻塞症状更明显，严重时可出现呼吸暂停等。

二、腺样体肥大的病因

常见原因为炎症，如急慢性鼻炎、扁桃体炎等反复发作，使腺样体发生病理性增生，继而加重鼻阻塞，阻碍鼻腔引流，鼻炎、鼻窦炎分泌物又刺激腺样体使之继续增生，形成互为因果的恶性循环。本病常常有家族遗传史。

三、腺样体肥大的临床表现

（一）症状

1.局部症状

幼儿鼻咽腔狭小，如腺样体肥大堵塞后鼻孔及咽鼓管咽口，可引起耳、鼻、咽、喉等处症状。

（1）耳部症状：引起分泌性中耳炎，导致听力减退和耳鸣。

（2）鼻部症状：常并发鼻炎、鼻窦炎，有鼻塞及流鼻涕等症状。说话时带闭塞性鼻音，睡时发出鼾声，严重者出现睡眠呼吸暂停。

（3）咽、喉和下呼吸道症状：因分泌物向下流并刺激呼吸道黏膜，常引起夜间阵咳，易并发气管炎。

（4）腺样体面容：长期张口呼吸，致使面骨发育发生障碍，颌骨变长，腭骨高拱，牙列不齐，上切牙突出，唇厚，缺乏表情，出现所谓"腺样体面容"。

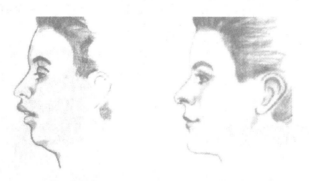

图14-4　腺样体面容（左）与正常面容（右）

2.全身症状

表现为厌食、呕吐、消化不良，继而发生营养不良。因呼吸不畅，肺扩张不足，可导致胸廓畸形。夜间呼吸不畅，会使幼儿长期处于缺氧状态，内分泌功能紊乱，引起生长发育障碍，甚至出现注意力不集中，情绪多变、夜惊、磨牙、盗汗、尿床等症状。

腺样体肥大是阻塞性睡眠呼吸暂停低通气综合征（OSAHS）最常见的病因之一。鼾声过大和睡眠时憋气为两大主要症状，睡眠时张口呼吸、汗多、晨起头痛、白天嗜睡、学习困难等也是常见的症状。

（二）体征

口咽检查可看到咽后壁处有黏性分泌物从鼻咽部流下，多伴有扁桃体肥大。有时可见典型的腺样体面容。

（三）实验室检查

医生会根据情况进行鼻咽触诊、前鼻镜检查、纤维鼻咽镜检查，在鼻咽顶部和后壁可见表面有纵行裂隙的分叶状淋巴组织，像半个剥了皮的小橘子，常常堵塞后鼻孔三分之二以上。这是目前腺样体检查最常用的方法。必要时可进行鼻咽侧位片、CT轴位像检查。

（四）预后

生理性腺样体肥大无须治疗，10岁以后，增大的腺样体可逐渐萎缩至完全退化。但是有临床症状的病理性腺样体肥大必须治疗，以免影响生长发育和正常生活学习。

四、腺样体肥大的临床处置

（一）一般治疗

针对病因进行治疗，局部可给予生理盐水对鼻腔进行冲洗。

（二）药物治疗

如果伴有感染，需要进行抗感染治疗，同时给予鼻喷激素治疗。

（三）手术治疗

根据临床症状确定是否进行手术。腺样体肥大伴呼吸睡眠暂停属于最佳手术适应证。如伴有反复发作或慢性分泌性中耳炎、鼻窦炎，也应尽早进行腺样体切除术。

五、腺样体肥大的护理

（一）在园护理

注意观察幼儿睡眠期间情况，如是否有午睡打鼾、呼吸暂停的情况。如有异常应及时告知家长，建议医院就诊。饮食上注意避免辛辣、生冷、油腻食物。

（二）居家护理

注意保暖、避免受凉，增加户外活动，增强体质，减少呼吸感染概率。

六、腺样体肥大的预防

腺样体肥大的危害较大，千万不能轻视。要做到早期发现，早期治疗。当幼儿出现听力不好或经常鼻塞、流鼻涕时，要注意检查是否有腺样体肥大。在日常生活中，应尽量避免反复呼吸道感染。

第四节　鼻出血

一、鼻出血的概念

鼻出血严格来讲是耳鼻喉科常见的一种临床症状，并不是疾病的名称。局部和全身疾病都有可能导致鼻出血。出血量多少不一，轻者仅为鼻涕中带血，重者可引起失血性休克，反复鼻出血可导致贫血。

二、鼻出血的病因

可以分为局部因素和全身因素引起的鼻出血。

（一）局部因素

1. 干燥性鼻炎

干燥性鼻炎是鼻出血最常见的原因，通常是由于鼻黏膜干燥，血管脆性增加，在排便、打喷嚏或睡眠时引发出血；多数是饮食不当，如不吃蔬菜、饮水少引起的，在临床上占90%以上。

2. 鼻腔异物或挖鼻

2～5岁幼儿喜欢用手挖鼻，或将各种异物塞入鼻腔内，常引起鼻出血，这种情况出血量较少，但也是临床很常见的现象。

3. 鼻部外伤

鼻部外伤也是鼻出血常见的病因之一。婴幼儿比较好动，比成人容易出现意外，鼻部又是面部比较脆弱的部位，一旦受伤极易引发鼻出血。

4. 鼻部急慢性炎症

一般来讲，婴幼儿单纯由鼻炎引发的鼻出血少见，程度也比较轻。

5. 鼻腔肿瘤

婴幼儿时期鼻腔鼻窦的恶性肿瘤极其罕见，但鼻出血常为其首发症状。

> **小贴士**
>
> 婴幼儿鼻出血原因多种，常见的是鼻黏膜干燥、血管脆性增加、挖鼻孔、鼻腔异物等局部原因。但是，如发现婴幼儿出现反复鼻出血，一定要到医院进行相关检查，查看鼻腔内部情况，触摸肝脾及淋巴结，并化验血常规，必要时查凝血功能等，以免误诊，因为血友病、再生障碍性贫血等全身性疾病也会导致反复鼻出血，严重时甚至危及生命。

（二）全身因素

1.血液病

血液病是引起婴幼儿鼻出血的常见全身性因素之一，如血友病、白血病、血小板减少性紫癜、再生障碍性贫血等。儿童期是血液疾病好发年龄段，鼻出血常常是其首发症状。所以，对于反复鼻出血，应进行血液方面疾病的筛查，如血常规检查，以免漏诊。

2.急性发热性疾病

包括上呼吸道感染、出血热、麻疹等，主要是高热引起血管神经功能的障碍，毛细血管破裂引起出血。

3.营养障碍或维生素缺乏

如维生素C、维生素K、维生素P或钙缺乏等；长期的挑食、偏食是造成营养障碍、微量元素缺乏的主要原因。

4.全身慢性疾病

如高血压、肝肾功能障碍等均会影响凝血功能，但在婴幼儿中比较少见。

5.遗传性疾病

如遗传性出血性毛细血管扩张症、遗传性血小板减少症等。

总之，以上病因可以单独出现，在复杂病例中会有多因素存在，必须认真检查分析，周全考虑。

三、鼻出血的临床表现

（一）症状和体征

鼻出血轻者，仅表现为鼻涕中带血，或鼻腔中有结痂血块而无血液流出，或少量血液从前鼻腔滴出，出血时间短，有时不经处理可自然止血。重者则常血流如注，或口腔、鼻腔同时涌出血液，出血时间较长，不易简单止血。

（二）预后

鼻出血属于急症，一旦发生要及时止血。大部分经过压迫止血能达到止血目的。如果出血量较大，有面色苍白、出虚汗、心率快、精神差等出血性休克前兆症状时应采用半卧位，同时尽快送到医院诊治。

四、鼻出血的临床处置

轻者可局部按压止血。如出血量大，可到医院采用电凝止血法、鼻腔填塞术、血管结扎术、血管栓塞术等。严重鼻出血应注意查找病因，积极治疗原发病，遵医嘱给予镇静剂、止血药物，监测血压、脉搏，必要时补液，以维持生命体征平稳。

五、鼻出血的护理

（一）冷敷

少量出血时，可使婴幼儿身体呈前倾位，用冰袋或湿毛巾冷敷前额及颈部。

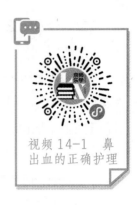

视频 14-1　鼻出血的正确护理

（二）压迫鼻翼法

鼻出血时人们一般首先会想到用纸巾堵塞，其实纸巾压力通常不够，不能达到止血的效果，而且纸巾未经消毒，容易诱发感染。

正确做法是：用拇指和食指紧捏两侧鼻翼 10～20 分钟，如果能确定哪个鼻孔流血，也可以直接压迫出血的鼻孔。在压迫鼻翼的同时，取坐位，头稍向前下倾，以便把嘴里的血吐出来，而不是抬起头。因为当抬高头部时，血液会被咽下去，刺激胃肠引起恶心、呕吐等，特别是出血量大时，还会出现误吸入气道的可能。

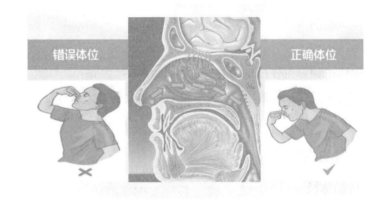

图 14-5　鼻出血的正确按压方法

（三）及时送医

如果采取上述措施后，鼻出血还是无法止住，或出血量大，并伴有脸色苍白、出冷汗、心率加快等症状，应及时送往医院就诊。此外，如果出现反复流鼻血，也要到医院检查，看是否存在鼻炎、鼻腔异物、鼻腔鼻咽肿瘤或血液病等。

（案　例）

流鼻血了，怎么办？！

5岁的小明有个坏习惯——喜欢挖鼻孔，经常把鼻屎一点点儿挖出来，再"潇洒"地弹出去。老师和家长反复提醒他，可他就是改不掉这个坏毛病。

今天，小明正上课呢，突然大哭起来，周围的小朋友一看，都吓坏了，七嘴八舌地向老师报告："老师，小明流鼻血啦！"老师赶紧安慰小明和周围的小朋友不要害怕，让小明身体前倾坐在椅子上，并用毛巾将小明流出来的鼻血擦干净。同时，让另一位老师取来冰块，用毛巾包裹起来给小明冷敷额头，并用拇指和食指捏住小明鼻子根部压迫止血，然后让他张口呼吸。经过老师的处理，几分钟后小明的鼻出血终于止住了。老师告诉小明，以后不可以挖鼻孔了，如果再挖鼻孔的话，鼻孔就要生气了，就不会喜欢小明了。小明点点头，答应以后再也不挖鼻孔了。

　　幼儿园里，小朋友挖鼻子导致鼻出血的现象时有发生。事情发生后，老师的处理方法会对幼儿产生非常重要的影响。首先，老师不必惊慌，同时要给予及时正确的处理方法，让幼儿在实践中学习自救的方法，培养幼儿良好的自我保护能力和一定的安全意识。其次，在健康宣教方面，要让幼儿知道鼻子是我们的好朋友。在生活中，鼻子作为人类的嗅觉器官发挥了非常重要的作用，我们要多吃蔬菜多喝水，避免鼻腔干燥，保护好鼻子。

六、鼻出血的预防

　　鼻出血绝大多数是由鼻腔干燥、黏膜糜烂引发的，而这种情况与婴幼儿平时的饮食、生活习惯密切相关，因此平时应教导婴幼儿多吃蔬菜，尤其是多进食粗纤维食物，补充水分，少吃零食，不能用饮料替代白开水，养成一天一次定时排便的好习惯，保持排便通畅、不干燥。平时不能挖鼻孔，减少对鼻黏膜的损害。积极治疗鼻炎等相关疾病以及全身慢性疾病，祛除发病因素。

小　结

　　鼻炎、鼻窦炎、腺样体肥大、鼻出血是幼儿常见的耳鼻喉科疾病。鼻炎主要表现为鼻塞、流涕、鼻痒等症状，鼻窦炎主要表现为发热、头痛、流黄脓涕。二者需要鉴别。平时，早晨用冷水洗脸，可以有效增强鼻腔黏膜的抗病能力。鼻腔分泌物多时，可用生理盐水滴鼻剂或喷雾剂清洁鼻腔。教会幼儿正确的擤鼻涕方法，避免挖鼻孔等不良习惯，从而减少鼻窦炎的发生率。

　　腺样体肥大常见于肥胖幼儿，以夜间打鼾、张口呼吸为主要症状，长此以往会导致腺样体面容，影响幼儿学习和生活，还会影响幼儿生长发育等，需要引起重视，及时发现和处理。

　　鼻出血作为耳鼻喉科急症，需要采取冷敷、压迫止血等正确处理措施。如果采取上述措施后，鼻出血还是无法止住，或出血量大，并伴有脸色苍白、出冷汗、心率加快等症状，则应及时送往医院就诊。平时，注意教导婴幼儿多吃蔬菜，尤其是多进食粗纤维食物，补充水分，不挖鼻孔，从而预防和减少鼻出血的发生。

关键术语

鼻炎　　过敏　　鼻窦炎　　腺样体面容　　腺样体肥大　　鼻出血

思考与练习

1. 为什么婴幼儿容易发生鼻炎？

2. 婴幼儿鼻出血有哪些护理方法？

3. 怎样在日常生活中预防腺样体肥大？

建议的活动

1. 设计一个活动，教会幼儿保护鼻腔的正确方法。

2. 涛涛经常睡觉时打鼾，白天精神不好，你考虑涛涛是何情况？作为涛涛的老师，你会如何跟涛涛家长沟通？

3. 情景演练：明明突然出现鼻出血，你作为明明的老师，会怎么护理明明？在照护过程中，你要注意观察哪些方面的情况？

拓展阅读

1. 赫莉、宋英鸾、耿江桥等：《变应原筛查在儿童腺样体肥大中的研究》，载《中国耳鼻咽喉头颈外科》，2020（9）。本文讨论了变应原筛查在腺样体肥大患儿中的结果及临床意义，得出的结论是：过敏原刺激是腺样体肥大的病因之一，发病年龄越小，过敏易感性程度越高。

2. 靖计标、李谊：《小儿鼻出血的急救及预防》，载《我和宝贝》，2021（1）。本文以简单通俗的语言，系统讲解了小儿鼻出血的病因、表现、急救及预防知识，有助于降低小儿鼻出血的发生概率。

第十五章
婴幼儿常见急救处理

学习目标

☆掌握婴幼儿常见急症的预防和护理。

☆掌握婴幼儿常见急症发生时的急救处理。

☆了解婴幼儿常见急症的病因、临床表现和评估方法。

思维导图

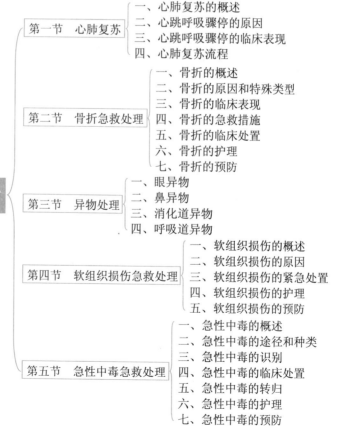

第一节　心肺复苏
　　一、心肺复苏的概述
　　二、心跳呼吸骤停的原因
　　三、心跳呼吸骤停的临床表现
　　四、心肺复苏流程

第二节　骨折急救处理
　　一、骨折的概述
　　二、骨折的原因和特殊类型
　　三、骨折的临床表现
　　四、骨折的急救措施
　　五、骨折的临床处置
　　六、骨折的护理
　　七、骨折的预防

第十五章　婴幼儿常见急救处理

第三节　异物处理
　　一、眼异物
　　二、鼻异物
　　三、消化道异物
　　四、呼吸道异物

第四节　软组织损伤急救处理
　　一、软组织损伤的概述
　　二、软组织损伤的原因
　　三、软组织损伤的紧急处置
　　四、软组织损伤的护理
　　五、软组织损伤的预防

第五节　急性中毒急救处理
　　一、急性中毒的概述
　　二、急性中毒的途径和种类
　　三、急性中毒的识别
　　四、急性中毒的临床处置
　　五、急性中毒的转归
　　六、急性中毒的护理
　　七、急性中毒的预防

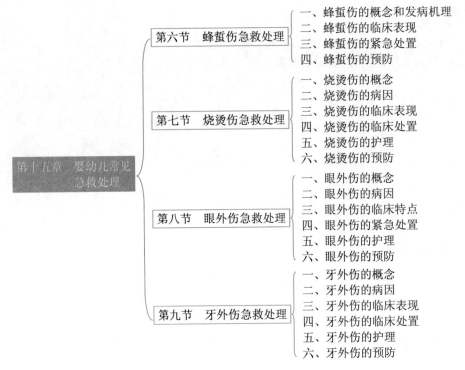

一、蜂蜇伤的概念和发病机理
二、蜂蜇伤的临床表现
第六节　蜂蜇伤急救处理
三、蜂蜇伤的紧急处置
四、蜂蜇伤的预防

一、烧烫伤的概念
二、烧烫伤的病因
三、烧烫伤的临床表现
第七节　烧烫伤急救处理
四、烧烫伤的临床处置
五、烧烫伤的护理
六、烧烫伤的预防

第十五章　婴幼儿常见
急救处理

一、眼外伤的概念
二、眼外伤的病因
三、眼外伤的临床特点
第八节　眼外伤急救处理
四、眼外伤的紧急处置
五、眼外伤的护理
六、眼外伤的预防

一、牙外伤的概念
二、牙外伤的病因
三、牙外伤的临床表现
第九节　牙外伤急救处理
四、牙外伤的临床处置
五、牙外伤的护理
六、牙外伤的预防

 导　入

紧急情况怎么办？

幼儿在奔跑游戏中意外跌倒骨折；小虫子飞进了眼睛；因为好玩而把纽扣电池塞入鼻孔；饮食过程中不慎把小青豆"吃"到了气管里；对妈妈的洗衣珠感到好奇而去用嘴巴探索一下……当婴幼儿出现呼之不应、外伤、呼吸困难、呕吐、腹痛，甚至突然出现心跳、呼吸骤停，急症意外发生的时候，你该怎么办？

第一节　心肺复苏

一、心肺复苏的概述

心肺复苏，是指采用急救的方法恢复已经停止的呼吸和循环。心跳和呼吸骤停是婴幼儿突发的最危急的疾病状态，快速准确评估及采取有效恢复方法是决定预后的重要因素。

心肺复苏过程包括基础生命支持、高级生命支持及复苏后稳定阶段，本节我们讨论"生存链"的第一部分，即基础生命支持阶段。

二、心跳呼吸骤停的原因

婴幼儿呼吸心跳骤停常继发于呼吸、循环衰竭，发生前有呼吸困难、休克等表现，早期的识别和处理能够有效避免心跳呼吸骤停。

由于婴幼儿年龄及生理特点，呼吸系统疾病常为首发病因。常见原发疾病有急性喉炎、气管异物吸入、支气管哮喘、窒息等。

三、心跳呼吸骤停的临床表现

（一）突然昏迷

婴幼儿突然出现昏迷，呼之不应，意识丧失，可有一过性抽搐的表现。

（二）呼吸停止

呼吸停止或喘息样呼吸，胸腹式呼吸运动消失，口鼻腔无呼吸气流，口唇发绀、面色晦暗，或者呼吸浅慢弱，呼吸节律不齐。

（三）心跳停止

心音消失，心尖搏动难以触及，或者心率小于60次/分，心音低弱。

（四）大动脉波动消失

颈动脉、股动脉、肱动脉或足背动脉等大动脉搏动难以触及。

（五）瞳孔扩大固定

瞳孔散大，大于4mm，固定，对光反射消失。

 小贴士

> 心跳呼吸骤停的心电图改变，包括等电位线、室颤、无脉性室速和无脉性电活动。
> 等电位线是最常见的心电图表现，提示无任何心电活动，心电图呈一条直线；室颤是指心室颤动，是除颤的指征；无脉性室速是指心电图呈室速波形，但无脉搏波动；无脉性电活动是指心电图表现为各种电活动，如传导阻滞、室性逸搏等，但触不到脉搏。

四、心肺复苏流程

心肺复苏三部曲：一确认，二CPR，三启动。

（一）确认

确认现场环境安全。

确认无反应。

确认无呼吸。

视频 15-1
心肺复苏

（二）CPR

CPR即心肺复苏术（cardiopulmonary resuscitation），是针对心跳呼吸骤停所采取的抢救措施，其步骤如下（C—A—B）。

1.胸外按压（Compressions，C）

将幼儿置于硬板上，位置取胸骨的下半部分，采用单手或双手垂直按压，深度为胸部前后径的1/3(4～5cm),频率为100～120次/分,每次按压后胸廓充分回弹,胸外按压中断时间＜10秒。对于1岁以内的婴儿,可以采用双指按压法,用右手食指和中指按压,其余注意事项同前。

2.打开气道(Airway,A)

清除口鼻腔分泌物、异物或呕吐物;采用压额抬颏法打开气道,保持气道通畅。

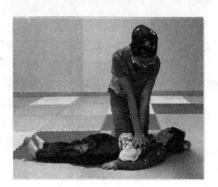 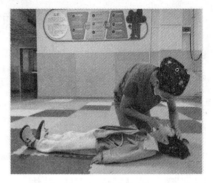

图 15-1　胸外按压　　　　　　　　图 15-2　压额抬颏法打开气道

3. 人工呼吸(Breathing,B)

口对口方式,捏住婴幼儿鼻子,将气体送入肺部,看见胸廓抬起,松开口鼻,使气体自然呼出,连续人工送气2次,与胸外按压比例为30∶2(单人),15∶2(双人)。

(三)启动

1.启动应急反应系统(呼叫120)。

2.自动体外除颤器(AED)分析心律,确认可电击,电击1次,立即继续CPR约2分钟(直至AED提示需要分析心律),持续CPR直至高级生命支持团队接管,或婴幼儿恢复意识。

第二节　骨折急救处理

一、骨折的概述

骨折是指骨结构连续性的部分或完全断裂,对于婴幼儿来说,属于常见损伤性疾病之一。婴幼儿骨折与成人区别很大,婴幼儿的骨骼处于生长期,骨膜的成骨潜能更高,同时骨膜也更厚更坚韧,因此有其特有的骨折类型。对疑似骨折的婴幼儿要尽快评估,以排除严重的并发症,如果存在骨筋膜室综合征,需要紧急外科干预。

二、骨折的原因和特殊类型

幼儿自我身体控制能力比较差、活泼多动、喜奔跑攀高，安全保护意识薄弱，故最常见的骨折原因是意外跌倒摔伤、车碰撞。还有一些病理性骨折，如佝偻病、成骨不全、骨肿瘤等。同时也不能忽略故意伤害导致的骨折损伤。

婴幼儿处于生长发育阶段，骨骼的有机成分含量高，有一些特殊骨折类型，较常见的是青枝骨折，骨骼就像青翠的树枝被折一样呈现折而不断的特征。

三、骨折的临床表现

（一）症状

1. 疼痛

骨折损伤处的急性持续性疼痛是临床中最常见的表现，表现为肢体拒绝碰触。

2. 肿胀

急性损伤炎症渗出，骨折处软组织肿胀明显，局部张力高，皮温升高，甚至出现皮下瘀斑等改变。

3. 活动受限

骨折的疼痛以及骨结构的异常改变，常常导致活动受限，原有的功能活动位部分或完全丧失。

4. 其他症状

当出现神经损伤时，感觉会减退或消失。

5. 全身表现

发热、休克等。

（二）体征

骨折移位时可见畸形改变，甚至是异常活动，触诊有压痛，体表可以触及骨折断端，两骨折端相互摩擦时可产生摩擦音或摩擦感等。

（三）实验室检查

视情况选用 X 射线、CT、MRI 检查。

四、骨折的急救措施

当骨折发生时，首先要评估有无危及生命的损伤，查体触摸骨折远端肢体有无脉搏，观察远端肢体有无发冷、发白或发绀等情况，如有开放性骨折、神经血管损伤等紧急情况，应立即送往医院急诊处理。

第十五章 · 婴幼儿常见急救处理

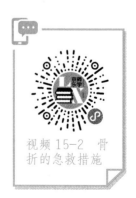

视频 15-2 骨折的急救措施

排除紧急危险情况后，进行初步治疗。具体措施有：限制活动，减少搬动，制作简易夹板固定骨折处，移动患肢时动作轻柔，避免骨折损伤加重，同时给予冰袋外敷、抬高患肢等减轻肿胀疼痛。

五、骨折的临床处置

婴幼儿骨折的治疗有其自身特点，因其自身骨结构特点，大多数骨折采取保守治疗即可以获得满意的效果。保守治疗方法有单纯石膏外固定和手法整复后外固定。当保守治疗达不到效果时，需采取手术治疗。

六、骨折的护理

（一）冷敷

冷敷可收缩局部血管，减轻肿胀，缓解不适症状。婴幼儿皮肤娇嫩，要注意避免冰袋接触皮肤，可包裹毛巾外敷。

（二）抬高患肢

休息时要将患侧肢体抬高，促进血液回流，缓解肿胀，从而减轻疼痛不适。

（三）严密观察病情变化

骨折复位、固定后，需要观察夹板或石膏外固定是否太紧。婴幼儿表达能力有限，要注意观察外固定远端血液循环情况，注意有无皮肤肿胀、发凉、苍白及发绀等情况，及时松解夹板或拆除石膏，避免肢体缺血坏死等意外发生。

（四）功能锻炼

骨折一般需要较长时间固定，后期要进行功能锻炼。通过主动或被动地活动未被固定的关节，防止关节粘连挛缩，促进肢体肌肉收缩，防止肌肉萎缩，尽快恢复骨折肢体原有的功能状态。

七、骨折的预防

（一）饮食

合理搭配饮食，膳食中应富含维生素 D、钙和蛋白质。维生素 D 和钙是骨骼强健的重要营养素。

（二）锻炼

多参加户外活动，增加活动量，培养运动项目兴趣，养成运动习惯，坚持锻炼，增强体格。

（三）做好安全防护措施

参加有风险活动时，比如滑板、滑冰或骑车，或对抗性游戏，穿戴安全防护设备，比如头盔、护膝等。

第三节 异物处理

一、眼异物

（一）眼异物的概述

眼睛是人体重要的器官之一，因为直接暴露于表面，异物很容易侵入，比如灰尘、沙石、小虫子等。异物进入眼睛后如果没有得到正确处理，会导致角膜擦伤、结膜充血等，感染形成角膜炎或结膜炎，甚至可能影响以后视力发展等，因此正确的处理非常重要。

（二）眼异物的处理

异物进入眼内会引起异物感，让人本能地想要用手去揉按消除不适，这是错误的做法，一定要避免。正确的处理流程如下。

1.首先避免用手揉按眼睛，因为按揉可能会使异物摩擦或进入角膜，导致伤情加重。

2.其次安抚婴幼儿，保持安静，嘱其闭上眼睛休息一下，等眼泪大量分泌，大部分情况下可以将眼内异物冲出来。

3.必要时用清洁水（矿泉水、纯净水或生理盐水）等冲洗眼睛，将异物冲洗出来。

4.当清洁水冲洗无效，或异物嵌入角膜时，要立即送医院处理。

二、鼻异物

（一）鼻异物的概述

鼻异物是指外来物体误入鼻腔，婴幼儿多见。异物种类主要分为有机物体和无机物体两大类。有机物体常见于坚果、糖果、水果等，无机物体常见于珠子、纽扣、纸卷、小玩具零件、石头等。

需要特别注意的异物类型是纽扣电池和成对的磁体，因为纽扣电池产生的电流能快速破坏鼻腔组织结构，成对的磁体如果在鼻中隔两侧，磁体间的压力会造成鼻中隔的穿孔，此两种鼻异物要紧急取出。

（二）鼻异物的临床表现

如果是无机异物，症状相对较轻，多表现为鼻通气不畅、鼻腔不适感。

如果是有机异物，会引起炎症反应或继发感染，常常会有异物侧的恶臭脓性分泌物，同时还会有鼻部疼痛，以及鼻塞、喷嚏、鼻出血等临床表现。

（三）鼻异物的诊断

本病诊断并不难，有鼻腔异物插入史，临床看到异物即可诊断。如果异物在鼻腔深部，可使用纤维鼻内镜检查明确异物诊断。

（四）鼻异物的处置方法

治疗上主要就是移除异物，纽扣电池和鼻中隔两侧的磁体要紧急移除，其他异物种类也需要尽快到医院取出。

三、消化道异物

（一）消化道异物的概述

消化道异物是指被婴幼儿误吞或故意吞入的物体，是儿科常见急诊病种之一。多发生于6个月至3岁的婴幼儿，这与婴幼儿强烈探索世界的好奇心和经常通过口腔感知物体有关。

婴幼儿吞食的异物常见于小玩具、硬币、果核、纽扣、电池等。异物常滞留的位置有食管、胃和十二指肠。大多数异物可经消化道自然排出体外，10%～20%需要消化内镜处理，约1%需要外科手术干预。

（二）消化道异物的临床表现

许多婴幼儿在吞入异物后没有症状或者只有短暂的症状。食管异物的婴幼儿在吞入异物后可能有吞咽困难、发绀或胸骨后疼痛等短暂的症状。异物进入胃内一般不会有症状，如果异物导致胃出口梗阻，会有呕吐、拒食的症状等。异物进入肠内一般也不会引起症状，大多数可自行排出。

（三）消化道异物的处理流程

1. 判断异物的类型。通过详细的病史采集了解异物的性状：长形、圆形、方形还是尖型；是否属于电池、磁体、含铅异物等高并发症风险的异物。

2. 判断异物的位置。通过体格检查和X射线影像了解异物的位置，一旦怀疑异物吞入，常规行颈、胸、腹三部位的正侧位摄影检查，以免遗漏诊断。

3. 识别出有并发症风险的情况进行治疗。

4. 异物小于2cm、不尖锐、非磁体、非电池等，婴幼儿完全无症状且能正常进食，可暂不处理，等待异物自行排出体外。

（四）消化道异物紧急干预警示征

1. 存在气道损害的征象（气道受压、呼吸窘迫、窒息等）。

2. 存在食管梗阻的征象（不能吞咽唾液）。

3. 异物尖锐，为长形、大于 5cm，强磁体或多个磁体，纽扣电池。

4. 有发热、呕吐或腹痛等症状。

（五）消化道异物的预防

婴幼儿监护人应提高防范意识，高危异物要妥善放置，避免摆放在婴幼儿可接触的范围。婴幼儿玩耍时，要全程看护，预防异物入口。

四、呼吸道异物

（一）呼吸道异物的概述

呼吸道异物是指原应进入食道的食物或者异物被误吸入呼吸道。异物吸入可能会阻塞气道引起窒息，是一种可能危及生命的突发意外事件。多发生于 6 个月至 3 岁婴幼儿。食物是最常见的吸入异物，如花生粒、瓜子、糖果、小骨头、豆子等。根据异物的位置分为喉异物、气管异物、支气管异物。

（二）呼吸道异物的临床表现

异物吸入呼吸道后最常见的临床表现是呛咳，其次是呼吸急促和喘鸣。如果情况稳定，应选择合适的时机经支气管镜或喉镜将异物取出。

当吸入异物太大，完全阻塞气道，婴幼儿不能咳嗽、不能说话，口唇发绀，甚至意识丧失时，此种情况可危及生命，需要立即开展抢救。

（三）呼吸道异物的急救（海姆立克急救法）

1. 1 岁以下婴儿

将婴儿面朝下放在手臂上，手臂贴着前胸，拇指和其余四指卡在下颌骨位置，另一只手在肩胛骨之间用力拍背 5 次。

如果异物未排出，翻转婴儿头低脚高放置在大腿上，一手固定头颈部，另一手快速按压胸骨中间处 5 次。之后翻转重复上述操作，直至异物排出。

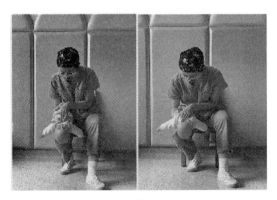

图 15-3　1 岁以下婴儿海姆立克急救法

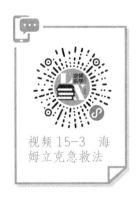

视频 15-3　海姆立克急救法

2.1岁以上幼儿

跪蹲在幼儿身后，双手臂由后面绕到肋骨和脐部中间的位置。

一手握拳，虎口贴在中央位置，另一手包住拳头，快速有力地向内上方冲击，使异物从呼吸道冲出。

如果没有冲出，要立即放松手臂，然后重复以上动作，直至异物排出。

（四）呼吸道异物的预防

对于3岁以下的婴幼儿，不能给予硬的或圆形的食物，如糖果、花生、葡萄、块肉等。教育婴幼儿进食时不能喊叫、说话、哭闹、跑跳、玩乐等。婴幼儿进食要在成人的监护下进行，并充分咀嚼食物。硬币、小玩具、小零件等要放置在婴幼儿接触不到的位置。

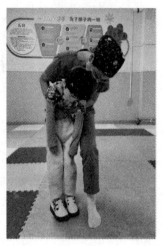

图15-4　1岁以上婴儿海姆立克急救法

第四节　软组织损伤急救处理

一、软组织损伤的概述

软组织损伤是指皮肤、皮下组织、肌肉、韧带等的损伤，包括擦伤、裂伤、挫伤、扭伤等。

擦伤是指皮肤受到摩擦，导致皮肤擦破，可见少量出血和组织液渗出。

裂伤是指钝物打击导致皮肤和软组织的撕裂或撕脱，伤口边缘不整齐。

挫伤是指钝器或重物作用于身体某部位，导致皮下软组织损伤，但皮肤完整无破裂。

扭伤是指关节受到外力猛的扭转超过正常范围，导致关节周围韧带和肌肉的损伤。

二、软组织损伤的原因

婴幼儿活泼好动，因此常见软组织损伤的原因是在游戏中，皮肤、头部、四肢等擦、磕、碰、撞到地面、墙壁或桌面棱角等粗糙坚硬物体；或者各关节受到猛的外力作用，如机动车碰撞等，导致附近软组织损伤。

三、软组织损伤的紧急处置

擦伤，首要做到清洁。裂伤，首要做到止血。挫伤、扭伤，首要做到冷敷。

四、软组织损伤的护理

（一）擦伤

擦伤后，用生理盐水、矿泉水或纯净水等清洁水冲洗创面，把表面脏污冲洗干净，之后使用碘伏消毒即可，保持伤口暴露状态，等待自然愈合。

（二）裂伤

裂伤属于开放性伤口，会有出血情况，注意安抚婴幼儿的紧张情绪。首先用无菌纱布或清洁的棉布压迫止血，之后检查伤口的大小、深浅等情况，用生理盐水冲洗伤口，碘伏消毒。小、浅的伤口外用创可贴即可，大、深的创面应及时送往医院，给予清创缝合治疗。

（三）挫伤

挫伤后，皮肤会出现肿胀青紫，一般情况下，血肿会自行吸收愈合，但前48小时内应给予局部冷敷，以减少出血和渗出。可用毛巾包裹冰袋敷于患处，每5分钟左右观察一下，每次冷敷时间一般控制在15～20分钟，避免冻伤。后期给予热敷或外用活血化瘀药，以加快血肿吸收消散。

（四）扭伤

扭伤后要给予适当的固定制动，尽量减少活动，避免损伤加重。同时，立即给予冰敷，必要时加压包扎，抬高患肢。

五、软组织损伤的预防

婴幼儿日常生活环境应做好安全防护，如地板防滑，桌角、墙角棱角保护，墙面软装等。监护人注意提高安全防护意识，教育、引导婴幼儿安全游戏，玩耍中注意自我保护。开展相关奔跑活动前，引导幼儿有效活动伸展关节，避免突然扭伤发生等。

第五节　急性中毒急救处理

一、急性中毒的概述

婴幼儿天性好奇，喜欢探索未知世界，又缺乏安全常识，不能辨别周围物体有毒与否，因此易造成急性中毒。有毒物体接触婴幼儿后，短时间内破坏机体的正常生理功能，引起一系列病理改变及临床表现，称为急性中毒。

急性中毒好发于1～5岁幼儿，是儿科急诊的常见疾病之一，起病急、病情变化快，严重者直接危及生命，是儿童意外死亡的主要原因之一。因此抢救中毒婴幼儿必须争分夺秒，快速准确有效的解毒方式是改善预后的关键。

二、急性中毒的途径和种类

婴幼儿急性中毒的途径包括经口摄入、皮肤接触、呼吸道吸入、注射吸收等。中毒途径以消化道为主，中毒原因以误服误食为主，中毒种类以药物为主。由此可见，婴幼儿急性中毒与其生活的环境息息相关。

三、急性中毒的识别

急性中毒具有两大特点：突然出现，不明原因。

1. 突然出现不明原因的恶心、呕吐，惊厥发作，呼吸困难。

2. 突然出现不明原因的意识障碍，甚至昏迷。

3. 突然出现不明原因的皮肤黏膜、呼出气体特殊颜色和气味的改变。

四、急性中毒的临床处置

急性中毒的处置主要针对未被吸收的毒物和已被吸收的毒物两大方面开展。

1. 对于未被吸收的毒物，经消化道摄入的给予催吐、洗胃、导泻、全肠灌洗，皮肤黏膜接触的给予清水或温水反复冲洗。

2. 对于已被吸收的毒物，主要是促进毒物在体内的快速代谢，需给予补液利尿、酸化或碱化尿液。

3. 对于有特效解毒剂的急性中毒，要及时应用解毒剂。

4. 对症治疗。

五、急性中毒的转归

婴幼儿急性中毒的转归与毒物种类密切相关，还与中毒途径、剂量、处理时间、

 小贴士

药物中毒的临床表现：呕吐、腹痛、腹泻、嗜睡、抽搐及昏迷等；

食物中毒的临床表现：恶心、呕吐、腹痛、腹泻；

化学制剂中毒的临床表现：口腔异味、头晕、抽搐、昏迷；

农药中毒的临床表现：呕吐、流涎、肌肉震颤、瞳孔缩小、呼吸增快、心律失常、惊厥、昏迷等；

一氧化碳中毒的临床表现：头昏、乏力、口唇和面颊呈樱桃红、昏迷；

酒精中毒的临床表现：幻视、共济失调、心动过速等。

早期应用特效解毒剂等有关。婴幼儿急性中毒若不及时抢救治疗，可危及生命，所以早期识别及处理非常重要。

六、急性中毒的护理

（一）快速识别危及生命的状态

如发现婴幼儿出现惊厥、颜面发绀、意识丧失等，或是强酸强碱、农药、汽油等危险品中毒，应及时提高警惕，防止呼吸、心跳骤停。

（二）清除未被吸收的毒物

经消化道中毒的婴幼儿，在急性中毒4～6小时内，对于年龄较大、神志清醒、合作的幼儿，可用手指、筷子刺激咽部引起反射性呕吐。但是，对于昏迷或惊厥者、强酸强碱、汽油煤油中毒者，以及6个月以下婴儿，不能采取催吐。

对于经皮肤黏膜接触毒物者，局部皮肤应给予清水或温水反复冲洗。

对于经呼吸道接触毒物者，应立即带离中毒环境。

（三）及时送医

及时拨打120急救电话送往医院。

七、急性中毒的预防

（一）家庭教育

婴幼儿急性中毒大多发生在家庭中，所以家长或看护人要树立安全防范意识，加强幼儿安全知识教育，增强幼儿对日常生活中危险品的识别能力，使危险品早期远离婴幼儿接触范围，避免意外中毒。

关注婴幼儿安全用药，养成安全用药习惯，教育幼儿不擅自服用药物，用药过程中注意严格遵医嘱执行药量及频次。

（二）社会科普

医疗卫生机构要积极开展预防急性中毒知识的科普活动，通过媒体或社区活动等进行科普宣讲，提高公众安全防范意识，预防婴幼儿意外伤害。

第六节　蜂蜇伤急救处理

一、蜂蜇伤的概念和发病机理

蜂蜇伤是被蜂尾蜇伤，毒液注入人体，或伴刺留皮内所致。蜇人蜂属于膜翅目昆虫，包括蜜蜂科和胡蜂科（如胡蜂、黄蜂、马蜂等）。被蜂蜇伤后局部伤口可出现疼痛、红肿、丘疹及红斑，或坏死性病灶，可伴有循环系统、神经系统、泌尿系统等全身多系统损害，严重中毒者可死亡。

二、蜂蜇伤的临床表现

（一）症状和体征

1.蜇伤部位的皮肤表现

蜇伤后出现局部红斑、风团、水疱，中央有一瘀点，高度水肿，伴有灼痒、刺痛。

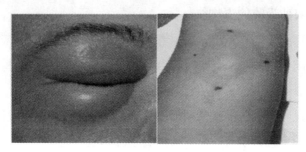

图 15-5　蜂蜇伤的皮肤表现

2.过敏反应

蜇伤后数分钟到数小时出现过敏反应，表现为迅速扩大的皮疹、憋闷、呼吸困难、恶心呕吐，部分患者可出现腹泻，甚至可出现过敏性休克。

3.溶血

尿呈茶色到酱油色，伴腰痛。

4.肝肾损伤

表现为全身水肿、少尿、肾功能改变。

（二）辅助检查

血液化验可见肝脏转氨酶升高，心肌酶上升，肾功能损害如尿素氮、肌酐上升；后期可出现不同程度贫血。

> 📋 小贴士
>
> 　　蜂蜇伤属于皮肤科急症，轻者可表现为皮肤局部红肿，重者可引起多系统损伤，甚至危及生命，所以千万不要麻痹大意，需及时就医，医生会根据具体情况相应给予处理。如有头晕、恶心、呕吐等，更应尽快送往医院。

（三）预后

一般预后良好，但是重者可产生大面积肿胀，偶可引起组织坏死，出现恶心、无力、发热等全身症状，甚至出现过敏性休克或急性肾功能衰竭。大黄蜂蜇伤可致死亡。

三、蜂蜇伤的紧急处置

（一）局部处理

胡蜂不留刺在人体内，蜜蜂有可能将刺留在人体内。如有毒刺应及时拔除，用清水彻底冲洗。局部红肿处可外用炉甘石洗剂以缓解痒肿症状。红肿严重伴水疱渗液者可用酸性液（如食醋）处理，冰敷对减轻局部反应有效。过敏严重者及时就医。

（二）口服抗过敏药物

如需用药，可遵医嘱给予口服药物抗过敏。

（三）保持呼吸道通畅

如果伤者发生过敏性休克，在通知急救中心或送去医院的途中，要清除其口腔内分泌物，保持呼吸畅通。

四、蜂蜇伤的预防

蜇人蜂在夏秋季活动较多，且多分布在野外植物茂盛的区域。因此，到郊外游玩时，要给婴幼儿穿长袖衣裤。如与蜂群相遇应尽快躲避，不要主动拍打和驱赶。一旦招惹蜂群，要马上采取保护措施，如躲进建筑物内关好门窗、就地趴下减少暴露面积，用衣物或其他膜状物覆盖身体，尤其要做好面部、手等暴露部位的保护。

第七节 烧烫伤急救处理

一、烧烫伤的概念

烧烫伤是由火焰、热液体、蒸汽等高温所造成的组织损害，主要指皮肤和（或）黏膜损害，严重者可伤及皮下和黏膜下组织，如造成肌肉、骨、关节甚至内脏损害，致残或致死。

二、烧烫伤的病因

婴幼儿活泼爱动，危险意识不足，日常环境中存在危险因素时容易发生烧烫伤意外。例如，玩耍时碰到热饭菜、开水、热油、取暖器等；在缺乏防护的情况下接触炉火、打火机、易燃物等；烟花爆竹烧伤；电击伤；等等。

三、烧烫伤的临床表现

（一）症状和体征

1.局部变化

皮肤受高热后，组织内蛋白即可发生凝固，导致细胞坏死。局部反应根据致热物的温度、接触的时间以及受伤皮肤厚薄而异。表现为局部皮肤发红、水疱、变黑、皮肤脱落等。

2.全身变化

严重烫伤可出现休克。

（二）实验室检查

应做血、尿、粪常规，血电解质，血气分析，肝、肾功能，心肌酶谱等检查。根据临床选择 X 射线、超声、心电图等检查。

（三）预后

大面积深度烫伤、有严重并发症者和年龄幼小儿童病死率高，挛缩畸形影响机体功能和外观。

四、烧烫伤的临床处置

注意保护创面，保持呼吸道通畅，并迅速建立静脉输液通道，使用镇静和止痛药物。实行液体疗法，补足所需液体。预防感染。头面部烫伤由于渗出多，水肿严重，创面宜采用暴露法，并加强护理，注意呼吸、进食、五官分泌物等变化。

手部烫伤后易形成瘢痕挛缩，常造成畸形和功能障碍，因此在初次清创后以包扎为宜，并放置功能位；同时尽量抬高伤肢以减少水肿。会阴部烫伤除采用暴露法外，还应加强局部护理和清洁，避免尿、粪污染创面。烧烫伤严重时，根据情况可移植自体皮，并在创面愈合后及早开始功能锻炼及理疗。

五、烧烫伤的护理

一旦发现婴幼儿烧烫伤，应采取如下措施：迅速脱离致伤源、冷疗、就近急救和转运。

（一）脱离致伤源

1.热力烧伤

致伤源包括火焰、蒸气、高温液体、金属等。常用方法如下：为婴幼儿尽快脱去着火或沸液浸湿的衣服，或用水将火浇灭；禁止奔跑呼叫，防止头面部烧伤或吸入性损伤；带婴幼儿离开密闭和通风不良的现场，以免发生吸入性损伤和窒息。

2.化学烧伤

立即用大量清水冲洗，将残余化学物质冲净。头面部烧伤应首先注意保护眼，尤其注意角膜有无烧伤，并优先冲洗。

小贴士

婴幼儿好奇心强，自身防护能力弱，容易出现各种意外，烧烫伤就是常见的一种意外。遇到婴幼儿烧烫伤时，注意避免以下几个误区：①在创面上乱用药，如涂抹牙膏、酒精、紫药水等。这些做法不仅无效，还可能导致创面受污染，加重损伤。②不经专业医生评估，盲目使用所谓"祖传药方""偏方"等。不同伤者病情不同，一定要根据医生的评估选用合适的治疗方案。③伤后不能吃"发物"。所谓"发物"，如肉类、鸡蛋等，其实都属于高蛋白食物，对伤口的恢复有利。

3.电烧伤

立即切断电源，不可在未切断电源时去接触伤者，以免自身被电击伤。

（二）五步处理法

1.冲

冷却受伤皮肤，减少疼痛，避免损伤进一步加深。在水龙头下用流动自来水冲洗伤处至少30分钟。如果受伤部位无法冲洗，则改用冷敷处理。避免使用酒精等刺激性液体，不可使用冰块或者过低温度的物品直接接触皮肤降温，可以用毛巾包裹冰块冷敷，否则会造成局部皮肤冻伤。

2.脱

冲洗冷却伤处的同时，安抚婴幼儿，将浸湿的外层衣物脱去之后，用剪刀小心剪开内层衣服，粘贴紧密者切勿强行撕扯，以免将烫伤的表皮一起撕下形成暴露创面。

3.泡

将伤处浸泡在10℃左右的冷水中至少30分钟，有助于进一步降温及缓解疼痛。但是，婴幼儿或者烫伤面积过大者需要警惕失温或者休克。切勿将冰块直接敷于创面之上，以免使创面加深。

4.盖

覆盖干净的床单或者衣服（非绒毛类材料）有利于保护伤处的皮肤不受二次损伤或者污染。切勿自行涂抹任何物品，如牙膏、酱油等，以免影响医生判断伤情及清理创面。

5.送

送医时，如为特殊液体（化学溶液等）致伤，注意及时记录名称或留取小份样品一起送至医院，利于医生诊治。

（三）特殊类型烧伤的护理

1.生石灰烧伤

如果出现生石灰烧伤，千万不能立刻用清水冲洗，否则会造成高温烫伤。应先用棉签将伤口上的生石灰清理干净，再用清水大量冲洗伤口。如果局部皮肤有水疱，不建议将水疱挑破，容易引起感染。

2.电击伤

除非是电弧或电弧引燃衣物造成的烧伤，一般电击伤程度较深，可不必经过冲水等过程直接送医治疗。若婴幼儿发生心跳呼吸停止，应立即进行人工呼吸和胸外心脏按压，尽快送往医院进行治疗。

被烫伤的涵涵

户外活动时间，小朋友们正在玩耍，有的滑滑梯，有的骑小车，开心极了。突然，尖厉的哭声响彻了整个幼儿园。芒果老师赶紧循着声音跑过去，天哪，调皮的涵涵不知道什么时候趁老师和厨师不注意，自己偷偷溜进了厨房，不小心把一锅热汤碰洒了，手上已经起了个大水疱。

见到这种情况，芒果老师立刻把涵涵带到水龙头下，用流动水持续冲了30分钟，然后把涵涵的外套轻轻脱了下来。涵涵的外套里面还有一层秋衣，芒果老师拿起剪刀，哄着涵涵，轻轻地把贴身的秋衣剪开，幸好，胳膊上有秋衣的保护，皮肤只是非常红。芒果老师把涵涵烫伤的手和胳膊浸泡在10℃左右的冷水中10分钟后，用一块干净的手帕将伤处皮肤盖上，然后赶紧把涵涵送到了医院。

芒果老师对幼儿烧烫伤的处理正确及时，避免了涂抹酱油、紫药水、直接敷冰块等错误做法。同时，这件事发生后，幼儿园进行了一次大检查，彻底排查安全隐患，并对全体教师和小朋友进行了一次烧烫伤的科普讲堂，预防类似事件的再次发生。

六、烧烫伤的预防

（一）物品安全

火柴、照明灯以及化学物品均应收藏于婴幼儿拿不到的地方，放置危险物品的抽屉注意上锁。不让婴幼儿玩打火机、烟花爆竹、酒精等易燃易爆物品。在提供电动玩具给婴幼儿玩之前，要检查其电路和电池是否完好。

（二）环境安全

不要把婴幼儿单独留在家。电取暖器要远离婴幼儿或加装围栏。电器插座放置高处或加盖，使婴幼儿不能碰到。户外活动时远离高压电、变电房、高速运转的机器等危险地带。

桌上不要放台布，以免婴幼儿在拉扯台布时，弄翻桌上热饭、热牛奶或开水而引起烫伤。

给婴幼儿用浴盆洗澡时，要先倒冷水再加热水调整水温。中途添热水时，最好将婴幼儿抱离浴盆，由他人帮助添加热水。

第八节　眼外伤急救处理

一、眼外伤的概念

眼外伤是眼球及其附属器直接受到外来的机械性、物理性或化学性伤害而造成眼的结构和功能损害，所引起的各种病理性改变，是致盲的主要原因之一。

二、眼外伤的病因

婴幼儿活泼好动，好奇心强，模仿力强，有一定的自主能力，却不熟悉工具和玩具的正确使用方法，不知道某些行为的危害性，又不懂得如何保护自己，很容易受到眼外伤。打闹玩耍时，容易被木棍、石块儿、弹弓、气枪子弹等损伤眼睛。跌倒时，桌椅的棱角也可能导致眼外伤。

三、眼外伤的临床特点

（一）眼外伤的分类和临床表现

1.机械性眼外伤

机械性眼外伤是最常见的一种眼外伤，可表现为眼部皮肤擦伤、撕裂、结膜出血、角膜擦伤、晶状体脱位、视网膜损伤、外伤性近视或远视等。

2.眼球贯通伤

眼球贯通伤主要是锐器或细小金属、矿石碎片飞起击伤眼球所致。有引起白内障、眼内感染，甚至眼球全部被破坏的可能。故对这种伤口应及时处理。

3.眼内异物

如玻璃碎渣、沙子、动物皮毛等进入眼内。眼内异物所引起的眼部组织反应不大，最后形成巨细胞的肉芽组织而将异物包围起来。但是容易发生感染，迅速形成脓肿或全眼球炎，最终可能导致眼球萎缩。即使不发生感染，最终也因眼内肉芽组织的形成而继发青光眼，导致视力丧失。

4.化学性眼烧伤

强烈的化学物质接触眼部后可导致严重的眼部烧伤，主要是强烈的化学气体和化学性粉尘。

5.热烧伤

一般分为火烧伤和接触性烧伤。接触性烧伤中，直接接触高热固体、液体和气体所致的称为

📝 小贴士

婴幼儿处于生理和心理发育的关键时期，眼外伤所致的盲和低视力以及容貌损害会对婴幼儿产生严重的生理和心理危害。有些眼外伤虽然相对轻微，但因婴幼儿常不能主动诉说或故意隐瞒病情，或对受伤史、症状等表述不清，以及婴幼儿对检查缺乏合作，容易延误诊断和治疗，有时可造成一些严重和不可挽回的后果。故加强对家长、教师的眼外伤防治常识教育十分重要。

烫伤。烫伤和火烧伤最多见。温度不太高、接触时间短、面积小者，仅发生眼睑皮肤及结膜充血、水肿以及浅层角膜损伤。严重者可发生凝固性坏死，再严重者发生巩膜坏死穿孔，最严重者由于结膜坏死角膜营养断绝而发生角膜坏死穿孔，内容物流出或继发感染而失明。

（二）辅助检查

评估视力情况；测试眼球运动状态；用裂隙灯或手电筒光（放大镜下）依次检查有无异物、出血、擦伤、虹膜损伤及嵌顿、白内障等；条件允许时测眼压，直接或间接眼底镜检查眼底。对怀疑有异物、眶骨骨折、视神经损伤或眼球破裂者，需做 CT、超声或 MRI 等影像学检查。视觉电生理检查对判定伤眼功能具有重要意义。

（三）预后

眼外伤的预后与外伤类型、部位、程度，以及有无继发感染、并发症等密切相关，与外伤后处理时间、方式也有关系。其预后呈现多样性。

四、眼外伤的紧急处置

眼外伤应作为急症处理，一旦发生眼外伤，要及时正确处理，伤后应注意卫生，避免受病菌侵犯引起感染。对于眼部化学伤，应立即用清洁的水充分冲洗，然后送往医院做进一步处理。发生机械性眼外伤，一定要及时就医。若遇开放性伤口，避免挤压和涂抹眼膏，应用干净的硬纸盒盖进行简单保护后尽快送医院。创口污染或创口较深者，应使用适量抗生素和注射破伤风抗毒素。

五、眼外伤的护理

（一）安抚婴幼儿

尽量安抚婴幼儿，转移对疼痛的注意力，缓解紧张情绪。

（二）明确病情，分类处理

发生眼外伤后，首先要判明受伤的部位性质和程度，然后根据不同的情况给予相应的处理。

1. 眶周组织肿胀无破口

颜面部受到钝性打击，仅引起眼眶周围软组织肿胀而无破口。此种情况下，因眼眶周围组织血管分布丰富，皮下出血后往往肿起，皮肤大块青紫，因此受伤后切不可按揉或热敷，以免加重皮下血肿。应立即用冰袋或凉毛巾进行局部冷敷，以消肿止痛，24 小时后可改热敷，以促进局部淤血的吸收。

2. 眼外部皮肤破裂但眼球无损伤

必须注意保持创面清洁，千万不能用脏手或不洁的毛巾擦、捂伤口，以免引起感染累及眼球而影响视力。应尽快用干净的敷料包扎，然后送往医院进行清创缝合，避免日后留下较大瘢痕。

3.眼球受到钝性撞击或擦伤

此种外伤后，婴幼儿可出现眼内异物感，畏光流泪，若损伤角膜还会出现剧痛。此时若有氯霉素眼药水，可以用来滴眼以预防感染，然后用干净的纱布或手绢遮盖眼睛后送往医院治疗。

4.眼球破裂

若异物直接划过或刺入眼球，可能导致眼球破裂。婴幼儿自觉有一股"热泪"涌出，随即视物不清，并伴随疼痛。此时要让婴幼儿立即躺下，严禁用水冲洗伤眼或涂抹任何药物。只需在伤眼上加盖清洁的敷料，用绷带轻轻缠绕包扎即可，严禁加压。所有眼部外伤均需双眼包扎，以免健侧眼睛活动时带动伤眼转动，造成摩擦使伤情加重。然后，迅速将婴幼儿送往医院抢救，不得耽误片刻。尽管有时仅为单侧眼球破裂，但若得不到及时有效的处理，另一眼也会受到影响而失明。

5.眼球贯通伤

有时，婴幼儿手握竹筷、铅笔或尖锐物品走路、奔跑、玩耍，不慎跌倒时竹筷或铅笔扎入眼内，会造成眼球贯通伤。对于插入眼球里的异物，原则上不应将其强行拉出。有时伤口会有一团黑色的虹膜或胶冻状的玻璃体等眼部内容物冒出，此时绝不可将其推回眼内，以免造成感染。需让婴幼儿躺下，在伤眼上加盖清洁敷料后即刻抬送医院抢救。途中劝阻婴幼儿哭闹，尽量减少颠簸，以减少眼内容物的涌出。

案 例

"流泪"的小明

小明和小强是一对要好的朋友。一天，户外活动时间到了，两个小朋友跑到操场玩耍。两人在沙坑里一起玩起了沙子。突然，小明觉得眼睛里好像进了什么东西，睁不开眼，感觉磨得厉害，流泪不止。

小强赶紧跑去叫来了圆圆老师。圆圆老师过来一看，立刻把小明的小手拉了下来，不让他用脏手揉眼睛，然后轻轻提起小明的上眼皮，观察有没有明显的伤口和异物，接着让小明轻轻转动眼球。过了一会儿，小明觉得眼睛舒服多了。

随后，圆圆老师向园长汇报了情况，又联系了小明的家长，带着小明去医院眼科进行仔细检查。医生检查后发现小明眼里已经没有任何异物，只是有点红，可能是异物摩擦或小明揉眼导致的。详细询问过程后，医生对圆圆老师的处理表示赞同，让回家后给小明滴眼药水就可以了。回到幼儿园后，圆圆老师用 PPT 给小朋友们讲解了眼睛受伤的原因和危害，教育小朋友们注意安全，爱护眼睛。

本案例中，圆圆老师发现小明的问题后，及时制止小明用玩过沙子的脏手揉眼，并正确地进行眼部护理，避免异物对眼睛造成二次伤害。同时，及时通知家长，带孩子到医院做了详细检查，事后又对小朋友们进行了安全教育，值得学习！

六、眼外伤的预防

（一）加强安全教育

加强爱眼教育，以健康讲堂、模拟演示等方式向幼儿科普眼外伤的原因和危害，增强幼儿自我保护意识。

（二）远离危险物品

家长要把刀、剪、消毒液等危险品放到婴幼儿不能触及的地方。不买劣质攻击性玩具，不让婴幼儿玩一次性注射器。禁止婴幼儿玩易燃易爆物品和燃放烟花爆竹。避免婴幼儿接近牲畜家禽，以免被踢伤、抓伤。

（三）注意观察婴幼儿眼部情况

婴儿表达能力受限，幼儿害怕被家长责骂，眼睛受伤后常会隐瞒病情，导致延误治疗。因此，日常生活中，老师和家长要经常留意婴幼儿的双眼情况，注意观察有无频繁眨眼、揉眼、外伤、视物不清等异常表现。

第九节　牙外伤急救处理

一、牙外伤的概念

牙外伤是指牙齿受到急剧创伤，特别是打击或撞击所引起的牙体、牙髓和牙周组织的损伤。牙外伤多为急症，处理时必须首先注意全身受伤情况，查明有无身体其他部位的骨折和颅脑损伤等严重问题。

儿童牙外伤包括乳牙外伤和年轻恒牙外伤。乳牙外伤多发于2～3岁，占30%～50%。年轻恒牙外伤多发于7～9岁，占50%～70%。

二、牙外伤的病因

婴幼儿正处在身体、生理和心理成长阶段，心智发育尚不健全，危险意识淡薄，协调能力差，较成人更易发生外伤事故，特别是学龄期儿童，在剧烈运动或玩耍时易发生碰撞、跌倒，造成牙外伤。婴幼儿的运动游戏内容向多样化、刺激性方向发展，如果防护措施不得力，可造成牙外伤。意外事故，如交通事故，是婴幼儿牙受伤的重要原因。此外，家庭成员或其他成人对婴幼儿施加暴力或虐待，也会造成牙外伤。

三、牙外伤的临床表现

牙外伤包括牙齿震荡、牙齿折断、牙齿脱位，其中以前牙外伤最常见。

（一）牙齿震荡

牙齿震荡是牙周膜的轻度损伤，一般不伴有牙体组织的缺损。幼儿自觉患牙有伸长不适感，轻微松动或者叩诊不适。通常受伤后牙髓活力一过性消失，数月或数周后恢复。3个月后仍然有反应的牙髓，大多数能继续存活，保持活力，但不排除远期牙髓坏死的可能性。

（二）牙齿折断

牙齿折断表现为外伤后牙体硬组织的缺损，可同时伴有牙髓及牙周组织的损伤。

（三）牙齿脱位

牙齿脱位是受到外力作用后牙从牙槽窝脱离的现象。根据牙脱位的程度，分为不完全脱位和完全脱位。不完全脱位者，牙偏离其在牙槽窝中的生理位置。完全脱位者，牙完全离体，牙槽窝空虚。不完全脱位按照偏离的方向，可分为部分脱位、嵌入、唇颊舌向移位。牙脱位多伴发牙龈的撕裂和牙槽突骨折。

四、牙外伤的临床处置

（一）牙齿震荡

牙齿震荡主要采取观察的方法，尽量避免使用患牙咀嚼，减少机械刺激。必要时降低咬合并固定松动牙齿。定期随访，有牙髓坏死发生时及早行牙髓治疗。

（二）牙齿折断

牙齿折断需根据牙齿的发育程度、折断部位、外伤的时间等因素采取护髓观察、根管治疗、根尖诱导治疗。

（三）牙齿脱位

1.年轻恒牙脱位

年轻恒牙脱位一般采取牙齿再植、复位固定，稳定后行根管治疗或根尖诱导的方法治疗。必要时做全牙列𬌗垫。年轻恒牙的治疗应尽量保持活髓，以利于继续发育。完全牙脱位在30分钟内可行牙再植治疗。

小贴士

乳牙外伤的影响：乳牙外伤常波及多个牙齿，并伤及周围软组织，影响婴幼儿口腔健康及生活质量。严重的乳牙外伤还可能影响或损伤下方的继承恒牙牙胚，造成恒牙缺损，影响咀嚼功能和美观。

2.乳牙脱位

乳牙脱位根据情况采取复位固定或拔除的方法治疗。乳牙如果全部脱位或被拔除，不需要进行再植，但在恒牙萌出前应到医院拍牙片，确认恒牙萌出的方向，如果发现恒牙方向不正，可及时进行矫治。

> **小贴士**
>
> 乳牙完全脱位的处理原则：乳牙全脱出后不推荐再植。因为再植后若发生感染，反而会影响其下方的恒牙胚。对于幼年时发生乳牙全脱出的婴幼儿，应在5岁左右拍摄X射线摄片，检查其继承恒牙胚的发育情况，如发现萌出困难，可考虑干预助萌。

五、牙外伤的护理

（一）清理伤口，及时就医

当婴幼儿磕到牙齿后，如果有出血，应该马上用流动的水给婴幼儿清理伤口，然后用干净的纱布或药棉进行止血。止血后立即将婴幼儿送到医院，请专业的医生检查有无其他问题。如果发现牙齿松动、错位、折断或嵌入，千万不要自行擦拭牙齿断面及晃动牙齿，以免加重伤情。

婴幼儿乳牙完全脱位时，需要及时用水冲洗口腔。如果出现局部肿胀，需要进行冰敷减轻症状，及时就医。

（二）脱落牙齿的处理

年轻恒牙完全脱位时，需要马上找到脱落的牙齿，然后捏住牙冠的位置用清水或生理盐水冲洗干净，将牙齿重新放到牙槽中。也可将脱落牙放入舌下、口腔前庭沟，或者放入牛奶或生理盐水中，最好在30分钟以内到达医院就诊，术后牙齿恢复正常的概率会很高。

（三）保持口腔卫生

在牙齿受外伤的恢复期，一定要保持口腔的干净卫生，必要时可以使用抗菌药物防治感染，使受伤的牙龈快速愈合。

日常口腔卫生工作包括：饭后用软毛牙刷仔细刷牙，漱口液彻底含漱；刷牙后检查固定装置和牙齿是否完全清理干净。

（四）定期复诊

外伤牙病变的恢复是一个慢性过程，外伤治疗后一定要带婴幼儿按时复诊，观察外伤牙齿的恢复情况，以便根据情况适时调整治疗方案。

六、牙外伤的预防

（一）具备防范意识

预防牙外伤最重要的是婴幼儿的看护人要有防范意识，尤其要注意更容易发生牙外伤的低龄幼儿。看护时要保证婴幼儿在视线内，不要让婴幼儿独自玩耍或将婴幼儿独自留在家中。

（二）做好活动前准备

幼儿在参加活动和游戏时，要熟悉活动场地，最好穿防滑运动鞋，准备好运动防护用具。在进行剧烈运动或对抗性运动之前，要戴好头盔或运动防护牙托等防护用具。

（三）做好知识储备

看护人要注意学习婴幼儿外伤相关知识，做好牙外伤处理的知识储备。在遇到婴幼儿牙外伤时，具备正确的简单处理能力，并尽快送医院诊治，将牙外伤对婴幼儿的伤害降到最低。

小　结

婴幼儿是一个特殊群体，他们活泼爱动，好奇心和模仿性强，但是控制力、安全意识和自我保护意识差，因此容易发生骨折、眼异物、鼻异物、消化道异物及呼吸道异物、软组织损伤、急性中毒、蜂蜇伤、烧烫伤、眼外伤、牙外伤等意外伤害。

在意外伤害发生时，首先应判断婴幼儿的意识状态，同时，迅速使婴幼儿脱离有毒或有害环境。根据所掌握的护理知识给予紧急处理，避免意外伤害对婴幼儿造成生命危险或后遗症。

心肺复苏是使已经停止的心跳和呼吸重新恢复的急救措施，快速、高效、准确的复苏对挽救婴幼儿生命至关重要，因此需要我们每一个人了解和掌握心肺复苏的操作流程，把握黄金4分钟，挽救生命。

在生活中，家长或看护人要树立安全防范意识，加强幼儿安全知识教育，增强幼儿对日常生活中危险品的识别能力，使危险品早期远离婴幼儿，避免意外伤害或中毒。同时，关注婴幼儿安全用药，养成安全用药习惯，教育幼儿不擅自服用药物，用药过程中注意严格遵医嘱执行药量及频次。到郊外游玩时，要给婴幼儿穿长袖衣裤。如与蜂群相遇应尽快躲避，不要主动拍打和驱赶。一旦招惹蜂群，要马上采取保护措施。

关键术语

心肺复苏　　基础生命支持　　骨折　　护理　　预防　　鼻异物
眼异物　　消化道异物　　呼吸道异物　　软组织损伤

急性中毒　　蜂蜇伤　　烧烫伤　　休克　　电击伤　　眼外伤
紧急处理　　安全教育　　牙外伤　　口腔卫生

思考与练习

1. 意外伤害是婴幼儿面临的重要健康威胁，2021年1月国家卫生健康委办公厅印发了《托幼机构婴幼儿伤害预防指南》，从各个方面预防婴幼儿意外伤害，切实保障婴幼儿生命健康。请判断以下是否属于托幼机构安全隐患。

	衣物有绳带	玩塑料袋	进餐时打闹	使用尖角家具	插销无保护盖
是					
否					

2. 婴幼儿心跳呼吸骤停的原因、临床表现和心肺复苏流程是什么？

3. 婴幼儿常见骨折类型有哪些？骨折的治疗特点和临床表现有哪些？怎样在日常生活中预防婴幼儿骨折发生？

4. 为什么婴幼儿容易发生消化道异物？婴幼儿消化道异物紧急干预指征有哪些？婴幼儿呼吸道异物的临床表现有哪些？如不及时治疗，呼吸道异物会造成什么危害？怎样预防婴幼儿呼吸道异物？

5. 怎样在日常生活中预防婴幼儿急性中毒？

6. 烧烫伤的五步急救法是什么？怎样在日常生活中预防婴幼儿烧烫伤？

7. 婴幼儿眼外伤有哪些护理方法？如不及时治疗，眼外伤会对婴幼儿造成什么危害？怎样在日常生活中预防婴幼儿眼外伤？

8. 婴幼儿牙外伤的紧急处理方法是什么？生活中怎样做好预防工作？

建议的活动

1. 掌握心肺复苏相关知识，2～3人分为一个小组，进行心肺复苏演练。

2. 情景演练：小强在幼儿园游戏奔跑中突然摔倒，不断哭闹，不敢活动右前臂，并且拒绝触碰，如果你是小强的老师，应该如何处理？

3. 情景演练：幼儿园户外活动时，甜甜在与小朋友玩耍过程中，不小心摔倒在地面上，蹭破了点皮，有少量的血渗出，甜甜吓得大哭起来，如果你是甜甜的老师，应该如何处理这种情况？

4. 情景演练：红红在家误食奶奶的降压药并出现恶心、呕吐，家长发现后应该如何处理？

5. 寻找宿舍内可能存在的导致小朋友出现烧烫伤的安全隐患，假设该安全隐患出现在幼儿园，请给出相应的处理方案。

6. 情景演练：小强在幼儿园不小心被桌子角撞到眼睛，间断哭闹，眼睛肿胀无破口，如果你是小强的老师，会如何处理？

7. 情景演练：鹏鹏在玩耍的时候磕掉了一颗门牙，你作为鹏鹏的老师，会如何紧急处理？

拓 展 阅 读

1. 潘玲丽、李熙鸿：《〈2015 美国心脏学会心肺复苏与心血管急救指南（更新版）〉儿童基础生命支持部分解读》，载《中华妇幼临床医学杂志（电子版）》，2016（12）。本文简要介绍了 2015 版《美国心脏学会心肺复苏与心血管急救指南》儿童基础生命支持部分的主要更新内容，包括适用人群、CPR 操作顺序、专业的单人和多人施救流程、强调高质量的 CPR 等。

2. 孙祥水、许浩杰、楼跃、周颖：《维生素 D 缺乏与儿童骨折》，载《中华小儿外科杂志》，2018（9）。本文综述了近年来维生素 D 缺乏与儿童骨折的相关研究进展，为儿童骨折的预防和治疗提供新的思路。

3. 彭湘粤、黄敏、赵斯君等：《儿童呼吸道异物多维度安全教育与科普宣传的应用研究》，载《当代护士》，2020（8）。本文介绍了开展儿童呼吸道异物多维度安全教育与科普宣传的方法。

4. 李慧英、宋国敏、代瑞龄：《加压冷敷辅助治疗儿童软组织损伤的观察和护理》，载《天津护理》，2018（1）。本文详细论述了加压冷敷治疗儿童软组织损伤的具体操作及临床疗效，同时强调心理护理和观察护理。

5. 祝益民、吴琼：《儿童急性中毒的现状》，载《中国小儿急救医学》，2018（2）。本文阐述了国内儿童急性中毒的现状，有助于提高对儿童急性中毒的认识。

6. 王黛菲：《孩子被烧烫伤后该如何处理》，载《家庭教育（幼儿版）》，2020（7）。当意外发生时，现场处理是否恰当，直接影响到伤口的愈合与恢复。本文以真实案例的形式介绍了孩子被烧烫伤后的处理方法。

7. 何星宇、王茜：《儿童眼外伤的临床分析》，载《中华眼外伤职业眼病杂志》，2020（2）。本文详细阐述了儿童眼外伤的致伤物和类型等，有助于做好眼外伤的日常预防工作。

第十五章·婴幼儿常见急救处理

第十六章
传染病预防与护理

 学习目标

☆熟练掌握常见传染病的日常预防工作及正确护理方法。

☆了解传染病的特性。

☆了解传染病的基本类型。

 思维导图

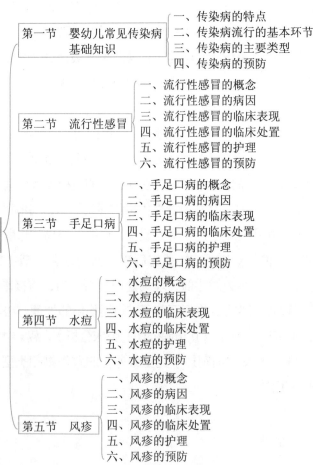

第十六章 传染病预防与护理

第一节 婴幼儿常见传染病基础知识
一、传染病的特点
二、传染病流行的基本环节
三、传染病的主要类型
四、传染病的预防

第二节 流行性感冒
一、流行性感冒的概念
二、流行性感冒的病因
三、流行性感冒的临床表现
四、流行性感冒的临床处置
五、流行性感冒的护理
六、流行性感冒的预防

第三节 手足口病
一、手足口病的概念
二、手足口病的病因
三、手足口病的临床表现
四、手足口病的临床处置
五、手足口病的护理
六、手足口病的预防

第四节 水痘
一、水痘的概念
二、水痘的病因
三、水痘的临床表现
四、水痘的临床处置
五、水痘的护理
六、水痘的预防

第五节 风疹
一、风疹的概念
二、风疹的病因
三、风疹的临床表现
四、风疹的临床处置
五、风疹的护理
六、风疹的预防

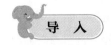 **导　入**

特殊的新年

在 2020 年春节这个特殊的新年里，有很多人居家闭门不出，也有很多"逆行者"无怨无悔地付出，比如医生、护士、警察……这都是"新型冠状病毒肺炎"这个传染病的流行造成的。那么，到底什么是传染病？如果幼儿园的小朋友患了传染病，身为老师，你该如何避免其他小朋友被传染，又该如何护理患病的小朋友？

第一节　婴幼儿常见传染病基础知识

传染病是病原微生物和寄生虫感染人体后产生的具有传染性的疾病。病原微生物包括细菌、真菌、病毒等，人体寄生虫包括原虫和蠕虫。病原微生物和寄生虫引起的疾病均属于感染性疾病。但感染性疾病不一定有传染性，其中有传染性的疾病才称为传染病，可在人群中传播并造成流行。急性传染病在幼托机构易引起传播，造成暴发流行，有些传染病还会给婴幼儿的健康和发育遗留不良影响，甚至留下终身残疾。为此，应加强传染病的预防和管理，及时了解疫情，采取早预防、早发现、早诊断、早报告、早隔离、早治疗的原则并实行及时正确的检疫等综合措施，消除或切断流行过程中的传染源、传染途径，及时保护易感人群。

在传染病流行过程中，预防接种发挥着巨大的作用。预防接种是指根据疾病预防控制规划，利用疫苗，按照国家规定的免疫程序，由合格的接种技术人员，给适宜的接种对象进行接种，提高人群免疫水平，以达到预防和控制针对传染病发生和流行的目的。因此，幼托机构应督促家长配合疾病预防控制机构，按照免疫程序和要求，完成婴幼儿的免疫接种工作。

一、传染病的特点

（一）由病原体引发

传染病是由病原体引发的，病原体主要有细菌、病毒、真菌、原虫等，每一种传染病都是由其特异的病原体经一定的传播渠道进入易感者体内所致。

（二）具有一定传染性

传染病可以在人与人、动物与动物以及人与动物之间传播，这是传染病与其他非传染性感染病的最主要区别。病原体从宿主体内排出后，能感染他人和污染周围环境，其传染强度与病原体种类、数量、毒力以及易感者的免疫状态等有关。

（三）有感染后免疫

传染病痊愈后，人体能获得程度不等的特异性保护性免疫，属主动免疫。不同的传染病，病后免疫状态有所不同。有的传染病患病一次后可建立终身免疫，有的免疫力较低或短暂，易于发生再感染和重复感染。

（四）有流行性、地方性和季节性

传染病受自然因素和社会因素的影响，易发生流行。按传染病流行强度和广度，可分为散发、暴发、流行、大流行四种情况。地方性是指某些传染病的流行与地理条件、气候条件和人们生活习惯有关，常局限于一定的地理范围内发生，如虫媒传染病、自然疫源性疾病。同时，传染病的发生与流行还与不同季节温度、湿度的变化有关。

（五）病程具有一定规律性

传染病的发生、发展及恢复可分为四个时期：潜伏期、前驱期、发病期、恢复期。病原体自侵入人体后至首次出现症状有一段潜伏时间，短则数小时，长则数月乃至数年，这段时间称为潜伏期。在潜伏期末至发病期前，人体会出现某些临床不适症状，如乏力、头痛、微热、食欲不振等，即为发病的前驱期，但时间较短，一般1～2天，往往易被忽视和误诊。传染病的发病症状由轻到重、由少到多，表现出特有的症状和体征，并逐渐或迅速达到高峰，即为发病期。当病原体在患者体内被完全或基本消灭，临床症状逐渐消失，病变修复，免疫力提高时，即为恢复期。

二、传染病流行的基本环节

传染病在人群中发生和传播的过程包括3个基本环节，即传染源、传播途径、易感人群。

（一）传染源

传染源是指有病原体在体内发育、繁殖并能排出病原体的人和动物。传染源包括各种急慢性期传染病患者、隐性感染者、病原携带者和受感染的动物。

（二）传播途径

传播途径是指病原体从传染源排出体外后到达与侵入新的易感者的途径。不同传染病有不同的传播途径，主要有呼吸道传播、消化道传播、接触传播、虫媒传播、血液、体液传播、母婴传播等。

（三）易感人群

对某一传染病缺乏特异性免疫力的人或人群称为易感者或易感人群。易感者增多时易引起传染病流行。隐性感染、病后获得免疫及人工免疫均可使人群易感性降低，减少或终止传染病流行。某些传染病会因人群易感性增高而发生周期性流行。

三、传染病的主要类型

我国在1989年制定了《中华人民共和国传染病防治法》，并在2004年修订、2013年修正。根据法律规定，传染病依据危害程度的不同分为甲、乙、丙三类。

甲类为强制管理的传染病，包括鼠疫、霍乱。

乙类为严格管理的传染病，分别是传染病非典型肺炎、病毒性肝炎、细菌性和阿米巴性痢疾、伤寒和副伤寒、人感染高致病性禽流感、艾滋病、淋病、梅毒、脊髓灰质炎、麻疹、百日咳、白喉、流行性脑脊髓膜炎、猩红热、流行性出血热、狂犬病、钩端螺旋体病、布氏杆菌病、炭疽、人感染H7N9禽流感、流行性乙型脑炎、疟疾、登革热、血吸虫病、新生儿破伤风、肺结核。新型冠状病毒肺炎划分为乙类传染病，按甲类传染病管理。

丙类为监测管理的传染病，分别是流行性感冒、手足口病、流行性腮腺炎、风疹、急性出血性结膜炎、麻风病、流行性和地方性斑疹伤寒、黑热病、包虫病、丝虫病，除霍乱、细菌性和阿米巴性痢疾、伤寒、副伤寒以外的感染性腹泻病。

四、传染病的预防

（一）控制传染源

很多传染病在疾病的早期传染性很强，越早管理好传染源就越能防止传染病的蔓延。因此，幼儿园教师应熟练掌握婴幼儿常见传染病的早期症状及发展情况，以便及早发现疫情，及时请家长带患儿到医院诊断和隔离治疗，加强护理，减少并发症。

（二）切断传播途径

建立传染病管理制度，发现传染病疫情或疑似病例后，应及时带患儿或疑似患儿至隔离室，采取有效的隔离控制措施。隔离室内环境、物品应便于实施随时性消毒与终末消毒，控制传染病在园内暴发和续发。

对发生传染病的班级应按要求进行医学观察，医学观察期间该班不能有任何人员流动，不办理入园和转园手续。发生传染病期间应加强晨检和全日观察，并采取必要的预防措施，保护易感儿。同时加强对家长的宣传工作，告诫家长在传染病流行期间不要带婴幼儿到公共场所。患传染病的婴幼儿或工作人员痊愈后凭医疗卫生机构证明方可返回托幼机构。来自疫区或有传染病接触史的婴幼儿，检疫期过后方可入园。

（三）保护易感儿

一旦发现疫情，应积极配合当地预防控制机构对被传染疾病病原体污染（或可能污染）的物品和环境实施随时性消毒与终末消毒，以杀灭可能存在于外界环境中的病原体。

对密切接触者应采取预防措施，进行医学观察；必要时进行被动免疫，提高婴幼儿免疫水平。掌握易感儿名单，在传染病流行季节，加强晨、午检查及隔离检疫工作。

（四）做好卫生与消毒

建立健全室内外环境消毒制度，每周全面检查一次并记录，提供整洁、安全、舒适的环境。经常保持室内空气流通、阳光充足；冬季要定时开窗通风换气，采取湿式清扫方式清洁地面，室内布防蚊、蝇、鼠、虫及防暑和防寒设备。保持玩具、图书表面的清洁卫生，每两周进行一次玩具清洗和图书翻晒。枕席、凉席每日用温水擦拭，被褥每月暴晒。厕所要清洁通风，无异味，每日定时打扫，保持地面干燥。便器用后及时清洗干净。抹布等卫生洁具各班专用专放并有标记，用后及时清洗干净、晾晒、干燥后存放。

第二节　流行性感冒

一、流行性感冒的概念

流行性感冒简称流感，是由人流感病毒引起的急性呼吸道传染病。临床表现为急性高热、头痛、乏力、全身肌肉酸痛等中毒症状，呼吸道症状轻微，多数预后良好。流感的流行病学特点为暴发并迅速扩散，造成不同程度的流行，具有季节性，发病率高但病死率低。流感是人类面临的主要公共健康问题之一。

二、流行性感冒的病因

流感病毒属正黏病毒科，分为甲、乙、丙三型。甲型易于发生变异，通常产生新的强毒株引起大流行。

（一）传染源

流感患者及隐性感染者为主要传染源。部分动物亦可能成为重要的储存宿主和中间宿主。患者从潜伏期末即有病毒随鼻涕及痰液排出，发病初期传染性最强，传染期可持续 5 ～ 7 天。

（二）传播途径

主要通过呼吸道经飞沫传播，也可经接触污染的毛巾、玩具、餐具等日常用品传播。通过气溶胶经呼吸道传播有待进一步证实。

（三）人群易感性

人群对流感普遍易感，病后虽有一定的免疫力，但不同亚型间无交叉免疫力，故可反复造成不同亚型间的感染。部分特定人群感染流感病毒易出现重症化，必须引起高度重视。其主要包括：

（1）伴有下列疾病或状况的患者：慢性呼吸系统疾病、心血管系统疾病、肾病、肝病、血液系统疾病、神经肌肉系统疾病、代谢和内分泌系统疾病，免疫功能抑制。

（2）年龄小于 5 岁的儿童。

三、流行性感冒的临床表现

（一）症状

在流感流行季节，可有超过 40% 的学龄前儿童和 30% 的学龄儿童患流感[①]。一般健康人群感染流感病毒可能表现为轻型流感，主要症状为发热、咳嗽、流涕、鼻塞及咽痛、头痛，少部分出现肌痛、呕吐、腹泻。婴幼儿流感的临床症状往往不典型，可出现高热惊厥。新生儿流感少见，但易合并肺炎，常有败血症表现，如嗜睡、拒奶、呼吸暂停等。对于婴幼儿而言，流感病毒引起的喉炎、气管炎、支气管炎、毛细支气管炎、肺炎及胃肠道症状较成人常见。

> 📄 小贴士
>
> 普通感冒的病原体是鼻病毒等，表现为鼻塞、打喷嚏、流鼻涕、发热、乏力等，一般症状较轻，一周左右痊愈，不具有传染性。流行性感冒的病原体是流感病毒，具有传染性，可通过飞沫传播等方式传染给他人，尤其容易在幼托机构流行。流行性感冒以高热症状较为突出，可并发心肌炎、肺炎等，严重者甚至死亡，接种流感疫苗能较好地预防流行性感冒的发生，但是流感病毒存在变异，需每年接种疫苗。

（二）辅助检查

可根据情况进行血常规、心肌酶、病毒抗原检测等方面的检查。影像学检查提示多数无肺部受累表现，发生肺炎者肺部可见斑片状、多叶渗出性病灶。

（四）预后

季节性流感一般可引起伴有发热的急性呼吸系统疾病，起病急，大多为自限性，但重症感染或出现并发症时需要住院治疗。

---

① Teo, S. S. S., Nguyen-Van-Tam, J. S., & Booy, R., "Influenza burden of illness, diagnosis, treatment, and preventions: What is the evidence in children and where are the gaps?" *Archives of Disease in Childhood*, 2005, 90（5）：532-536.

四、流行性感冒的临床处置

（一）一般治疗

注意休息，多饮水，流质或半流质饮食。发热、头痛与肌痛较重者遵医嘱给予解热镇痛药物，但婴幼儿应避免应用阿司匹林，以免诱发致命的 Reye 综合征。

（二）抗病毒治疗

早期及时有效的抗病毒治疗能明显改善预后及缩短病程。

（三）抗菌药物治疗

对伴有细菌感染者建议在抗病毒基础上联合抗菌药物治疗。

五、流行性感冒的护理

（一）维持体温正常

1. 保证入量

鼓励患儿多饮水，给予富含维生素、易消化的清淡饮食，注意少量多餐。必要时静脉补充营养和水分。

2. 密切监测体温变化

每 4 小时测量体温并准确记录温度。如为超高热或有高热惊厥史者，每 1～2 小时测量一次。及时给予物理降温，如头部冷敷，腋下、腹股沟处置冰袋，温水擦浴，等等，或遵医嘱给予退热剂，防止高热惊厥的发生。及时为患儿更换汗湿的衣被并适度保暖。

（二）保持环境及身体舒适

1. 居室环境

每日定时通风，保证室内温湿度适宜、空气新鲜，注意避免对流风。

2. 注意休息

让患儿卧床休息，减少活动，有利于机体康复。

3. 保持呼吸道通畅

鼻咽部护理：及时清除鼻腔及咽喉部分泌物，保持鼻孔周围清洁，用凡士林、液状石蜡等涂抹鼻翼部黏膜及鼻下皮肤，减轻分泌物刺激。鼻腔干燥者可用生理盐水滴鼻。嘱幼儿勿用力擤鼻，以免炎症经咽鼓管蔓延引起中耳炎。

4. 保持口腔清洁

婴幼儿饭后喂少量温开水以清洗口腔，年长儿可用温盐水漱口，咽部不适时遵医嘱给予润喉含片或行雾化吸入。

（三）密切观察病情变化

注意体温变化，警惕高热惊厥的发生。如患儿出现与疾病严重程度不相符的剧烈哭闹、抓耳等表现，应考虑并发中耳炎的可能。注意咳嗽的性质，皮肤有无皮疹及口腔黏膜变化，以便早期发现麻疹、猩红热、百日咳、流行性脑脊髓膜炎等急性传染病。同时还需注意观察咽部充血、水肿、化脓等情况。

案 例

婷婷感冒了

小朋友们午睡起床后，王老师发现婷婷脸色很红，精神也不太好，她摸了摸婷婷的额头和后背，感觉很热，于是马上找来保健医为婷婷检查。保健医检查了婷婷的双手、双脚、口腔和前胸、后背，没有发现皮疹，测体温40℃！老师马上通知了婷婷的家长，但是由于家长工作繁忙无法脱身，暂时无法到幼儿园把婷婷接回家，于是幼儿园采取了以下措施。

第一，对婷婷进行精心护理。

与家长沟通后，派老师带婷婷至医院就诊，确诊流行性感冒，暂时口服药物观察。返园后，王老师给婷婷安排了一个专门的房间，做好消毒隔离工作。同时，遵照医嘱定时给婷婷口服抗病毒药物。安排婷婷卧床休息，少量多次饮水，给婷婷提供既有营养又易消化的流质或半流质食物。餐后让婷婷用温水漱口，预防感染。每隔1～2小时，就会为婷婷测量体温。每当婷婷的体温超过38.5℃时，王老师就会按照医生的嘱咐给婷婷喂退热药，并记录所用退热药的名称、剂量和时间。同时，配合物理降温，还给婷婷少量多次喝水，为婷婷及时更换汗湿的衣服和被褥，让她的身体保持清洁干爽，床铺保持平整干燥。王老师还严密观察婷婷的病情变化，看她有无咳嗽剧烈、呼吸急促、胸闷、头痛、恶心、呕吐等现象，并让保健医定时测量婷婷的脉搏、呼吸、心率和血压。

第二，消毒排查，避免交叉感染。

为了避免大面积的交叉感染，幼儿园马上采取了应急措施。一方面，迅速对幼儿园所有小朋友进行全面排查，检查有无发热、精神不好等症状。另一方面，迅速对婷婷所在班级的活动室、休息室和所有物品进行消毒；对婷婷的衣物、床上物品、床头柜，接触过的玩教具、房间的门把手等进行了重点消毒。

第三，加强流行性感冒的科普宣传。

幼儿园召开家长会，邀请医生对家长和老师进行流行性感冒的症状、治疗、护理、预防等方面的科普知识宣传。

传染性疾病易在幼托机构传播，幼儿园教师要掌握传染病的相关知识，学会通过健康观察识别传染病，切断传播途径，保障婴幼儿的身体健康和生命安全。

六、流行性感冒的预防

（一）加强个人卫生知识宣传教育

保持室内空气流通，教育幼儿和家长在流行高峰期避免去人群聚集场所。教育幼儿，咳嗽、打喷嚏时应使用纸巾等，避免飞沫传播；经常彻底洗手，避免脏手接触口、眼、鼻。流行期间，如发现婴幼儿出现流感样症状，要告知家长及时就医，并减少与他人的接触，尽量居家休息。

（二）接种流感疫苗

接种流感疫苗是其他方法不可替代的最有效预防流感及其并发症的手段。疫苗需每年接种方能获有效保护，疫苗毒株的更换由世界卫生组织根据全球监测结果来决定。

第三节　手足口病

一、手足口病的概念

手足口病是由肠道病毒引起的传染性疾病，以柯萨奇病毒 A 组 16 型（CAV16）、肠道病毒 71 型（EV71）最为常见。好发于 3 岁以下年龄组，主要通过消化道、呼吸道和密切接触传播，主要表现为发热、口腔和四肢末端的斑丘疹、疱疹，重者可出现脑膜炎、脑炎、脑脊髓炎、脑水肿和循环障碍等。此病传染性强，病患者和隐性感染者均为传染源，主要通过粪 - 口途径传播，亦可经接触患者呼吸道分泌物、疱疹液及污染的物品而感染，易引起暴发流行。

二、手足口病的病因

（一）传染源

患者和隐性感染者是本病的传染源。感染者在发病前数日即有传染性，通常发病后 1 周内传染性最强。咽部分泌物的排毒时间可持续 1 ～ 2 周，粪便的排毒时间可持续 3 ～ 5 周，破溃的疱疹液中也含大量病毒。

（二）传播途径

可通过人群间的密切接触传播。肠道病毒可经胃肠道（粪 - 口途径）、呼吸道（咳嗽、打喷嚏等）以及接触被患者粪便、口鼻分泌物、皮肤或黏膜疱疹液、污染的手及各种物品传播。

（三）人群易感性

各年龄段人群均可感染发病，临床上以 5 岁及以下婴幼儿为主，尤以 3 岁及以下发病率最高。成人大多以隐性感染为主，隐性感染与显性感染之比约为 100 ∶ 1。感染后可获得一定免疫力，病毒的各型间无交叉免疫。

（四）流行特征

该病流行无明显的地区性，全年均可发生，一般 5 ～ 7 月为发病高峰。该病传染性强、隐性感染比例大、传播途径复杂、传播速度快，因此控制难度大，容易出现暴发和流行。托幼机构等易感人群集中单位可有聚集感染现象。

三、手足口病的临床表现

（一）症状和体征

肠手足口病潜伏期多为 3 ～ 7 天，平均 3 ～ 5 天。根据病情轻重，临床上可分为两型。

1. 普通型

急性起病，发热、口痛、厌食、口腔黏膜出现散在疱疹或溃疡，以舌、颊黏膜及硬腭等处为多发，也可波及软腭，牙龈、扁桃体和咽部。手、足和臀部出现斑丘疹，后可转为疱疹，疱疹周围可有炎性红晕，疱内液体较少。以手足部较多见，掌背面均可有。皮疹数少则几个，多则几十个。皮疹消退后不留痕迹，无色素沉着。部分病例可仅表现为皮疹或疱疹性咽峡炎。大多数病例在 1 周内痊愈，预后良好。部分病例皮疹表现不典型，仅表现为单一部位斑丘疹或疱疹性咽峡炎。

2. 重症型

多见于 EV71 感染的 3 岁以下婴幼儿，病情进展迅速，在发病 1 ～ 5 天出现以下重症表现。

（1）脑膜炎、脑炎、脑脊髓炎

表现为头痛、呕吐，精神萎靡、易惊厥、嗜睡、谵妄甚至昏迷；肢体抖动，肌阵挛、眼球震颤、共济失调、眼球运动障碍；无力或急性弛缓性麻痹；惊厥。

（2）神经源性肺水肿

表现为呼吸浅促、呼吸困难或节律改变，口唇发绀，咳嗽，咳白色、粉红色或血性泡沫样痰液；肺部可闻及湿啰音或痰鸣音。

（3）循环系统并发心肌炎

表现为面色苍灰、皮肤花纹，四肢发凉、指（趾）端发绀，出冷汗；毛细血管再充盈时间延长；心率增快或减慢，脉搏浅速或减弱甚至消失；血压升高或下降。

少数病例病情进展迅速，尤其是年龄小于 3 岁的婴幼儿，可在发病 1～5 天出现脑膜炎、脑炎、脑脊髓炎、肺水肿、循环障碍等。极少数病例病情危重，可致死亡或留有后遗症。

（二）实验室检查

根据情况选择血常规、病原学和血清学检查、胸部 X 射线等检查。

（三）预后

轻型手足口病一般无严重不良后果，可自愈，病程 5～10 天，但部分重型手足口病病情进展迅速，可合并严重的脏器病变，如脑膜炎、脑炎、脑脊髓炎及肺水肿等，预后较差，常因脑干脑炎及神经源性肺水肿导致死亡。

四、手足口病的临床处置

（一）普通病例

注意隔离，避免交叉感染。嘱适当休息，清淡饮食，做好口腔和皮肤护理。对发热等给予对症处理。

（二）重症病例

心电监护，及时给予吸氧、气管插管、正压机械通气、血管活性药物、保护重要脏器功能等抢救治疗措施，以及降温、镇静、止惊等对症治疗。

五、手足口病的护理

（一）维持正常体温

保持室内适宜温湿度，衣被不宜过厚。密切监测体温并记录，及时采取物理降温或药物降温措施。鼓励多饮水，以补充高热消耗的大量水分。

（二）口腔护理

保持口腔清洁，进食前后用温水或生理盐水给患儿漱口，或用棉棒清洁口腔糜烂处。

（三）饮食护理

给予清淡、易消化、高热量、高维生素的流质或半流质饮食；少量多餐；禁食冰凉、辛辣、咸等刺激性饮食。

（四）皮肤护理

保持衣被整洁。剪短患儿指甲，以免抓破皮疹。手足部疱疹未破溃可涂炉甘石洗剂，疱疹破溃可涂聚维酮碘，如有感染，遵医嘱局部用抗生素软膏。

（五）病情观察

密切观察病情变化，每2～4小时测体温、心率、呼吸、血压，如有异常情况，及时报告医生处理。发现有高热、头痛、呕吐、易惊、肢体抖动、面色苍白、嗜睡、昏迷、呼吸浅促、心率增快等，应警惕脑膜炎或心肌炎等并发症的发生，立即送往医院。

（六）消毒隔离

居室每天开窗通风2次。做好接触隔离和呼吸道隔离，轻症至少2周，重症至少3周。病室家具、玩具、餐具或其他用品要消毒。患儿呼吸道分泌物、粪便应用含氯消毒剂消毒2小时后倾倒至厕所并冲干净。接触患儿前后要消毒双手。减少陪护及探视，勤洗手，戴口罩。

六、手足口病的预防

（一）管理传染源

托幼机构应加强检查，及时发现可疑患儿，联系家长送往医院就诊。做到早诊断、早报告、早隔离、早治疗。

（二）切断传播途径

做好个人、家庭和托幼机构的卫生工作是预防本病的关键。做到洗净手、喝开水、吃熟食、勤通风、晒衣被。

（三）提高免疫力

手足口病流行期间，注意婴幼儿的营养、休息，避免过度劳累。按计划及时为婴幼儿接种手足口病疫苗。

第四节　水痘

一、水痘的概念

水痘是由水痘－带状疱疹病毒（VZA）引起的一种急性出疹性传染病，以发热，皮肤黏膜分批出现皮疹，红斑、丘疹、疱疹、结痂等各型皮疹同时存在为主要特征。因其疱疹内含水液，形态椭圆，状如豆粒，故称为水痘。本病四季皆可发病，以冬春两季发病最多。任何年龄皆可发病，传染性强，经飞沫或接触传播，感染后可获得持久免疫。自发疹前24小时至皮疹完全结痂为止，均具有传染性，人群普遍易感，在托幼机构易发生流行。对于新生儿或免疫功能低下的幼儿来说，水痘可能是致命性疾病。

二、水痘的病因

VZV 属疱疹病毒科 a 亚科，人是其唯一的自然宿主。该病毒在体外抵抗力弱，对热、酸和各种有机溶剂敏感，不能在痂皮中存活。

水痘患者为本病的传染源。通过呼吸道飞沫或直接接触感染者的皮肤损伤处传染。传染期从出疹前1～2天至病损结痂约7～8天。人群普遍易感，主要见于儿童，以2～6岁为高峰。

三、水痘的临床表现

（一）症状和体征

水痘的临床特点是皮肤黏膜相继出现和同时存在斑疹、丘疹、疱疹和结痂等各类皮疹，全身症状轻微。

1. 典型水痘

出疹前可出现前驱症状，如发热、不适和厌食等。24～48小时出现皮疹。皮疹的特点包括：①首发于头、面和躯干，继而扩展到四肢，末端稀少，呈向心性分布；②最初的皮疹为红色斑疹和丘疹，继之变为透明饱满的水痘，24小时后水痘混浊并呈中央凹陷，水痘易破溃，2～3天迅速结痂；③皮疹陆续分批出现，伴明显痒感，在

 小贴士

> 水痘疫苗目前在我国属于二类疫苗，需要自费接种。部分家长觉得二类疫苗是非必须接种的，其实这种观念是错误的。一类疫苗和二类疫苗同等重要，二类疫苗是一类疫苗的有效补充，能预防水痘、带状疱疹、轮状病毒肠炎等多种疾病的发生。接种水痘疫苗的保护率达90%以上，部分儿童接种疫苗后即使感染水痘，症状也会相对较轻，发生严重并发症的可能性也大大减小。

疾病高峰期可见到斑疹、丘疹、疱疹和结痂同时存在；④黏膜皮疹还可出现在口腔、眼结膜、生殖器等处，易破溃形成浅溃疡，全身症状较轻，病程长短不一。

2. 重症水痘

多发生于患恶性疾病或免疫功能低下婴幼儿。持续高热和全身中毒症状明显，皮疹多且容易融合成大疱型或呈出血性，可继发感染或因伴血小板减少而发生暴发性紫癜。

（三）辅助检查

根据情况可选择血常规、疱疹刮片、病毒分离、血清学检查等。

（四）预后

水痘一般预后良好，但是免疫功能缺陷、接受糖皮质激素治疗者预后严重，甚至致命。

四、水痘的临床处置

水痘是自限性疾病，无并发症时以一般治疗和对症处理为主。应隔离患病婴幼

儿，加强护理，尽早使用阿昔洛韦抗病毒。重症需静脉给药。继发细菌感染时给予抗生素治疗。皮质激素对水痘病程有不利影响，可导致病毒播散，不宜使用。

五、水痘的护理

（一）注意消毒与清洁

对接触水痘疱疹液的衣服、被褥、毛巾、敷料、玩具、餐具等，根据情况分别采取洗、晒、烫、煮、烧消毒，且不与健康婴幼儿共用。同时还要勤换衣被，保持患儿皮肤清洁。

（二）定时开窗

空气流通也有杀灭空气中病毒的作用，但房间通风时要注意防止患儿受凉。房间尽可能让阳光照射，打开玻璃窗。

（三）监测体温

监测体温，如有发热，根据情况选择物理降温或药物降温，预防高热惊厥。另外，注意给患儿补足水分。

（四）皮肤护理

勤换衣物，保持患儿皮肤清洁干燥。特别要注意，不要让患儿抓搔皮疹，以免疱疹被抓破引起化脓感染，若病变损伤较深，有可能留下瘢痕。注意为患儿剪短指甲，保持手部清洁。

（五）观察病情变化

注意病情变化，如发现出疹后持续高热不退、咳喘，或者呕吐、头痛、烦躁不安或嗜睡，以及惊厥，应及时送医院就医。

六、水痘的预防

建议按计划接种水痘疫苗。在本病流行期间，少去公共场所。控制传染源，如发现水痘患儿，应及时隔离，消毒其接触过的玩具等。嘱医院就诊，并居家休息隔离至疱疹结痂为止。已接触水痘者应检疫3周，并立即给予水痘减毒活疫苗肌肉注射。

第五节　风疹

一、风疹的概念

风疹是由风疹病毒（RV）引起的急性呼吸道传染病，以前驱期短、低热、皮疹和耳后、枕部淋巴结肿大为特征。一般病情较轻，病程短，预后良好。但风疹极易引起暴发传染，一年四季均可发生，以冬春季发病为多，易感年龄以1～5岁为主，故流行多见于学龄前儿童。

二、风疹的病因

风疹病毒是单正链RNA病毒，属于披膜病毒科，是限于人类的病毒。患者是风疹唯一的传染源，主要由飞沫经呼吸道传播，也可经人与人之间密切接触传播。胎内被感染的新生儿，咽部可排病毒数周、数月甚至1年以上，因此可通过污染的奶瓶、衣物及直接接触等传染给缺乏抗体的家庭成员。风疹病毒在体外生存力很弱，但传染性与麻疹一样强。一次得病，可终身免疫，很少再次患病。

三、风疹的临床表现

（一）症状和体征

潜伏期14～21天。病初1～2天症状较轻，可有低热或中度发热，轻咳、乏力、食欲差、咽痛和眼发红等上呼吸道症状。口腔黏膜光滑，无充血及黏膜斑，耳后、枕部淋巴结肿大，伴轻度压痛。

常于发热1～2天后出现皮疹，先从面颈部开始，经24小时蔓延到全身。初为稀疏的红色斑丘疹，之后面部及四肢皮疹可融合，类似麻疹。从出疹第二天开始，面部及四肢皮疹可变成针尖样红点，如猩红热样皮疹。一般在3天内皮疹迅速消退，留下较浅色素沉着。在出疹期体温不再上升，进食、精神如常。风疹与麻疹不同，风疹全身症状轻，无麻疹黏膜斑，伴有耳后、颈部淋巴结肿大。

（二）辅助检查

血常规提示白细胞总数减少，淋巴细胞增多。可查血清抗体或进行病毒分离。

（三）预后

一般预后良好。极少数可并发脑炎、血小板减少导致死亡。

四、风疹的临床处置

症状轻者一般不需要特殊治疗，主要为对症治疗。症状严重者应卧床休息，给予流质或半流质饮食，对高热、头痛、咳嗽、结膜炎者可给予对症处理。

五、风疹的护理

（一）居家隔离

如发现风疹患儿，应建议家长及时诊治。一般不必住院，可居家隔离治疗。即使情况良好，也不该让其去幼儿园，因为可传染给其他婴幼儿。一般在皮疹出现5

天后即无传染性，可以解除隔离。

（二）对症护理

房间注意通风换气，并且定时进行空气消毒。注意皮肤清洁卫生，不要让患儿抓搔，可避免继发皮肤感染。如病情轻，食欲正常，饮食无须限制。发热高时应注意补足水分。

六、风疹的预防

接种疫苗是预防风疹的最有效方法。目前我国使用的是麻腮风三联疫苗。

第六节　流行性腮腺炎

一、流行性腮腺炎的概念

流行性腮腺炎是由腮腺炎病毒引起的一种急性传染病，临床以发热、耳下腮部肿胀疼痛为主要特征。全年均可发生感染流行，但以冬春两季易于流行，多在幼儿园和中小学校中流行，以 5 ～ 15 岁患者较为多见。一次感染后可获得终身免疫。

二、流行性腮腺炎的病因

腮腺炎病毒属于副黏病毒科副黏病毒属，人是该病毒的唯一宿主。腮腺炎患者和健康带病毒者是本病的传染源，主要通过空气飞沫或直接接触在人与人之间传播。

三、流行性腮腺炎的临床表现

（一）症状和体征

本病潜伏期 14 ～ 25 天，平均 18 天。大多无前驱症状，常以腮腺肿大和疼痛为首发症状。常先见于一侧，然后另一侧也相继肿大，位于下颌骨后方和乳突之间，以耳垂为中心向前、后、下发展，边缘不清，表面发热但多不红，触之有弹性感并有触痛。1 ～ 3 天内达高峰，面部一侧或双侧因肿大而变形，局部疼痛、过敏，开口咀嚼或吃酸性食物时胀痛加剧。腮腺肿大可持续 5 天左右，以后逐渐消退。腮腺导管开口（位于上颌第二臼齿对面黏膜上）在早期有红肿。在腮腺肿胀时，可见颈前下颌处颌下腺和舌下腺亦明显肿胀，并可触及椭圆形腺体。病程中可有不同程度的发热，持续时间不一，短则 1 ～ 2 天，多则 5 ～ 7 天，亦有体温始终正常者。可伴有头痛、乏力和食欲减退等。

（二）辅助检查

根据情况选择血常规、血尿淀粉酶、病毒特异性抗体等检查。

（三）预后

多数预后良好，个别因并发胰腺炎、心肌炎、脑炎等可危及生命。

四、流行性腮腺炎的临床处置

无特异性治疗，以对症处理为主。除休息、退热等一般治疗外，还可给予利巴韦林抗病毒治疗。腮腺肿胀较重时，可适当应用镇痛剂，局部涂敷中药，如青黛散。

五、流行性腮腺炎的护理

（一）一般护理

隔离至腮腺肿胀完全消退后 3 天为止。卧床休息，保证营养及液体的摄入。给予清淡易消化的流食、半流食，勿给酸性食物，以免加剧腮腺疼痛。

（二）对症护理

根据发热时的体温情况给予物理降温或药物降温。腮腺局部疼痛时，可遵医嘱使用青黛散、如意黄金散等中药制剂局部外敷，减轻疼痛。勤刷牙，饭后漱口，保持口腔黏膜清洁，预防继发细菌感染。合并睾丸炎时可用棉花垫和丁字带将肿胀的睾丸托起，但应注意避免束缚过紧影响血液循环。

（三）观察病情

如发现患儿出现持续高热、剧烈头痛、呕吐、颈强直、嗜睡、烦躁或惊厥等紧急情况，应及时就医。

六、流行性腮腺炎的预防

患儿应隔离治疗，直至腮部肿胀完全消退后 3 天为止。托幼机构中有接触史的婴幼儿应检疫 3 周。婴幼儿可通过接种腮腺炎减毒活疫苗进行主动免疫。

第七节 新型冠状病毒肺炎

一、新型冠状病毒肺炎的概念

新型冠状病毒肺炎（COVID-19），简称"新冠肺炎"；世界卫生组织命名为"2019冠状病毒病"，指的是 2019 新型冠状病毒感染导致的急性感染性肺炎。

二、新型冠状病毒肺炎的病因

新型冠状病毒(2019-nCoV)属于β属的冠状病毒,有包膜,颗粒呈圆形或椭圆形,直径60～140nm。新型冠状病毒对紫外线和热敏感,56℃30分钟、乙醚、75%乙醇、含氯消毒剂、过氧乙酸和氯仿等脂溶剂均可有效灭活病毒,氯己定不能有效灭活病毒。

(一)传染源

本病传染源主要是新型冠状病毒感染的患者和无症状感染者。在潜伏期即具有传染性,无症状感染者也可能成为传染源。

(二)传播途径

传播途径包括直接传播、气溶胶传播和接触传播。直接传播是指患者喷嚏、咳嗽、说话的飞沫,呼出的气体近距离直接吸入导致的感染;气溶胶传播是指飞沫混合在空气中,形成气溶胶,吸入后导致感染;接触传播是指飞沫沉积在物品表面,接触污染手后,再接触口腔、鼻腔、眼睛等黏膜,导致感染。

(三)易感人群

人群普遍易感。

三、新型冠状病毒肺炎的临床表现

(一)症状和体征

潜伏期1～14天,多为3～7天,以发热、干咳、乏力等为主要表现,少数伴有鼻塞、流涕、腹泻等上呼吸道和消化道症状。部分患者以嗅觉、味觉减退或丧失等为首发症状。重症病例多在发病1周后出现呼吸困难和(或)低氧血症,严重者可快速进展为急性呼吸窘迫综合征、脓毒症休克、难以纠正的代谢性酸中毒和出凝血功能障碍及多器官功能衰竭等。

儿童病例症状相对较轻,部分儿童及新生儿病例症状可不典型,表现为呕吐、腹泻等消化道症状或仅表现为反应差、呼吸急促。极少数儿童可有多系统炎症综合征(MIS-C),主要表现为发热伴皮疹、非化脓性结膜炎、黏膜炎症、低血压或休克、凝血障碍、急性消化道症状等。一旦发生,病情可在短期内急剧恶化。

(二)实验室检查

1.一般检查

发病早期外周血白细胞总数正常或减少,可见淋巴细胞计数减少,部分患者可出现转氨酶、肌酶等增高。多数患者C反应蛋白(CRP)和血沉升高,降钙素原(PCT)正常。

2. 病原学及血清学检查

在鼻、口咽拭子，痰和其他下呼吸道分泌物、血液、粪便、尿液等标本中可检测出新型冠状病毒核酸。检测下呼吸道标本（痰或气道抽取物）更加准确。血清学检查可发现新型冠状病毒特异性 IgM 抗体、IgG 抗体阳性，发病一周内阳性率均较低。

3. 胸部影像学检查

可进行肺部 X 射线或 CT 检查。

（三）预后

多数预后良好，少数患者病情危重，有慢性基础疾病者预后较差。

四、新型冠状病毒肺炎的临床处置

新型冠状病毒肺炎属于乙类传染病按甲类管理。发现疑似病例后，应当立即进行单人单间隔离治疗。注意水电解质平衡，维持内环境稳定，密切监测生命体征。根据病情进行血常规、尿常规、CRP、生化指标（转氨酶、心肌酶、肾功能等）、胸部影像学等检查。及时给予有效氧疗措施，包括鼻导管、面罩给氧和经鼻高流量氧疗。避免盲目或不恰当使用抗菌药物，尤其是联合使用广谱抗菌药物，必要时给予抗病毒治疗和免疫支持治疗。注意积极防治并发症，治疗基础疾病，预防继发感染，及时进行器官功能支持。

五、新型冠状病毒肺炎的护理

（一）隔离

可疑患儿单间隔离，拨打 120 及时送医，或由家长送至发热门诊就诊，注意途中的防护，不要乘坐公共交通工具。确诊婴幼儿的餐具注意煮沸消毒，其他物品能煮沸的也可以进行煮沸消毒，煮沸时间为 30 分钟，不能煮沸消毒的，采取日光暴晒 6 小时消毒。密切接触者遵照国家防控要求进行隔离。

（二）一般护理

遵医嘱给药，保证充分的睡眠和营养，给予高热量、高维生素、高蛋白、易消化饮食。发热时积极处理，补足水分。

（三）心理支持

隔离易产生孤独、焦虑等情绪，应注意为隔离者提供心理支持和健康知识支持，帮助树立战胜疾病的信心。

（四）观察病情

注意观察有无气促、呼吸困难、发绀、意识障碍等情况。

案　例

战胜"新冠肺炎"的必备攻略

最近，小朋友们问到的关于新冠肺炎的问题特别多。于是，蓝天幼儿园大班的芒果老师专门组织了一场关于新冠肺炎的知识宣讲。

芒果老师说："春节是万家团圆的日子，走亲戚、串门、拜年是我们的传统习俗，可是 2020 年却因为有一种叫'新型冠状病毒'的坏蛋，通过呼吸道飞沫等传播途径侵害我们的健康，所以我们度过了一个非常非常长的假期，很久很久不能出去玩。在这个假期里，大家都做了什么呢？"小朋友们七嘴八舌地说："整天在家不能出去玩，太难受了。""妈妈给我们做了好吃的！""看绘本。"……这时，明明问："老师，为什么新冠病毒来了我们就不能出门？"芒果老师说："新冠肺炎的传染性非常大，人们说话、打喷嚏、咳嗽、吐痰的时候会产生飞沫，感染者的飞沫中可能带有病毒，会通过嘴巴、鼻子、眼睛等进入人体。新冠肺炎与普通肺炎不同，具有强烈的传染性，并且比普通肺炎对人们的危害大得多。"接着，芒果老师用 PPT 展示了关于新冠肺炎的图片，还播放了一个关于新冠肺炎传染过程的小视频。

雅雅问："老师，既然新冠病毒这么厉害，我们怎么样才能打败新冠肺炎呢？"

有的小朋友说："不要出门。"有的小朋友说："要勤洗手。"还有的小朋友说："要多锻炼身体。"

芒果老师说："大家都说得很好，让我们来总结一下，预防新冠肺炎的正确做法有哪些呢？一是要经常开窗通风，让室内空气清新，这样可以对我们的呼吸道起到保护作用。二是要勤洗手，因为我们的手会经常接触各种物品，所以勤洗手非常重要。三是要戴口罩，不扎堆。外出期间不揉眼睛，不用手接触五官和面部。"接下来，芒果老师给大家示范了正确的戴口罩的方法，然后跟小朋友们一起玩"大家来找茬"的游戏：老师故意戴错口罩，让小朋友们指出错在哪儿。最后，芒果老师组织大家到水龙头前排队洗手，进行洗手比赛，给洗手最认真、最干净的小朋友奖励小贴纸，小朋友们一个个洗得可起劲了。

让幼儿了解新冠肺炎的相关知识是非常重要的，这样有助于其配合家长和幼儿园做好防护工作。但是，因为幼儿年龄小，所以采用合适的宣教方式就至关重要。案例中的芒果老师用通俗易懂的语言介绍了新冠肺炎的相关知识，还使用图片、PPT、小视频、"大家来找茬"的游戏、洗手比赛这些生动有趣的形式，使幼儿积极参与，科普宣教的效果非常好，值得大家参考和学习。

六、新型冠状病毒肺炎的预防

（一）空气传播预防措施

尽量少去或不去人多密集的地方，如商场、超市。如必须外出，一定要做好防护措施，勤洗手、戴口罩、保持"一米线"等。

（二）飞沫和接触传播预防措施

教会幼儿采用"七步洗手法"用流动水勤洗手，尤其是咳嗽或打喷嚏后、接触病人后、制备食品前/期间/后、饭前、便后、手脏时、外出回来后、接触动物或动物排泄物后。将肉类、蛋类彻底煮熟。处理生熟食之间要洗手，案板分开使用。

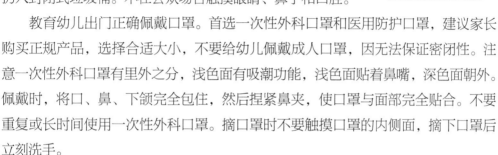

视频 16-1　正确佩戴口罩

咳嗽或打喷嚏时注意用纸巾遮住口鼻，用过的纸巾立刻扔入封闭式垃圾桶。不在公众场合触摸眼睛、鼻子和口腔。

教育幼儿出门正确佩戴口罩。首选一次性外科口罩和医用防护口罩，建议家长购买正规产品，选择合适大小，不要给幼儿佩戴成人口罩，因无法保证密闭性。注意一次性外科口罩有里外之分，浅色面有吸潮功能，浅色面贴着鼻嘴，深色面朝外。佩戴时，将口、鼻、下颌完全包住，然后捏紧鼻夹，使口罩与面部完全贴合。不要重复或长时间使用一次性外科口罩。摘口罩时不要触摸口罩的内侧面，摘下口罩后立刻洗手。

（三）清洁和消毒

日常生活中，注意房间通风换气、清洁消毒。新型冠状病毒对热敏感，56℃热水浸泡 30 分钟、75% 酒精、含氯消毒剂，以及氯仿等脂溶剂均可有效灭活病毒。

（四）提高免疫力

作息规律，不要熬夜，适度运动，合理饮食，食物种类多样化。

（五）接种疫苗

接种新型冠状病毒疫苗是预防新型冠状病毒感染、降低发病率和重症率的有效手段，建议积极接种新型冠状病毒肺炎疫苗。

第八节　细菌性痢疾

一、细菌性痢疾的概念

细菌性痢疾是由痢疾杆菌引起的肠道传染病。细菌性痢疾常年散发，夏秋多见，是我国的常见病、多发病。

第十六章·传染病预防与护理

二、细菌性痢疾的病因

引起细菌性痢疾的病原菌为志贺菌，又称痢疾杆菌，属于肠杆菌科志贺菌属。传染源包括患者和带菌者。痢疾杆菌随患者或带菌者的粪便排出，通过污染手、食品、水源或生活接触，或苍蝇、蟑螂等间接方式传播，最终均经口入消化道使易感者受感染。人群普遍易感，以学龄前儿童多见，多与不良卫生习惯有关。不同菌群之间及不同血清型痢疾杆菌之间无交叉免疫，故造成重复感染或再感染而反复多次发病；未经及时正规治疗、使用药物不当可转为慢性。潜伏期一般为 1～3 天，短者数小时，长者可达 7 天。

三、细菌性痢疾的临床表现

（一）症状和体征

1. 急性菌痢

（1）普通型（典型）

起病急，有中度毒血症表现，畏寒、发热达 39℃、乏力、食欲减退、恶心、呕吐、腹痛、腹泻、里急后重。先为稀水样便，1～2 天后稀便转成脓血便，每日排便数十次，量少，失水不显著。常伴肠鸣音亢进和左下腹压痛。一般病程 10～14 天。

（2）轻型（非典型）

全身中毒症状、腹痛、里急后重、左下腹压痛均不明显，可有低热，糊状或水样便，混有少量黏液，无脓血，一般腹泻次数每日 10 次以下。粪便镜检有红、白细胞，培养有痢疾杆菌生长，可以此与急性肠炎相鉴别。一般病程 3～6 天。

（3）重型

多见于年老体弱或营养不良的患者。有严重全身中毒症状及肠道症状。起病急、高热、恶心、呕吐，剧烈腹痛及腹部（尤为左下腹）压痛，里急后重明显，脓血便，便次频繁，甚至失禁。病情进展快，明显失水，四肢发冷，极度衰竭，易发生休克。

（4）中毒型

此型多见于 2～7 岁体质好的儿童。起病急骤，全身中毒症状明显，高热达 40℃以上，精神萎靡、面色青灰、四肢厥冷、呼吸微弱、皮肤花纹、反复惊厥、嗜睡，甚至昏迷，而肠道炎症反应极轻。按临床表现可分为休克型（以感染性休克为主要表现）、脑型（以中枢神经系统症状为主要表现）和混合型（兼具以上两型的表现，最为凶险）。这是由于痢疾杆菌内毒素的作用，并且可能与某些儿童的特异性体质有关。

2.慢性菌痢

（1）慢性隐匿型

有菌痢史，但无临床症状，大便病原菌培养阳性，做乙状结肠镜检查可见黏膜炎症或溃疡等菌痢的表现。

（2）慢性迁延型

有急性菌痢史，长期迁延不愈，腹胀或长期腹泻，黏液脓血便，长期间歇排菌，为重要的传染源。

（3）慢性型急性发作

有急性菌痢史，急性期后症状已不明显，受凉、饮食不当等诱因致使症状再现，但较急性期轻。

（二）辅助检查

根据情况选择血常规、粪便常规、粪培养、特异性抗原检测、乙状结肠镜等检查。

（三）预后

经恰当、及时的治疗后，多数能在1～2周内痊愈，少数转为慢性菌痢或带菌者。重症菌痢死亡率高，预后差。

四、细菌性痢疾的临床处置

（一）急性菌痢

根据当地流行菌株的药敏试验或大便培养的药敏结果选择敏感抗生素。婴幼儿尽量不采用喹诺酮类药物。保持水电解质和酸碱平衡，有失水者，无论有无脱水表现，均应口服补液，严重脱水或有呕吐不能由口摄入时，采取静脉补液。痉挛性腹痛时给予阿托品或进行腹部热敷。发热者以物理降温为主，高热时可给予退热药。

（二）中毒性菌痢

本型来势凶猛，应及时针对病情采取综合性措施抢救。选择敏感抗菌药物，静脉给药，待病情好转后改口服。高热者给予物理降温和退热药。伴惊厥者可采用亚冬眠疗法。保持呼吸道通畅。循环衰竭时给予扩充有效血容量、纠正酸中毒、强心、维持酸碱平衡等治疗。

（三）慢性菌痢

寻找诱因，对症处置。避免过度劳累，勿使腹部受凉，勿食生冷饮食。体质虚弱者可适当使用免疫增强剂。有肠道功能紊乱者可酌情给予镇静、解痉药物。当出现肠道菌群失衡时，切忌滥用抗菌药物，应立即停止耐药抗菌药物的使用，改用乳酸杆菌等益生菌，以利于肠道正常菌群恢复。

此外，还需针对病原治疗。通常需联用两种不同类型的抗菌药物，足剂量、长疗程用药。对于肠道黏膜病变经久不愈者，可采用保留灌肠疗法。

五、细菌性痢疾的护理

（一）一般护理

及时报告传染病，隔离患儿，对患儿接触过的物品等及时消毒。让患儿卧床休息。急性期肠道症状严重，腹泻频繁，给予清流质饮食，主要补充水分，可供给米汤、淡果汁、菜汁等。也可给予口服补液盐。有呕吐等症状而不能经口摄入时，则应静脉输液，以维持机体内水与电解质的平衡。

（二）对症护理

剧烈腹痛者，给予热敷，必要时遵医嘱给予止疼药物。发热时给予退热处理，补充水分。如有惊厥，避免声光刺激，防止跌伤或舌咬伤。

（三）病情观察

注意观察神志，精神状态，食欲，体温，大便颜色、性质，便量和尿量，及时发现并发症。

六、细菌性痢疾的预防

一旦发现感染者，应尽快送医院检查就诊，做到早发现、早隔离、早消毒、早治疗。做好饮食卫生、水源及粪便管理，切断传染途径。应该管好水以及饮食卫生，为幼儿养成饭前便后洗手的好习惯。

第九节　猩红热

一、猩红热的概念

猩红热是感染 A 组 β 型溶血性链球菌引起的急性传染病，临床以发热、咽喉肿痛或伴糜烂、全身猩红色皮疹、疹后脱屑蜕皮为特征。本病一年四季都可发生，但以冬春两季为多。任何年龄皆可发病，3～7 岁儿童发病率较高。

二、猩红热的病因

猩红热的病原体是 A 组 β 型溶血性链球菌，它对热及干燥抵抗力较弱，对一般消毒剂敏感，在痰及脓液中可生存数周。传染源是病人和带菌者。主要经过空气飞沫传播。外科型或产科型猩红热经皮肤伤口或产道感染。人群普遍易感。

三、猩红热的临床表现

（一）症状和体征

典型的临床表现分为 3 期。

（1）前驱期

一般不超过 24 小时，少数可达 2 天，起病急骤，高热、畏寒、咽痛，伴头痛、恶心、呕吐、厌食、烦躁不安等症。咽及扁桃体有脓性渗出物，舌苔白，舌尖和边缘红肿，突出的舌乳头呈白色，称为"白草莓舌"。

（2）出疹期

多在发热 24 小时内出疹，皮疹最早见于耳后、颈部、上胸部、腋下，然后迅速由上而下波及全身。皮疹特点是全身皮肤弥漫性发红，其上有红色细小丘疹，呈鸡皮样，抚摸时似砂纸感，压之退色。皮疹密集，疹间皮肤红晕，偶仍可见正常皮肤，用手指按压皮疹，皮疹色退，暂呈苍白，10 余秒后又恢复原状，称"贫血性皮肤划痕"。皮肤皱褶处如肘窝、腋窝、腹股沟等处皮疹密集成线状排列，可夹有出血点，形成明显的横纹线，称为"帕氏线"。起病 4～5 天时，白苔脱落，舌面光滑鲜红，舌乳头红肿突起，称为"红草莓舌"。颈及颌下淋巴结肿大压痛。面部潮红，不见皮疹，口唇周围苍白，形成"环口苍白圈"。在皮疹旺盛期，于腹部、手足皮肤上可见到粟状小疱疹。出疹期间继续发热，待皮疹遍及全身后，体温逐渐下降。

（3）恢复期

皮疹于 3～5 天后颜色转暗，按出疹顺序逐渐消退，体温正常，一般情况好转。皮疹消退 1 周后，开始按出疹先后蜕皮，先从脸部糠屑样蜕皮，渐及躯干，最后四肢，重症可见大片状蜕皮，以指趾间最为明显，蜕皮后无色素沉着。

（二）辅助检查

根据情况查血常规、咽拭子培养等。

（三）预后

一般预后较好，部分未及时治疗会发生风湿性心脏病、肾小球肾炎、风湿性关节炎等并发症。

四、猩红热的临床处置

早期治疗可缩短病程，减少并发症。针对病原治疗，首选药物是青霉素。青霉素过敏者可选用红霉素或头孢菌素。严重时可静脉给药，疗程 7～10 天。

五、猩红热的护理

（一）一般护理

隔离患儿，注意消毒，居室通风。急性期应让患儿卧床休息，给予清淡易消化的饮食，禁食辛辣刺激性食物及海产品。高热时可给予物理或药物降温，补足水分。

（二）皮疹护理

出疹期皮肤瘙痒时，给患儿剪短指甲，穿纯棉、宽大、柔软内衣，勤换洗衣物，不要让患儿搔抓，以防抓伤皮肤引起感染。大块蜕皮时，用消毒剪刀修剪，不要用手撕剥，以免撕破皮肤引起感染。

（三）观察并发症

病程 2 ～ 3 周时，注意观察患儿有无心悸、气短、眼睑水肿、血尿及关节肿痛等症状，一旦有上述症状，应及时就医。

六、猩红热的预防

患猩红热的婴幼儿应注意隔离治疗。猩红热流行期间，告知家长不要带婴幼儿去人多密集的地方。对于可疑患猩红热的婴幼儿，应暂停入园，居家隔离治疗。对于密切接触猩红热患者的婴幼儿，应严密观察，检疫 7 ～ 12 天。

第十节 结核病

一、结核病的概念

结核病是由结核分枝杆菌感染引起的慢性传染病。结核分枝杆菌可能侵入人体全身各种器官，但主要侵犯肺脏，称为肺结核病。原发性肺结核是原发性结核病中最常见的，是结核分枝杆菌初次侵入肺部发生的原发感染，也是婴幼儿肺结核的最常见者。结核性脑膜炎是婴幼儿结核病中最严重的类型。

二、结核病的病因

结核分枝杆菌具有抗酸性。开放性肺结核患者是最主要的传染源。呼吸道为主要传播途径，吸入带结核分支杆菌的飞沫或尘埃后即可引起感染。少数可经消化道传染，经皮肤或胎盘感染者少见。生活贫困、居住拥挤、营养不良等是人群结核病高发的原因。婴幼儿是否发病取决于结核分枝杆菌的毒力强弱和数量多少、机体抵抗力的强弱以及遗传因素。

三、结核病的临床表现

（一）症状和体征

1. 原发型肺结核

症状轻重不一。轻者可无症状。一般起病缓慢，有低热、盗汗、乏力等结核中毒症状。婴幼儿及症状较重者可急性起病，高热可达 39℃～40℃，但一般情况尚好，持续 2～3 周后转为低热，并伴结核中毒症状，干咳和呼吸困难是最常见的症状。

查体可发现周围淋巴结不同程度肿大。肺部体征可不明显。如原发病灶较大，听诊呼吸音降低或有少许干湿啰音。

2. 急性粟粒型肺结核

起病多急骤，突然高热，多伴寒战、盗汗、食欲缺乏、咳嗽、面色苍白、气促和发绀等。

3. 结核性脑膜炎

早期 1～2 周，主要表现为性格改变，如少言、懒动、烦躁、易怒等，年长儿可诉头痛，婴儿可表现为凝视、嗜睡等。

中期 1～2 周，有剧烈头痛、喷射性呕吐、惊厥、语言障碍、运动障碍等。

晚期 1～3 周，原有症状加重，意识障碍，频繁惊厥，极度消瘦，最终因脑疝死亡。

（二）辅助检查

痰中找到结核分枝杆菌是确诊肺结核的主要手段。还可采用免疫学和分子生物学诊断方法。血沉多增快。X 射线摄片可查出结核病的病灶范围、性质等情况。也可进行肺部 CT、纤维支气管镜、活检等检查。

（三）预后

若能早期诊断，早期治疗，一般可治愈。如延误诊断和治疗，可导致死亡。与结核性脑膜炎的预后相关的因素有：治疗早晚、年龄、病期和病型、结核分枝杆菌耐药性、治疗方法。治疗晚、年龄小、晚期、脑膜脑炎型、原发耐药菌株、剂量不足或治疗方法不当是结核性脑膜炎预后差的相关因素。

四、结核病的临床处置

建议早发现，早诊治。按照早期、适量、联合、规律、全程的治疗原则，选取合适的抗结核治疗方案，保证彻底治疗。常用抗结核药物有异烟肼、利福平、链霉素、吡嗪酰胺等。

五、结核病的护理

（一）消毒隔离

室内保持良好的通风并每日进行空气消毒。患儿打喷嚏、咳嗽时用双层餐巾纸捂住口鼻，用后将纸巾直接焚烧。痰液可吐在痰盂内，内放消毒粉。接触痰液后用流动水清洗双手。餐具应煮沸后消毒；剩饭、剩菜煮沸后处理；痰液、痰杯、便器进行消毒处理；被褥、书籍经常在阳光下暴晒；衣服、毛巾等消毒后再处理。

（二）遵医嘱用药

抗结核治疗的效果与疗程、是否规律服药等密切相关，一定要遵医嘱用药，保证彻底治疗，减少复发。

（三）生活护理

注意居住环境安静，每天通风，保证患儿生活规律，合理休息。为患儿提供高热量、高蛋白、高维生素饮食，注意色香味，刺激食欲，监测体重，了解营养状况。患儿多有盗汗，应注意及时擦干，补足水分，勤换衣物。

（四）观察病情

注意观察有无并发症，如出现咯血、头痛、喷射性呕吐、语言障碍等，应及时送医。

六、结核病的预防

（一）接种疫苗

接种疫苗是预防疾病的有力武器。我国的政策是为新生儿免费接种卡介苗。接种卡介苗可以有效预防重症结核病的发生和降低结核病死亡率，但仍不能完全避免被传染。

（二）切断传染源和传播途径

发现可疑结核病婴幼儿时应及时报告、隔离。严禁随地吐痰。衣物、被褥等及时消毒。

如发现婴幼儿与痰涂片阳性患者密切接触，建议家长带婴幼儿及时至医院进行筛查管理，必要时遵医嘱给予预防性治疗。

（三）开窗通风

房间要经常开窗通风，尤其是人员密集的场所，比如教室、集体宿舍等，以降低室内微生物的密度。

（四）做好防护

要进入较高危险场所如医院时，建议佩戴医用防护口罩。

（五）生活管理

感染结核分枝杆菌后是否发病与机体的免疫力强弱密切相关，所以，要培养婴幼儿良好的生活作息习惯，做到饮食均衡，劳逸结合，保证足够的睡眠，保持愉悦的心情，增强自身免疫力。

第十一节　蛔虫病

一、蛔虫病的概念和病因

蛔虫病是感染蛔虫卵引起的常见肠道寄生虫病，以反复发作的脐周疼痛、饮食异常、大便下虫或粪便镜检有蛔虫卵为主要特征。成虫寄生于人体小肠，可引起蛔虫病，幼虫能在人体内移行而引起内脏移行症。婴幼儿由于食入感染期虫卵而被感染，轻者多无明显症状，异位寄生虫可导致胆道蛔虫病、肠梗阻等严重并发症，严重者可危及生命。

蛔虫病患者是主要的传染源。雌虫产卵量极大，虫卵对外界理化因素抵抗力强，虫卵可在泥土中生存数月，在5℃～10℃可生存2年仍有感染力，这是蛔虫病易于传播的重要因素。生吃未经洗净且附有感染性虫卵的食物或用感染的手取食是主要的传染途径，虫卵亦可随飞扬的尘土被吸入咽下。

二、蛔虫病的临床表现

（一）症状和体征

1.幼虫移行引起的症状

幼虫移行：至肺可引起蛔幼性肺炎或蛔虫性嗜酸性粒细胞性肺炎，表现为咳嗽、胸闷、血丝痰或哮喘样症状。重症感染：幼虫可侵入脑、肝、脾、肾、甲状腺和眼，引起相应的临床表现，如惊厥、肝大、肝功能异常、视网膜炎、眼睑水肿及尿的改变等。

2.成虫引起的症状

成虫寄生于肠道，以肠腔内半消化食物为食。临床表现与蛔虫数量、寄生部位有关。轻者无任何症状，大量蛔虫感染可引起食欲不振或多食易饥，异食癖；常有反复发作的脐周疼痛，腹部按之可有条索状物或团块，轻揉可散。部分患儿烦躁易惊或萎靡、磨牙。虫体的异种蛋白可引起荨麻疹、哮喘等过敏症状。感染严重者可造成营养不良，影响生长发育。

（二）辅助检查

采取粪便涂片的方法可检测到蛔虫卵。血常规可提示嗜酸细胞增高。

（三）预后

一般经治疗后预后良好，大量蛔虫感染时会引起并发症。

三、蛔虫病的临床处置

给予驱虫治疗，可选择甲苯咪唑、阿苯达唑等驱虫药物。如有胆道蛔虫病、蛔虫性肠梗阻，应及时对症处理，必要时手术治疗。

四、蛔虫病的护理

（一）遵医嘱服药并观察疗效

遵照医嘱给予口服驱虫药，并注意观察有无不良反应，大便有无蛔虫排出。

（二）注意卫生

管理好环境卫生和个人卫生。居室勤打扫，注意通风。衣服、被褥勤洗勤换，阳光暴晒。做好患儿的手卫生工作，避免自身重复感染或传染给他人。

（三）观察病情

注意观察患儿有无腹痛、咳嗽、咳血、头痛、呕吐等症状，如有异常，及时送医。

五、蛔虫病的预防

（一）注意卫生

托幼机构加强防治蛔虫病的知识宣教，普及卫生知识，注意婴幼儿的饮食卫生和个人卫生。教育幼儿勤剪指甲，不吸吮手指，饭前便后洗手，不吃生菜及未洗净的瓜果，不饮用生水，以减少虫卵入口的机会。

（二）管理粪便

妥善处理好粪便，不让婴幼儿随地大小便。切断传染途径，保持水源及食物不受污染，减少感染机会。

（三）及时治疗，必要时定期驱虫

诊断明确者及早驱虫治疗，控制传染源。在蛔虫感染率较高的地区或托幼机构（感染率在50%以上），应采取集体驱虫治疗，治疗时间应在感染高峰期后2～3个月，即每年的秋冬季节。蛔虫感染率在5%以下的托幼机构无需定期驱虫。

第十二节　蛲虫病

一、蛲虫病的概念和病因

　　蛲虫病是蛲虫寄生人体小肠末端、盲肠和结肠所引起的一种常见寄生虫病，以肛门及会阴部附近瘙痒或见到蛲虫为主要特征。蛲虫的成虫细小，乳白色线头状。雄虫长 0.2～0.5cm，雌虫长 0.8～1.3cm。虫卵为不对称椭圆形。成虫寄生于人体的盲肠、结肠及回肠下段，在人体内存活 2～4 周，一般不超过 2 个月。雌虫向肠腔下段移行，当入睡时，肛门括约肌较松弛，雌虫从肛门爬出，受温度、湿度改变和空气的刺激大量排卵，然后大多数死亡。少数雌虫可再进入肛门、阴道、尿道等处，引起异位损害。虫卵在肛周约 6 小时发育成为感染性卵。虫卵污染婴幼儿手指，再经口食入而自身感染。感染性卵抵抗力强，在室内一般可存活 3 周，虫卵可散落在衣裤、被褥或玩具、食物上，经吞食或空气吸入等方式传播。蛲虫患者是唯一的传染源，经粪－口传播，人群普遍易感，在托幼机构或者家庭中容易造成反复互相传播。

二、蛲虫病的临床表现

（一）症状和体征

　　蛲虫感染可引起局部和全身症状，最常见的症状是肛周和会阴皮肤强烈瘙痒和睡眠不安。局部皮肤可因瘙抓损伤而发生皮炎和继发感染。全身症状有胃肠激惹现象，如恶心、呕吐、腹痛、腹泻、食欲不振，还可见焦虑不安、失眠、夜惊、易激动、注意力不集中等精神症状。偶可见异位寄生其他器官和侵入邻近器官引起阑尾炎、阴道炎、盆腔炎和腹膜炎等。

> **小贴士**
>
> 　　生活中，很多人认为肚子疼、脸上有白斑才是肠道寄生虫的表现，其实不然，蛔虫感染可能表现为腹痛，也可能表现为大便带白色线虫。钩虫病则表现为皮疹、贫血、咳嗽等多系统症状。蛲虫感染则主要表现为夜间肛门周围瘙痒，家长可以尝试用胶布粘取蛲虫。

（二）辅助检查

　　血常规多提示嗜酸细胞增高。粪常规也可查出虫卵，但阳性率相对较低。入睡后 1～3 小时内观察肛周皮肤皱襞、会阴或女阴等处可发现成虫或雌虫。也可通过虫卵刮取、擦取或黏取肛周皱襞污物镜检来检查虫卵。

（三）预后

　　一般预后良好，部分患儿因蛲虫异位寄生发生阑尾炎、腹膜炎等并发症。

三、蛲虫病的临床处置

每晚睡前清洗会阴和肛周，局部涂擦蛲虫软膏止痒。另外，口服甲苯达唑、噻嘧啶等驱虫药。

四、蛲虫病的护理

（一）注意卫生

避免给患儿穿开裆裤，防止其手指接触肛门，每天用肥皂温水为患儿清洗肛门周围皮肤1～2次。教育患儿不吃手，饭前便后一定洗手。

（二）避免重复感染

如已感染蛲虫，让患儿在早晨起床后立即用肥皂水洗手。将患儿床单、内衣裤、玩具等放入盆内浸泡、清洗或煮沸消毒，以杀灭虫卵，避免重复感染。

（三）减轻瘙痒

每天晚上睡前用温水冲洗患儿会阴部后，涂抹蛲虫软膏，可杀虫止痒。

五、蛲虫病的预防

（一）做好环境和个人卫生

托幼机构要加强卫生宣教，普及预防蛲虫感染的知识，改善卫生环境，切断传播途径。采用湿法打扫室内卫生，婴幼儿玩具、衣被、用具和餐具定期消毒，或在阳光下暴晒6～8小时，以杀灭虫卵。

教育婴幼儿注意个人卫生，培养及监督婴幼儿养成良好卫生习惯，不用手抓取食物，不吮吸手指，勤剪指甲，饭前便后洗手。教育家长不给婴幼儿穿开裆裤，为婴幼儿定期清洗会阴部、勤换衣物，防止婴幼儿用手搔抓肛门。

（二）及时治疗，预防交叉感染

发现感染者及时治疗，对污染的物品要彻底消毒。为避免交叉感染，对密切接触而未被感染的婴幼儿、工作人员和家庭中其他成员也应进行驱虫治疗。

第十三节　钩虫病

一、钩虫病的概念和病因

钩虫病是钩虫寄生于人体内引起的寄生虫病。轻者无临床表现，仅在粪便中发现虫卵，称为钩虫感染，典型的临床表现主要为贫血、营养不良、胃肠功能失调，严重者可出现心功能不全和生长发育障碍。钩虫病患者为主要传染源，皮肤接触污染的土壤是主要感染途径。钩虫成虫寄生于人体小肠内产卵，虫卵随粪便排出，若粪便未经处理而施入田中，虫卵可进入泥土，孵出幼虫。当婴幼儿赤足或裸体坐于幼虫感染的泥土时，幼虫可侵入皮肤而引发感染。进食污染感染期钩蚴的食物也是感染途径之一；婴幼儿可因尿布、衣服晾晒在或落在沾有钩蚴的土地上而感染，或因坐地、爬玩而感染。

二、钩虫病的临床表现

（一）症状和体征

1.钩蚴引起的症状

钩蚴皮炎：钩蚴入侵处多见于足趾或手指间皮肤较薄处及其他部位暴露的皮肤，可出现红色点状丘疹或小疱疹，烧灼、针刺感，奇痒，数日内消失。搔抓破溃后常继发感染，形成脓疱，并可引起发热和淋巴结炎。

呼吸道感染：感染后3～7天，幼虫移行至肺部可引起喉咙发痒、咳嗽、发热、气急和哮喘，痰中带血丝，甚至大咯血。

2.成虫引起的症状

（1）贫血

失血性贫血是主要症状。表现为不同程度的贫血、皮肤黏膜苍白、乏力、眩晕，影响婴幼儿体格和智力发育。

（2）消化道症状

初期表现为贪食、多食易饥，但体重下降。后期表现为食欲下降、胃肠功能紊乱、腹胀不适、腹泻、便秘、异食癖、营养不良等，严重者可出现便血。

（二）辅助检查

可查粪便常规寻找虫卵，大便潜血检查可呈阳性。血常规往往提示不同程度的贫血，属于小细胞低色素性贫血，嗜酸性粒细胞可有增高。胸部X射线检查可出现肺纹理增多，散在片状影，肺间质呈网状结构等改变。

（三）预后

一般可根治，部分患儿可出现严重贫血、心力衰竭、生长迟缓等情况。

三、钩虫病的临床处置

可选用苯咪唑类、噻嘧啶等驱虫药物。纠正贫血，轻者口服药物，严重贫血者需输血治疗。

第十六章 · 传染病预防与护理

四、钩虫病的护理

（一）卫生消毒

注意做好居住环境卫生消毒工作。患儿要做好个人卫生，勤换衣物，勤洗手洗澡，避免穿开裆裤直接坐在泥土上。

（二）贫血护理

普通贫血者可口服补铁，日常生活中注意补充含铁丰富食物，如红肉类。严重贫血者注意休息，避免剧烈活动，补充富含维生素和蛋白质的饮食，必要时少量多次输血。

（三）皮肤护理

对于皮炎分布在局部的患儿，可先用热水或热毛巾外敷，然后遵医嘱使用阿苯达唑软膏外涂。

五、钩虫病的预防

注意饮食卫生，教育婴幼儿不随地大便，加强粪便无害化管理，杀灭粪便中的钩虫卵。托幼机构加强健康宣教，指导、监督婴幼儿做好个人防护，不吃生冷食物，不赤脚着地，勿露臀触地。流行区普查普治，加强防护，预防感染。

小 结

传染病是病原微生物和寄生虫感染人体后产生的具有传染性的疾病。病原微生物包括细菌、真菌、病毒等，人体寄生虫包括原虫和蠕虫。病原微生物和寄生虫引起的感染性疾病中，具有传染性的疾病被称为传染病，可在人群中传播并造成流行。传染病在人群中发生和传播的过程包括3个基本环节，即传染源、传播途径、易感人群。我国将传染病依据危害程度的不同分为甲、乙、丙三类，分类管理。传染病的预防在于控制传染源，切断传播途径，保护易感儿，做好卫生与消毒。

流行性感冒、手足口病、水痘、风疹、流行性腮腺炎、新型冠状病毒肺炎等急性传染病临床表现各异，但都具有传染性强的特点，在治疗时注重对症处理，保持环境及身体舒适，并密切观察病情变化。同时需要注意教育家长做好预防工作，不带婴幼儿去人多密集的地方，教育婴幼儿正确洗手、戴口罩，做好清洁消毒工作，提升婴幼儿的免疫力，积极为婴幼儿接种相关疫苗。

蛔虫病、蛲虫病、钩虫病等肠道寄生虫病目前发病率较前已明显降低，但依然存在，其预防的关键是加强卫生宣教，改善卫生环境，切断传播途径。要培养及监督婴幼儿养成良好卫生习惯，指导、监督婴幼儿做好个人防护，不吃生冷食物，预防感染。

关键术语

传染病　　传染源　　传播途径　　易感人群　　流行性感冒

疫苗　　手足口病　　水痘　　风疹　　流行性腮腺炎

新型冠状病毒肺炎　　细菌性痢疾　　猩红热　　结核病

原发型肺结核　　急性粟粒性肺结核　　结核性脑膜炎　　蛔虫病

蛲虫病　　钩虫病

思考与练习

1. 传染病对国家和社会的危害极大，党和政府为了预防、控制和消除传染病的发生和流行，保护人民的健康，颁布了《中华人民共和国传染病防治法》。请根据本章节的内容，判断以下传染病防控措施是否正确并说明理由。

措施	是否正确并说明理由
发现手足口病患儿后，为了保证班级出勤率，对其他家长隐瞒病情	
响应号召，组织幼儿进行核酸采集并接种新冠疫苗	
定期通风消毒，卫生洁具各班专用，教育幼儿勤洗手	

2. 传染病预防的关键是什么？

3. 普通感冒和流行性感冒如何区别？

4. 如何识别手足口病？手足口病的护理和预防措施有哪些？

5. 如何识别和护理患水痘的婴幼儿？

6. 如何识别和护理患流行性腮腺炎的婴幼儿？

7. 新型冠状病毒肺炎的主要预防方式有哪些？

8. 猩红热的护理方法是什么？

第十六章·传染病预防与护理

9. 怎样识别和预防婴幼儿结核病?

10. 蛔虫病、蛲虫病、钩虫病的共同点是什么? 如何做好预防工作?

建议的活动

1. 设计一份给家长进行有关手足口病的科普讲座的教案和PPT。

2. 情景演练: 琪琪的脸上出现红色斑疹和丘疹,继之变为透明饱满的水痘,你考虑她可能发生了什么问题? 作为琪琪的老师,你会如何处理?

3. 情景演练: 明明左侧脸部以耳垂为中心的部位出现肿大和疼痛,他怎么了? 作为明明的老师,你会怎么处理?

4. 设计一个教小朋友正确佩戴口罩的活动。

拓 展 阅 读

1. 钱素云、杨梅:《儿童流行性感冒不可小觑》,载《中华儿科杂志》,2019(5)。流行性感冒(简称流感)是一种可在全世界范围内暴发流行的疾病,儿童尤其是婴幼儿是流感的高危人群。本文指出,因流感引起并发症而导致患儿死亡是临床不可忽视的问题。

2. 张秋菊:《可恶的寄生虫——蛔虫》,载《饮食保健》,2019(46)。本文指出,蛔虫病为常见的肠道寄生虫病,若出现腹痛、消化不良且过于消瘦,就应考虑是否患有蛔虫病。

3. 胡献国:《小儿肛门痒需将蛲虫防》,载《养生月刊》,2019(8)。本文指出,小儿夜间经常哭闹,睡不着觉,如仔细检查,可以发现小儿肛门部位有许多"小白线虫",这就是蛲虫病。

参考文献

[1] 博洛格尼，乔伊佐，拉皮尼.皮肤病学 [M].2版.朱学骏，等译.北京：北京大学医学出版社，2015.

[2] 蔡威，张潍平，魏光辉.小儿外科学 [M].6版.北京：人民卫生出版社，2020.

[3] 陈荣华，赵正言，刘湘云.儿童保健学 [M].5版.南京：江苏凤凰科学技术出版社，2017.

[4] 陈孝平，汪建平，赵继宗.外科学 [M].9版.北京：人民卫生出版社，2018.

[5] 崔焱，仰曙芬.儿科护理学 [M].6版.北京：人民卫生出版社，2019.

[6] 冯继红.传染病学 [M].3版.北京：人民卫生出版社，2019.

[7] 葛立宏.儿童口腔医学 [M].2版.北京：人民卫生出版社，2013.

[8] 葛立宏.儿童口腔医学 [M].5版.北京：人民卫生出版社，2020.

[9] 黄选兆，汪吉宝，孔维佳.实用耳鼻咽喉头颈外科学 [M].2版.北京：人民卫生出版社，2008.

[10] 李凤鸣，谢立信.中华眼科学 [M].3版.北京：人民卫生出版社，2014.

[11] 尼尔森.小儿眼科 [M].杨士强，李月平，鞠宏主译，天津：天津出版传媒集团，2016.

[12] 苗江霞，荣文笙.0—6岁儿童口腔健康管理实用手册 [M].北京：中国科学技术出版社，2020.

[13] 牟壮博.常见传染病诊疗 [M].北京：人民卫生出版社，2017.

[14] 瞿佳.眼视光学理论和方法 [M].3版.北京：人民卫生出版社，2018.

[15] 孙锟，母得志.儿童疾病与生长发育 [M].北京：人民卫生出版社，

2015.

[16] 王卫华，孙锟，常立文.儿科学［M］.9版.北京：人民卫生出版社，2018.

[17] 王云祥，吕衡发，张书琴.人体解剖学［M］.9版.吉林：吉林科学技术出版社，2007.

[18] 谢弗.儿童心理学［M］.修订本.王莉，译.北京：电子工业出版社，2016.

[19] 阎洪禄，高建鲁.小儿眼科学［M］.北京：人民卫生出版社，2002.

[20] 杨培增，范先群.眼科学［M］.9版.北京：人民卫生出版社，2018.

[21] 张学军，郑捷.皮肤性病学［M］.9版.北京：人民卫生出版社，2018.

[22] 赵堪兴.斜视弱视学［M］.2版.北京：人民卫生出版社，2018.

[23] 赵祥文.儿科急诊医学［M］.4版.北京：人民卫生出版社，2015.

[24] 中华人民共和国教育部.3—6岁儿童学习与发展指南［M］.北京：首都师范大学出版社，2012.

[25] 朱学骏，顾有守，王京.实用皮肤病性病治疗学.［M］.4版.北京：北京大学医学出版社，2017.